高等院校数字化课程创新教材

供高职高专医学类相关专业使用

人体形态与结构

（第二版）

主　编　胡小和

副主编　史　杰　范光忠　万爱军　胡　哲

编　者　（按姓氏汉语拼音排序）

崔　娟（南阳医学高等专科学校）

范光忠（毕节医学高等专科学校）

管永福（赣南卫生健康职业学院）

胡　哲（包头医学院职业技术学院）

胡小和（长沙卫生职业学院）

黄银宝（许昌学院）

刘正华（长沙卫生职业学院）

罗金忠（贵州城市职业学院）

秦　迎（山东医学高等专科学校）

史　杰（周口职业技术学院）

万爱军（镇江市高等专科学校）

王　欢（黑龙江农垦职业学院）

王卒平（重庆医药高等专科学校）

章辰琛（皖西卫生职业学院）

周　奕（长沙卫生职业学院）

科学出版社

北　京

内　容　简　介

本教材为高等院校数字化课程创新教材。教材的编写遵循"三基、五性"原则，以立德树人根本，以护理行业标准和《护士执业资格考试大纲（试行）》为依据，体现"以促进就业为导向，以服务发展为宗旨，以培养能力为本位，以发展技能为核心"的职业教育培养理念。本教材在形式和内容上有所创新，每章节精选临床案例，旨在培养学生临床思维；为激发学生学习兴趣和开阔视野，每章精心设计与学科发展、技术前沿和临床实践有关的链接，以便于学生自主学习；每章精心编写目标检测，与《护士执业资格考试大纲（试行）》无缝对接，强调双证融通教育；每章精心制作数字化资源点，并提供"爱一课"互动教学平台，实现数字化教学资源的共享共用。

本书可供高职高专医学类相关专业学生使用。

图书在版编目 (CIP) 数据

人体形态与结构 / 胡小和主编 . —2 版 . —北京：科学出版社，2018.1
高等院校数字化课程创新教材
ISBN 978-7-03-055448-2

Ⅰ . 人… Ⅱ . 胡… Ⅲ . ①人体形态学－高等学校－教材 ②人体结构－
高等学校－教材 Ⅳ . ① R32 ② Q983

中国版本图书馆 CIP 数据核字（2017）第 282664 号

责任编辑：丁彦斌　张　茵 / 责任校对：张凤琴
责任印制：赵　博 / 封面设计：金舵手世纪

科 学 出 版 社 出版
北京东黄城根北街 16 号
邮政编码：100717
http://www.sciencep.com
北京汇瑞嘉合文化发展有限公司　印刷
科学出版社发行　各地新华书店经销
*
2013 年 5 月第 一 版　　开本：787×1092 1/16
2018 年 6 月第 二 版　　印张：20 1/2
2022 年 6 月第十次印刷　　字数：486 096

定价：**79.00 元**
（如有印装质量问题，我社负责调换）

高等院校数字化课程创新教材
评审委员会名单

主任委员

      单伟颖　　屈　刚　　孙国兵

副主任委员

      梁　勇　　刘更新　　马　莉

      黎　梅　　夏金华　　吴丽文

      司　毅

委　　员（按姓氏汉语拼音排序）

      范　真　　高云山　　韩新荣

      李希科　　刘　琳　　武新雅

      叶宝华　　张彩霞　　周恒忠

前　言

本教材是在深入学习《国家中长期教学改革和发展规划纲要（2010—2020）》《国务院关于加快发展现代职业教育的决定》和《中共中央国务院关于深化医药卫生体制改革的意见》文件精神，积极响应国务院提出"大众创业，万众创新"的号召，并根据新时期高素质技术技能人才培养要求，由科学出版社组织全国多所医卫类高职院校编写的全国高职高专数字化规划教材。

本教材的编写适应高等卫生职业教育、教学的发展趋势，遵循"三基、五性"原则，按照高职护理、助产专业人才培养目标导向，以立德树人为根本，以护理行业标准和《护士执业资格考试大纲（试行）》为依据，体现"以促进就业为导向，以服务发展为宗旨，以培养能力为本位，以发展技能为核心"的职业教育理念，理论知识强调"必需、够用、适度"，强化技能培养，突出实用性，真正体现"以学生为中心"的教材编写理念。本教材的编写有如下几个特点：

突出能力培养，精选临床案例。每章节精选临床案例，培养学生临床思维，用所学知识分析、解决临床问题，理论联系实际，进一步突出学生的能力培养。

开阔学生视野，精设相关链接。本教材从培养学生发散性思维和强化课程间联系的角度出发，精心设计与学科发展、技术前沿和临床实践有关的链接，旨在激发学生的学习兴趣和开阔学生的知识视野。

实施双证衔接，精编目标检测。本教材编写在内容和形式上强调双证衔接，尤其注重课程内容与职业标准对接，目标检测与《护士执业资格考试大纲（试行）》对接，强调双证融通教育。为便于学生自主学习，每章精心编写目标检测，并附有选择题参考答案，供学生学习参考。

注重特色创新，精制数字资源。本教材注重特色创新，通过编写"教材+教学平台"的新型数字化教材，探索和开发"互联网+教育"模式，精心制作数字化资源点，并提供"爱一课"互动教学平台，实现数字化教学资源的共享共用。

本教材的编写得到了科学出版社和所有参编院校的鼎力支持，在此一并致谢！

由于编写时间紧促和编者水平有限，教材中疏漏之处在所难免，恳请广大读者批评指正！

胡小和

2018 年 1 月

目 录

CONTENTS

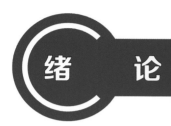

绪　论

 "人体形态与结构"的定义及其在医学中的地位

"人体形态与结构"是研究正常人体形态结构及其发生发育规律的科学。它是由人体解剖学、组织学、胚胎学有机组合而成的一门重要的医学基础课程。

人体解剖学是用手术刀解剖、用肉眼观察的方法，来研究正常人体形态结构的科学。根据其研究内容和叙述方法的差异，通常分为系统解剖学和局部解剖学等学科。系统解剖学是按照人体各系统来阐述各器官形态结构的科学，一般所说的解剖学即指系统解剖学；局部解剖学是按照人体的部位由浅入深逐层描述各部结构的形态、位置和毗邻关系的科学。在医学教育中，人体解剖学根据研究的目的、角度、手段和方法的不同，随着医学的进步与临床技术的发展，又衍生出断层解剖学、临床解剖学、外科解剖学、X线解剖学和表面解剖学等不同分支。

组织学是借助显微镜观察的方法，研究正常人体细胞、组织和器官微细结构的科学。

胚胎学是研究人体从受精卵开始至出生前发生、发育过程中形态结构变化规律的科学。

"人体形态与结构"与医学各科有着千丝万缕的联系，是学习其他医学课程的基础。护理、助产等专业学生在学习过程中，只有在充分认识并掌握人体正常形态与结构、位置与毗邻、生长发育规律及其功能意义的基础上，才能正确理解人体的正常生理过程、病理现象和疾病发生发展规律，才能区分人体的正常与异常情况，鉴别生理与病理状态，从而对患者进行正确的护理评估和诊断，采取相应的治疗和护理措施，并进行健康教育。大量的医学术语和专有名词来源于"人体形态与结构"，因此，"人体形态与结构"是医学生不可或缺的一门必修课。

 学习"人体形态与结构"的基本观点和方法

"人体形态与结构"是医学生学习医学的入门课程，一般在大学一年级学习，由于课程涵盖的内容较多，医学名词难以记忆和理解等多种因素导致学生学习的难度增加。同学们在学习时，必须掌握以下观点和方法，才能正确理解人体形态结构及其演变规律。

（一）进化发展的观点

人类是由低等动物经历亿万年进化而来的，形态结构经历了由低级到高级，由简单到复杂的演变，即便是现代人本身，也因不同的自然环境、不同的生活方式、不同的劳动种类而处于不断发展和变化中。人体的形态结构在种族之间、地区之间和个体之间亦有一定的差异。因此，只有用进化发展的观点来学习人体形态结构，才能正确、全面地认识和理解人体。

（二）结构与功能相结合

器官的形态结构是实现器官功能的物质基础，形态决定功能，同时，功能的改变可影响人体器官形态结构的变化，所以，形态结构与功能是相辅相成、互相影响的。在学习时，要将形态结构与生理功能紧密结合起来，有助于对知识的理解与记忆。

（三）局部与整体相统一

人体是由多个器官、系统有机组合而成的一个统一的整体，它们在结构和功能上，既相互联系又相互影响。学习时可以从单一器官、系统入手，但必须注意将其放在整体中去认识、学习。

（四）平面与立体相转换

将断层标本分与合的原理用于组织学的学习，正确运用从平面结构的观察到立体结构重构的思维方式，平面与立体相转换，有助于人体形态结构的认识与理解。

（五）理论与实际相联系

正常人体形态结构是实践性极强的课程。学习本课程必须坚持理论联系实际，要重视实物标本、模型、挂图等的观察和学习，建立感性认识，帮助理解和记忆；要重视基本理论知识、基本技能与临床实践特别是相关的护理操作相联系，达到用理论指导实践、在实践中发展理论的目的。

三 人体的分部和系统划分

（一）人体的组成

细胞是构成人体形态结构和功能的基本单位，人体细胞包括细胞膜、细胞质和细胞核三部分。

很多形态结构相似、功能相近的细胞与细胞间质构成组织。人体的基本组织有上皮组织、结缔组织、肌组织和神经组织四大类。

几种组织有机结合，构成具有一定形态和功能的结构称为器官，如心、肝、脾、肺、肾、胃、大肠、小肠、膀胱、胆囊、脑等。

许多共同完成某种生理功能的器官组合在一起构成系统，人体有运动、消化、呼吸、泌尿、生殖、脉管、感觉器、内分泌和神经等九大系统。

（二）人体的分部

人体从外形上可分为头部、颈部、躯干部和四肢四大局部，每个局部又可细分为若干小的部分。头部包括颅、面部；颈部包括固有颈部和项部；躯干部包括背部、胸部、腹部和盆会阴部；四肢分为左、右上肢和左、右下肢，上肢包括肩、臂、前臂；下肢包括臀、大腿、小腿和足。

四 "人体形态与结构"的基本用语

为了准确描述人体形态结构的位置关系，需要有公认的标准和术语，便于学习和交流，因此医学生必须掌握解剖学姿势和常用方位术语。

（一）解剖学姿势

解剖学姿势，又称标准姿势，是指身体直立，两眼平视前方，上肢自然下垂，掌心向前，下肢并拢，足尖向前。在医学上描述人体各形态结构的位置及其相互关系时，不论活体、标本或模型处于哪种位置或以哪种位置放置，均应以此姿势为依据（图 0-1）。

（二）方位术语

依据解剖学姿势，又规定了一些表示方位的术语（图 0-2），用以描述人体结构的位置及其相互关系。

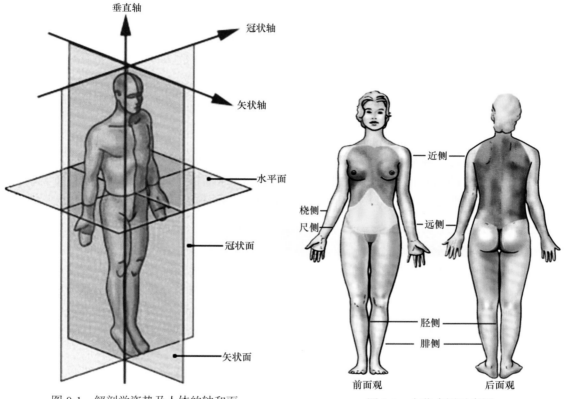

图 0-1　解剖学姿势及人体的轴和面　　　　图 0-2　方位术语示意图

1.上（superior）和下（inferior）　近头者为上，近足者为下。上、下亦可称为头侧、尾侧。

2.前（anterior）和后（posterior）　近腹者为前，近背者为后。前、后亦可称为腹侧、背侧，在描述手时常用掌侧和背侧代替前和后。

3.内（internal）和外（external）　以有腔器官空腔为准，靠近内腔者为内，远离内腔者为外。

4.内侧（medial）和外侧（lateral）　以正中矢状面为准，靠近正中矢状面者为内侧，远离正中矢状面者为外侧。在前臂，内侧、外侧亦可称为尺侧、桡侧；在小腿，内侧、外侧亦可称为胫侧、腓侧。

5.浅（superficial）和深（profundal）　以体表为准，靠近体表者为浅，远离体表者为深。

6.近侧（proximal）和远侧（distal）　常用于四肢，靠近肢体根部者为近侧，远离肢体根部者为远侧。

（三）轴和面

为了描述关节的运动，依照解剖学姿势，可设置通过人体某部或某结构的三条互相垂直的假想线为轴；为了描述某些器官剖面形态结构，根据解剖学姿势，在人体或其局部可设置三个互相垂直的面（图0-1）。

1. 轴

（1）矢状轴（sagittal axis）：为前、后方向的轴，与身体垂直轴和冠状轴互相垂直。

（2）冠状轴（coronal axis）：为左、右方向的轴，与身体垂直轴和矢状轴互相垂直。

（3）垂直轴（vertical axis）：为上、下方向的轴，与矢状轴和冠状轴互相垂直。

2. 面

（1）矢状面（sagittal plane）：是指沿前、后方向的矢状轴垂直纵切，将人体分成左、右两部分的切面，与水平面和冠状面互相垂直。经过人体正中，将人体分成左、右对称的两部分的矢状面，称为正中矢状面。

（2）冠状面（coronal plane）：又称额状面，是指沿左、右方向的冠状轴垂直纵切，将人体分为前、后两部分的切面，与水平面和矢状面互相垂直。

（3）水平面（horizontal plane）：又称横切面，是指前、后方向的矢状轴和左、右方向的冠状轴水平横切，将人体分为上、下两部分的切面，与矢状面和冠状面互相垂直。

在描述器官的切面时，不再用矢状面、冠状面和水平面描述，而是以其自身的垂直轴为标准，与垂直轴平行的切面称为纵切面，与长轴垂直的切面称为横切面。

五　组织学常用技术和方法

组织学研究技术和方法常见的有光学显微镜技术、电子显微镜技术、组织化学和细胞化学技术、组织细胞培养技术和形态计量技术等。光学显微镜技术分普通光学显微镜技术和特殊光学显微镜技术。普通光学显微镜简称光镜（light microscope，LM），借助光镜观察切片是我们学习组织学最常用的技术和方法，光镜分辨力可达 $0.2\mu m$，能将物体放大 1000 倍左右，观察到组织细胞的微细结构称光镜结构。

在临床病理检验科室通常用石蜡切片或冷冻切片将组织制成薄片，经 HE 染色后再进行观察。石蜡切片制作的基本程序有取材、固定、脱水、透明、包埋、切片、脱蜡、染色、封片等步骤。最常用的染色方法是苏木精（haematoxylin）-伊红（eosin）染色法，简称 HE 染色。苏木精为碱性染料，能把组织细胞中的酸性物质或结构（如细胞核内的染色质与细胞质内的核糖体）染成蓝紫色；酸性物质或结构与碱性染料亲和力强的性质称为嗜碱性。伊红为酸性染料，能把组织细胞中的碱性物质或结构（如细胞质和细胞外基质中的成分）染成红色；碱性物质或结构与酸性染料亲和力强的性质称为嗜酸性。对碱性和酸性染料亲和力均不强者，称中性。

有些组织结构可直接使硝酸银还原而显色，这种性质称为亲银性；有些结构需要加入还原剂后才能显色，这种性质称为嗜银性。有些组织结构用甲苯胺蓝等碱性染料染色后不显蓝色而呈紫红色，这种现象称异染性。

目标检测

一、名词解释

1. 器官　2. 冠状轴　3. 矢状面　4. 解剖学姿势　5. HE 染色

二、填空题

1. 人体结构和功能的基本单位是_____。
2. 人体的组织可分为_____、_____、_____和_____四大组织。
3. 人体从外形上可分为_____、_____、_____和_____四个局部。

三、选择题

A₁ 型题

1. 左右方向上将人体切为前后两部分的切面是（　　　）
   A. 矢状面　　　　　　B. 冠状面
   C. 水平面　　　　　　D. 横切面
   E. 纵切面
2. 关于方位术语的描述，正确是（　　　）
   A. 近内腔者为内侧

   B. 远头顶者为远侧
   C. 远正中矢状面者为外侧
   D. 人体仰卧时，近腹者为上
   E. 近正中矢状面者为近侧
3. 不属于内脏的器官是（　　　）
   A. 肾脏　　　B. 胃　　　　　C. 子宫
   D. 心脏　　　E. 阑尾
4. 以体表为准的方位术语是（　　　）
   A. 前和后　　　　　　B. 上和下
   C. 内和外　　　　　　D. 远和近
   E. 浅和深
5. 用来描述空腔器官的方位是（　　　）
   A. 浅和深　　　　　　B. 内和外
   C. 上和下　　　　　　D. 远和近
   E. 前和后
6. 关于解剖学姿势的描述，错误的（　　　）
   A. 身体直立　　　　　B. 两眼平视前方
   C. 上肢自然下垂　　　D. 手掌贴靠大腿
   E. 足尖向前

（胡小和）

第1章 基本组织

第1节 上皮组织

上皮组织（epithelial tissue）简称上皮（epithelium），是由密集排列的上皮细胞和极少量的细胞间质组成。上皮组织具有以下结构特点：①上皮细胞多且排列紧密，细胞间质少。②上皮细胞具有明显的极性，细胞的一面游离并朝向身体的表面或有腔器官的腔面，称游离面；与游离面相对的朝向深部结缔组织的一面，称基底面，通过基底膜与结缔组织相连。极性在单层上皮细胞表现得最典型。③上皮组织内大多没有血管，所需营养依靠深部结缔组织内的血管透过基底膜供应。④上皮组织内有丰富的感觉神经末梢。

上皮组织具有保护、分泌、吸收和排泄等功能，但人体不同部位的不同类型上皮的功能有所差异。根据其功能的不同，上皮组织主要分为被覆上皮（covering epithelium）和腺上皮（glandular epithelium）两大类。此外，体内还有少量特化的上皮，如能感受特定的物理或化学性刺激的感觉上皮（sensory epithelium），如味蕾、嗅上皮、内耳位觉斑等；具有收缩能力的肌上皮（myoepithelium）；能产生精子的生精上皮等。

一、被覆上皮

被覆上皮是指覆盖于身体表面或衬贴在体腔和有腔器官腔面的上皮。根据上皮细胞排列的层数及表层细胞的形态可将被覆上皮分为多种（表1-1）。

1. 单层扁平上皮　主要由一层扁平细胞组成，细胞的形态似鱼鳞，故又称单层鳞状上皮。从上皮表面观察，细胞呈不规则形或多边形；核呈椭圆形，位于细胞中央；细胞边缘呈锯齿状或波浪状，互相嵌合（图1-1A，图1-1B）。从上皮垂直切面观察，细胞扁薄，胞质少，只有含核的部分略厚（图1-1A）。衬贴在心、血管和淋巴管腔面的单层扁平上皮称内皮（endothelium）（图1-1C），内皮游离面光滑，有利于血液、淋巴流动及物质通透；分布在胸膜腔、腹膜腔和心包腔内表面的单层扁平上皮称间皮（mesothelium），间皮表面湿润光滑，能减少器官间的摩擦，便于内脏活动。

● 案例 1-1 --

患者，男，33岁，未婚，因"突发胸痛1小时"于晚上入院。患者自述1小时前睡觉时无明显诱因突发左前胸疼痛，为剧痛，疼痛向左颈部、左肩部放射，左侧卧位及呼吸时疼痛加重，略感胸闷、出气不顺，无心悸，无发热，无头晕、恶心、呕吐，无腹痛，大小便正常。既往史、个人史、家族史等均无特殊。医院诊断：急性心包炎。

问题：1. 你对该病有什么样的了解？
2. 结合本章内容思考该病的组织学基础是什么？

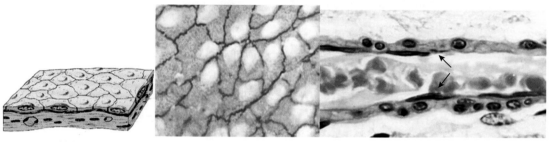

A. 模式图　　　　　　　　B. 光镜图　　　　　　C. 内皮光镜图(箭头示血管内皮细胞核)

图 1-1　单层扁平上皮

表 1-1　被覆上皮的类型和主要分布

上皮类型		主要分布
单层上皮	单层扁平上皮	内皮：心、血管和淋巴管的腔面
		间皮：胸膜腔、腹膜腔和心包腔的腔面
		其他：肺泡壁和肾小囊壁层的上皮
	单层立方上皮	肾小管上皮、甲状腺滤泡上皮等
	单层柱状上皮	胃、肠、胆囊、子宫等的腔面
	假复层纤毛柱状上皮	呼吸道等的腔面
复层上皮	复层扁平上皮	未角化的：口腔、食管和阴道等腔面
		角化的：皮肤的表皮
	复层柱状上皮	眼睑结膜、男性尿道等的腔面
	变移上皮	肾盏、肾盂、输尿管和膀胱等的腔面

2. 单层立方上皮　主要由一层矮棱柱状细胞组成。上皮表面观，细胞呈六角形或多角形；在垂直切面上，细胞呈正方形，核圆形，居细胞中央（图 1-2A）。此种上皮主要分布在肾小管（图 1-2B）及甲状腺滤泡等处，具有吸收、分泌等功能。

3. 单层柱状上皮　主要由一层高棱柱状细胞组成。从表面看，与单层立方上皮相同，细胞呈六角形或多角形；在垂直切面上，细胞为高柱状，核长椭圆形，常靠近细胞基底面，其长轴与细胞长轴一致（图 1-3A，图 1-3B）。此种上皮主要分布在胃、肠、胆囊和子宫等处的腔面，具有保护、吸收和分泌等功能。肠道的单层柱状上皮中，除柱状细胞外，还有散在的杯状细胞。杯状细胞形似高脚酒杯，底部狭窄，含深染的三角形或扁圆形核，顶部膨大，充满分泌颗粒（图 1-3C）。由于颗粒中含黏蛋白，故称黏原颗粒，黏蛋白分泌后，与水结合形成黏液，有润滑和保护上皮的作用。

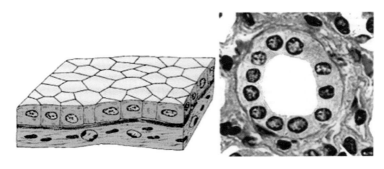

A.模式图　　　　　　　　　　　　　B.肾小管光镜图

图 1-2　单层立方上皮

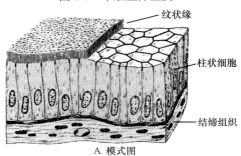

纹状缘

柱状细胞

结缔组织

A. 模式图

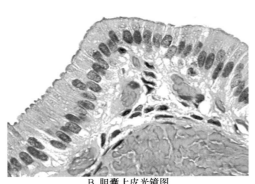

B.胆囊上皮光镜图

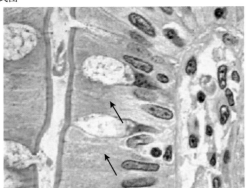

C. 小肠上皮光镜图(箭头示杯状细胞)

图 1-3　单层柱状上皮

　　4. 假复层纤毛柱状上皮　主要由柱状细胞、梭形细胞、锥形细胞和杯状细胞组成。所有细胞基底面都附着于基底膜上，但只有柱状细胞和杯状细胞顶部达到上皮游离面。这些细胞形态不同、高矮不一，核的位置不在同一水平上，因此在垂直切面上观察，貌似复层，而实为单层。由于数量最多的柱状细胞游离面有纤毛，故称为假复层纤毛柱状上皮（图 1-4A）。此种上皮主要分布于呼吸道的腔面，具有保护和分泌功能（图 1-4B）。

　　5. 复层扁平上皮　由多层细胞组成，是最厚的一种上皮。因表层细胞是扁平鳞片状，故又称复层鳞状上皮。从垂直切面观察，细胞形状不一。紧靠基底膜的一层基底细胞为矮柱状或立方形，具有旺盛的分裂能力，其产生的新生细胞逐渐向浅层推移；基底层以上是数层多边形细胞，浅层细胞呈梭形，最表层的细胞为扁平状并逐渐衰老脱落（图 1-5A）。这种上皮与深部结缔组织的连接凹凸不平，可增加两者的连接面积，既有利上皮的营养供应，又使连接更加牢固。

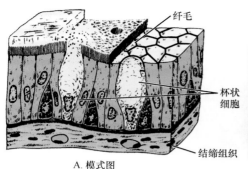

纤毛

杯状
细胞

结缔组织

A. 模式图

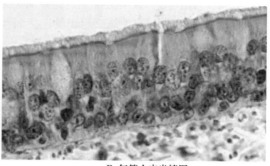

B. 气管上皮光镜图

图 1-4 假复层纤毛柱状上皮

衬贴在口腔和食管等腔面的复层扁平上皮，浅层细胞有核，含角蛋白少，称未角化的复层扁平上皮（图 1-5B）。分布在皮肤表皮的复层扁平上皮，浅层细胞的细胞核退化，胞质充满角蛋白，细胞干硬，并不断脱落，称角化的复层扁平上皮（图 1-5C）。复层扁平上皮具有耐摩擦和阻止异物侵入等作用，受损伤后有较强的再生修复能力。

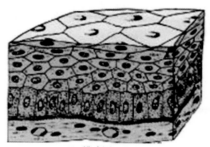

A. 模式图

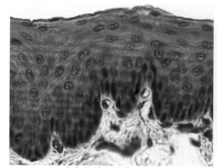

B. 未角化的复层扁平上皮

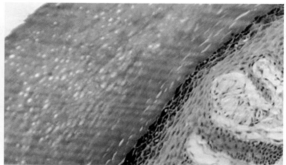

C. 角化的复层扁平上皮

图 1-5 复层扁平上皮

6. 变移上皮 又称移行上皮，分布于肾盂、肾盏、输尿管和膀胱等排尿管道的腔面。变移上皮由多层细胞组成，可分为表层细胞、中间层细胞和基底细胞（图 1-6A）。由于一个表层细胞可覆盖几个中间层细胞，故称为盖细胞（图 1-6B）。盖细胞胞质丰富，浅层胞质浓缩，嗜酸性较强，形成壳层，有防止尿液侵蚀的作用。变移上皮的特点是细胞形状和层数可随器官的收缩与扩张状态而变化。如当膀胱空虚收缩时，上皮变厚，细胞层数增多，表层盖细胞呈大立方形（图 1-6C）；当膀胱充盈扩张时，上皮变薄，细胞层数减少，盖细胞移行为扁平状（图 1-6D）。上皮和深面结缔组织的连接面与上皮的表面基本上是平行的。

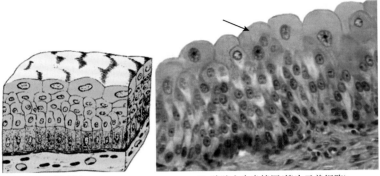

| A. 模式图 | B. 膀胱上皮光镜图(箭头示盖细胞) |

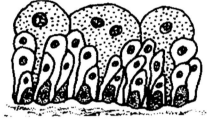
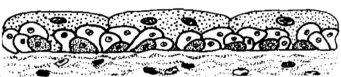

C. 膀胱空虚时的变移上皮　　　　　　　　　　　　　D. 膀胱充盈时的变移上皮

图 1-6　变移上皮

链接

化　生

化生是在某些致病因素的作用下，某些已分化成熟的上皮细胞转化为另一种上皮的过程。鳞状上皮化生是临床上常见的化生类型之一，长期吸烟或慢性支气管炎患者，其支气管黏膜的假复层纤毛柱状上皮由鳞状上皮替代。化生是机体对不利的环境所产生的一种适应性改变，对适应局部环境来说是积极的，但也带来了负面影响：其一，化生的组织失去了原有的结构和功能，局部的防御功能削弱；其二，化生过程中细胞增生活跃，可能导致肿瘤的发生。

腺上皮和腺

机体内以分泌功能为主的上皮，称为腺上皮，以腺上皮为主要成分构成的器官或结构，称为腺，如胰腺、乳腺等。腺上皮是由胚胎时期的被覆上皮向深部结缔组织中增生、迁移而形成的，最初增生的细胞深入结缔组织中形成突出的上皮索，而后进一步分化成腺（图 1-7）。根据腺的分泌物排除方式的不同，将腺分为外分泌腺和内分泌腺两类。若腺的分泌物经导管排至体表或器官的腔内，称外分泌腺，如汗腺、涎腺（唾液腺）等。如果腺没有导管，其分泌物（又称激素，hormone）直接释入到体液（血液、淋巴和组织液）内，称内分泌腺（图 1-7），如甲状腺、肾上腺等。

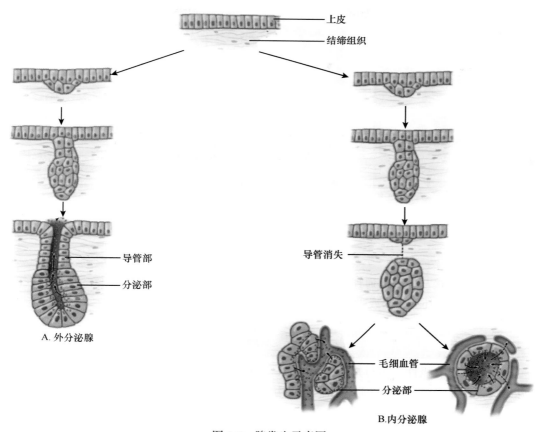

图 1-7　腺发生示意图

　　人体中绝大多数外分泌腺为多细胞腺，极少数只由一个腺细胞构成，称单细胞腺，如散在分布于黏膜上皮中的杯状细胞。多细胞腺大小不一，一般由分泌部和导管两部分组成。

　　1. 分泌部　又称腺泡，为产生分泌物的结构，一般由单层腺细胞构成，腺细胞多呈锥形，中央有腔。有些腺体的分泌部和基底膜之间有肌上皮细胞。分泌部的形状不一，有管状、泡状、管泡状。根据腺细胞分泌物性质不同可分为浆液性细胞和黏液性细胞。由这两种腺细胞分别可组成浆液性腺泡、黏液性腺泡及两者兼有的混合性腺泡。

　　浆液性细胞核为圆形，靠近细胞的基底部；顶部胞质含较多嗜酸性的分泌颗粒，称酶原颗粒，基底部胞质染色呈强嗜碱性（图 1-8A），电镜下可见密集的粗面内质网和高尔基复合体。浆液性腺泡分泌物较稀薄，含丰富的酶，称浆液。

　　黏液性细胞核呈扁圆形，居细胞基底部；HE 染色时，胞质中分泌颗粒被溶解，故胞质着色较浅或呈泡沫状（图 1-8B）。电镜下可见胞质有一定量的粗面内质网、高尔基复合体和极丰富的粗大黏原颗粒。杯状细胞也是一种黏液性的腺细胞。黏液性腺泡，其分泌物较黏稠，称黏液，主要成分是黏蛋白。

　　由浆液性腺细胞和黏液性腺细胞共同组成的腺泡，称混合性腺泡。大部分混合性腺泡主要由黏液性细胞组成，少量浆液性细胞位于腺泡的底部，在切片中形似半月，故称浆半月（图 1-8C）。

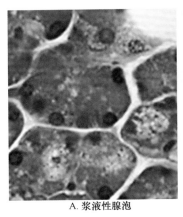

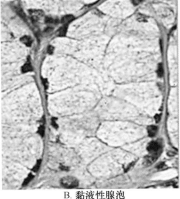

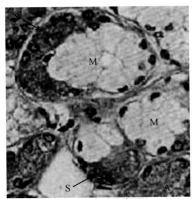

A. 浆液性腺泡　　　　　　　　B. 黏液性腺泡　　　　　　　　C. 混合性腺泡

图 1-8　外分泌腺

M 示黏液性腺泡，S 示浆半月

2. 导管　直接与分泌部通连，由单层或复层上皮构成，将分泌物排至体表或器官腔内。有的导管上皮细胞还有分泌或吸收水和电解质的功能。

三　上皮组织的特殊结构

上皮细胞具有极性，为与其功能相适应，上皮细胞的游离面、侧面和基底面常形成一些特殊结构，这些结构一般由细胞膜和细胞质构成，有的还有细胞外基质参与。

（一）上皮细胞的游离面

1. 微绒毛　是上皮细胞游离面伸出的微细指状突起，直径约为 0.1μm，长度因细胞种类不同而有很大差异，一般在电镜下才能辨认（图 1-9B）。微绒毛的表面为细胞膜，胞质内含有许多纵行的微丝，其功能是扩大细胞的表面积，有利于细胞的吸收。凡具有吸收功能的细胞游离面常有密集排列的微绒毛。例如，光镜下可见的小肠黏膜柱状上皮的纹状缘和肾近端小管上皮的刷状缘均由微绒毛组成（图 1-9A）。

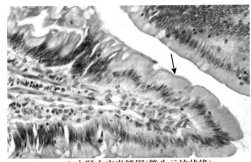

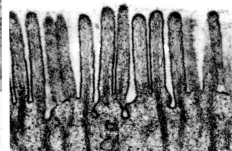

A.小肠上皮光镜图(箭头示纹状缘)　　　　　B.电镜图(箭头示微绒毛)

图 1-9　微绒毛

2. 纤毛　是上皮细胞游离面伸出的粗而长的突起，长 5 ～ 10μm，直径 0.3 ～ 0.5μm，光镜下清晰可见（图 1-10）。电镜下，可见纤毛表面为质膜，胞质内含纵行排列的微管。纤毛能定向摆动，像风吹麦浪起伏，把上皮表面的黏液及其黏附的颗粒物质定向推送。呼吸道的假复层纤毛柱状上皮即以此方式把吸入的灰尘和细菌等推至咽部随痰咳出。

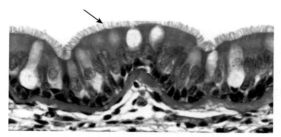

图 1-10　气管黏膜上皮光镜图（箭头示纤毛）

（二）上皮细胞的侧面

上皮细胞的侧面是细胞的相邻面，细胞间隙很窄，细胞间质极少。在相邻细胞侧面的某些区域形成特化结构称为细胞连接。各种细胞连接的结构和功能不同，它们对维持组织结构的完整性和协调细胞功能有重要意义。细胞连接只有在电镜下才能观察到。常见的细胞连接有以下四种（图 1-11）。

1. **紧密连接**　又称闭锁小带，一般位于细胞的侧面顶端。在超薄切片上，此处相邻细胞膜形成 2～4 个点状融合，融合处细胞间隙消失，非融合处有极窄的细胞间隙。紧密连接的功能是对上皮细胞起机械性的连接作用，以及阻挡物质穿过细胞间隙的屏障作用。

2. **中间连接**　又称黏着小带，多位于紧密连接的深面。相邻细胞之间有 15～20nm 的间隙，内有中等电子密度的丝状物连接相邻细胞膜，两侧细胞膜的胞质内面有薄层致密物质，并有微丝组成的终末网附着。中间连接的功能是加强细胞间的黏着，保持细胞形状和传递细胞收缩力的作用。

3. **桥粒**　又称黏着斑，呈盘状，大小不等，直

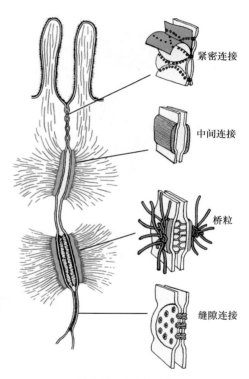

图 1-11　细胞连接

径 0.2～0.5μm，此处细胞间隙宽 20～30nm，其中有低密度的丝状物，间隙中央有一条与细胞膜相平行而致密的中间线，由丝状物质交织而成。细胞膜的胞质面有较厚的致密物质构成的附着板，胞质中有许多角蛋白丝（张力细丝）附着于板上，并常折成袢状返回胞质。桥粒的功能是使细胞的连接更为牢固，像铆钉一样将细胞相连，通过桥粒 - 张力细丝连接的应变作用，可防止细胞的过度变形或损伤。桥粒分布甚广，尤其在易受摩擦的皮肤、口腔、食管、子宫颈和阴道等部位的复层扁平上皮中最发达。

4. **缝隙连接**　又称通信连接，相邻细胞膜间接触面积较大，细胞间隙很窄，仅为 2～3nm。缝隙连接的功能是通过细胞间离子和分子的传递进行细胞通信，在细胞间物质交换、代谢协调、细胞生长和分化调控及电信号传递等方面起着重要作用，对细胞的生命活动具有重要意义；使细胞间连接更牢固。

以上四种细胞连接，如果有两种或两种以上的细胞连接同时存在，则称连接复合体。细胞连接不仅存在于上皮细胞间，还可分布于其他组织的细胞间，且其存在和数量常随器官不同发育阶段和功能状态及病理变化而改变。

（三）上皮细胞的基底面

1.基底膜　是上皮细胞基底面与深部结缔组织之间共同形成的薄膜。不同上皮的基底膜厚度不同，在 HE 染色切片一般难分辨，镀银染色可以显示基底膜呈黑色。假复层纤毛柱状上皮和复层扁平上皮的基底膜较厚，明显可见，HE 染色呈粉红色均质状。在电镜下，基底膜分为两部分，靠近上皮的部分为基板，与结缔组织相接的部分为网板。基板由上皮细胞分泌产生，厚50～100nm，可分为两层，电子密度低的，紧贴上皮细胞基底面的一薄层为透明层，其下方电子密度高、较厚的为致密层。网板较厚，主要由网状纤维和基质构成，是结缔组织成纤维细胞的产物。

基底膜的功能是对上皮有支持、连接和固着作用；基底膜是半透膜，具有选择性通透作用，有利于上皮细胞与深部结缔组织进行物质交换；能引导上皮细胞移动，影响细胞的增殖和分化。

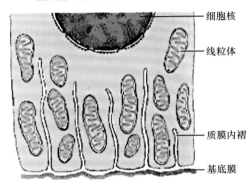

图 1-12　质膜内褶超微结构模式图

2.质膜内褶　是上皮细胞基底面的细胞膜折向胞质所形成的许多内褶，长短不一，内褶与细胞基底面垂直，内褶间含有与其平行的长杆状线粒体（图1-12）。大量的质膜内褶形成光镜下所见的上皮细胞基底纵纹，主要见于肾小管和外分泌腺的纹状管。质膜内褶的功能是扩大了细胞基底部的表面积，有利于水和电解质的迅速转运。

3.半桥粒　位于上皮细胞基底面，为桥粒结构的一半，质膜内面也有附着板，张力细丝附着其上，也形成袢状折回胞质。半桥粒的主要功能是加固上皮细胞与基底膜的连接。

第 2 节　结 缔 组 织

结缔组织（connective tissue）由细胞和大量细胞外基质构成。其结构特点：①细胞数量较少，散在分布于细胞间质中；②细胞无极性；③细胞间质多，由纤维和无定形基质组成。

结缔组织是体内分布广泛、形式多样的一类组织，具有支持、连接、保护、营养、物质运输等功能。广义的结缔组织包括柔软的固有结缔组织、液态的血液、坚固的骨组织和软骨组织。狭义的结缔组织仅指固有结缔组织，包括疏松结缔组织、致密结缔组织、脂肪组织和网状组织。

结缔组织均来源于胚胎时期的间充质。间充质由星状间充质细胞和无定形基质构成。间充质细胞是一种具有很强增殖分化能力的干细胞，在胚胎时期能分化为多种结缔组织细胞、肌细胞和内皮细胞等。成体结缔组织内仍有少量未分化的间充质细胞。

固有结缔组织

（一）疏松结缔组织

疏松结缔组织（loose connective tissue），又称蜂窝组织。其特点：①细胞数量少，但种类多；②基质多，纤维数量少且排列疏松；③血管丰富（图1-13）。疏松结缔组织分布最广泛，位于器官之间、组织之间和细胞之间，具有连接、支持、防御、营养、保护和修复等功能。

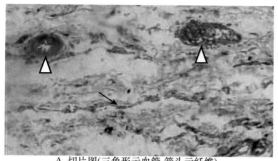

A. 切片图(三角形示血管,箭头示纤维)

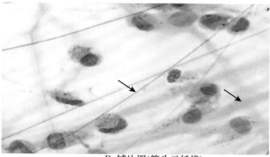

B. 铺片图(箭头示纤维)

图 1-13　疏松结缔组织

1. 细胞　疏松结缔组织内有成纤维细胞、巨噬细胞、浆细胞、肥大细胞、脂肪细胞、未分化的间充质细胞和白细胞等，各类细胞的数量和分布随存在部位和功能状态不同而不同。

（1）成纤维细胞（fibroblast）：数目最多，是疏松结缔组织中的主要细胞，胞体较大，呈扁平形，突起较多，常附着在胶原纤维或弹性纤维上。核较大，卵圆形，常染色质多，染色浅，核仁明显。胞质弱嗜碱性（图1-14）。电镜下，胞质内含丰富的粗面内质网、游离核糖体和发达的高尔基复合体。成纤维细胞的功能是产生结缔组织中的各种纤维和基质，参与创伤修复。成纤维细胞功能处于静止状态时，称为纤维细胞。纤维细胞胞体较小，长梭形，胞质少，呈嗜酸性，核小，呈扁卵圆形，染色深，各种细胞器均不发达。在创伤等情况下，纤维细胞可再转化为成纤维细胞，合成分泌新的细胞外基质，与增生的毛细血管共同形成新生的肉芽组织。

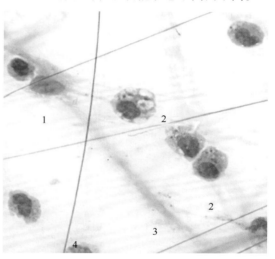

图 1-14　疏松结缔组织铺片

1.成纤维细胞；2.巨噬细胞；3.胶原纤维；4.弹性纤维

（2）巨噬细胞（macrophage）：又称组织细胞，是在体内广泛存在的一种免疫细胞。细胞形态多样，随功能状态而改变，呈圆形、梭形或因伸出伪足而呈不规则形，细胞界线清楚。核较小，圆形或椭圆形，常偏于细胞一侧，染色较深。胞质嗜酸性，常含空泡和被吞噬的异物颗粒（图1-14）。电镜下，巨噬细胞表面布满许多不规则的微绒毛和皱褶，胞质内含大量初级溶酶体、次级溶酶体、吞饮小泡、吞噬体和残余体（图1-15）。细胞膜附近有较多的微丝和微管，参与细胞的变形运动。

巨噬细胞是由血液中的单核细胞穿出血管进入结缔组织后分化而成。巨噬细胞具有趋化作用。趋化作用是指当组织受细菌产物、炎症变性蛋白等物质刺激后，细胞伸出伪足，沿这些化学物质的浓度梯度朝浓度高的部位定向移

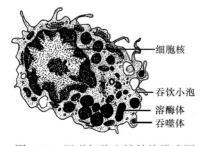

细胞核

吞饮小泡
溶酶体
吞噬体

图 1-15　巨噬细胞电镜结构模式图

动，聚集到产生和释放这些化学物质的部位而成为游走的活化细胞。细胞的这种特性称趋化作用，而这类化学物质称趋化因子。趋化作用是巨噬细胞发挥功能的前提。以趋化作用为前提，巨噬细胞主要行使以下功能。

吞噬作用：巨噬细胞有很强的吞噬能力，包括特异性吞噬和非特异性吞噬。特异性吞噬主要通过识别因子（如抗体和补体）识别和黏附被吞噬物（细菌、病毒、衰老死亡的自体细胞、异体细胞等），然后巨噬细胞细胞膜上的相应受体与识别因子特异性结合，从而间接黏附被吞噬物，并伸出伪足将其包围而摄入细胞内。非特异性吞噬则是巨噬细胞直接黏附和吞噬被吞噬物。被吞噬物在巨噬细胞内形成吞噬体，并被巨噬细胞内的溶酶体酶消化分解。

抗原呈递作用：巨噬细胞能捕捉、加工处理抗原，并提呈给淋巴细胞，启动淋巴细胞发生免疫应答。

分泌功能：巨噬细胞能合成和分泌上百种生物活性物质，如溶菌酶、补体、干扰素及多种细胞因子等。

（3）浆细胞（plasma cell）：来源于 B 淋巴细胞，在一般的结缔组织内少见，多分布在病原菌和异种蛋白质易于入侵的部位，如淋巴器官、消化管和呼吸道黏膜的结缔组织内。细胞呈圆形或卵圆形。核圆形，较小，偏于细胞的一侧，染色质呈块状附于核膜上，呈辐射状分布，使核呈车轮状。胞质嗜碱性，核旁有一浅染区（图1-16A）。电镜下，胞质内含大量平行排列的粗面内质网，发达的高尔基复合体和中心体位于核旁浅染区内（图1-16B）。浆细胞的功能是合成和分泌免疫球蛋白，即抗体，参与体液免疫。浆细胞的寿命短，仅存活数日至数周。

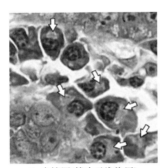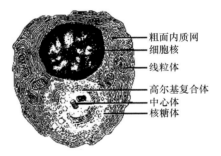

粗面内质网
细胞核
线粒体
高尔基复合体
中心体
核糖体

A. 光镜图(箭头示浅染区)　　　　B. 电镜模式图

图 1-16　浆细胞

（4）肥大细胞（mast cell）：常沿小血管和小淋巴管分布，尤其是在机体和外界抗原易接触的部位，如皮肤、呼吸道和消化道黏膜结缔组织内数量多。细胞体积大，为圆形或卵圆形。核小而圆，常位于中央，染色浅。胞质内充满粗大的分泌颗粒，具有嗜碱性和异染性（图1-17）。异染性是指用甲苯胺蓝等碱性染料染色后不呈现蓝色而呈紫红色的现象。由于分泌颗粒易溶于水，故在 HE 染色标本上难以辨认肥大细胞。颗粒内含肝素、组胺、白三烯和嗜酸粒细胞趋化因子等，肥大细胞受抗原刺激后，发生过敏反应，释放组胺和白三烯，可使支气管平滑肌收缩，造成通气不畅，呼吸困难，引发哮喘；当作用于毛细血管和微静脉时，可使其扩张，通透性增加，血液中的液体成分渗出，形成局部组织水肿，在皮肤表面表现为荨麻疹。释放的嗜酸粒细胞趋化因子可吸引嗜酸粒细胞向过敏反应部位迁移。肝素有抗凝血作用。

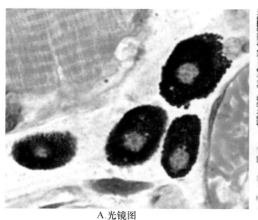 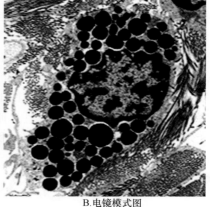

A.光镜图   B.电镜模式图

图 1-17 肥大细胞

链接

变态反应

变态反应，又称过敏反应，是已经产生免疫的机体再次接受相同抗体时发生的组织损伤和功能紊乱。机体内有两类细胞即肥大细胞和嗜碱粒细胞，它们主要分布于呼吸道的鼻黏膜、支气管黏膜、胃肠黏膜等处，这两类细胞中含有组胺、白三烯等过敏介质。

当遇到过敏原后，抗原和抗体发生反应，导致细胞膜脱颗粒，细胞破裂，释放的过敏介质使平滑肌痉挛，毛细血管扩张，通透性增强等。过敏介质作用部位不同，导致不同症状的过敏疾病的发生，如荨麻疹、哮喘等。

（5）脂肪细胞（fat cell）：单个或成群分布，细胞体积较大，呈圆球形或相互挤压成多边形，胞质内含一个大的脂滴，占据胞质的大部分，并将胞质的其余部分推挤到细胞的周缘，成为很薄的一层。胞核被挤压成扁圆形，位于细胞一侧。在 HE 染色标本中，脂滴被溶解而呈空泡状（图 1-18）。脂肪细胞能合成和储存脂肪，参与脂类代谢。

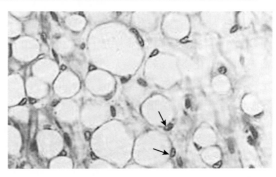

图 1-18 脂肪细胞（箭头示脂肪细胞的细胞核）

（6）未分化的间充质细胞（undifferentiated mesenchymal cell）：是存留于成体结缔组织内的干细胞，形态似纤维细胞，多沿毛细血管走行分布。具有多向分化的潜能，在机体炎症或损伤修复时可增殖分化为成纤维细胞、脂肪细胞、血管内皮细胞和平滑肌细胞等，参与组织修复。

（7）白细胞（leukocyte）：疏松结缔组织中尚可见以变形运动穿出血管壁的血液中的白细胞，如淋巴细胞、嗜酸粒细胞、中性粒细胞等，行使防御功能。

2. 纤维 疏松结缔组织内的纤维有三种：胶原纤维、弹性纤维和网状纤维，胶原纤维与弹性纤维相互交织排列，包埋在基质内。

（1）胶原纤维（collagenous fiber）：数量最多，新鲜时呈白色，故又名白纤维。HE 染色切片中呈嗜酸性。纤维粗细不等，呈波浪形，分支并交织成网（图 1-14）。电镜下，胶原纤维由许多更细的胶原原纤维构成，每一根胶原原纤维有明暗相间的周期性横纹。胶原纤维的化学成分主要是Ⅰ型胶原蛋白，由成纤维细胞合成，并分泌到细胞外再聚集成胶原原纤维。胶原纤维的韧性大，抗拉力强，弹性较差。

（2）弹性纤维（elastic fiber）：含量较少，但分布却很广。新鲜时呈黄色，又称黄纤维。在HE染色切片中，胶原纤维呈淡红色，折光性很强，不易与胶原纤维区分；用醛复红能将弹性纤维染成紫色，可与胶原纤维鉴别（图1-14）。电镜下，弹性纤维由中央的弹性蛋白和外周的微原纤维构成。弹性纤维富于弹性，伸展性强，与胶原纤维混合交织在一起，使疏松结缔组织兼有弹性和韧性，有利于所在器官和组织保持形态和位置的相对恒定，又具有一定的可变性。

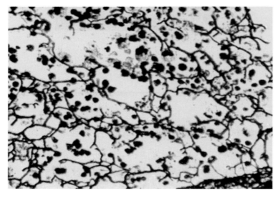

图1-19　网状纤维

（3）网状纤维（reticular fiber）：数量少，纤维细、短、分支多，交织成网。网状纤维表面被覆蛋白多糖和糖蛋白，HE染色不着色，但可被银盐染为黑色（图1-19），故又称嗜银纤维。网状纤维主要分布于网状组织，也分布在结缔组织与其他组织交界处（如基底膜的网板和毛细血管周围）、造血器官、淋巴组织、内分泌腺等。

3. 基质　是由蛋白多糖、糖蛋白等生物大分子构成的无定形胶状结构，无色透明，具有一定黏性。

（1）蛋白多糖（proteoglycan）：又称黏多糖，为基质的主要成分，是由糖胺多糖与蛋白质结合成的复合物。糖胺多糖主要包括透明质酸、硫酸软骨素、硫酸角质素等。自然状态的透明质酸是曲折盘绕的长链大分子（拉直可长达20～25μm），以其为主干使基质构成具有许多微小孔隙的结构，称为分子筛（图1-20）。分子筛只允许小于其孔径的物质通过，如水、氧气和二氧化碳、激素、无机盐及营养物质与代谢产物等；而大于其孔径的物质（如细菌、异物等）不能通过，限制细菌等有害物质在结缔组织内扩散，因此基质具有防御屏障作用。溶血性链球菌和癌细胞能产生透明质酸酶，破坏分子筛，使细菌和癌细胞易于浸润扩散。

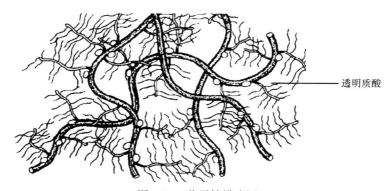

透明质酸

图1-20　分子筛模式图

（2）糖蛋白（glucoprotein）：结缔组织基质中最主要的糖蛋白是纤维黏连蛋白。其表面具有多种化学基团，能分别与细胞、胶原蛋白及蛋白多糖相结合，因此是将这三种成分有机连接的媒介，也是细胞迁移的桥梁。

（3）组织液（tissue fluid）：是指存在于细胞外基质中的水和溶于其中的物质，从毛细血管动脉端透过管壁而形成，其内溶解有电解质、单糖、O_2 等小分子物质。细胞与组织液进行物质交换后，经由毛细血管静脉端或毛细淋巴管回流入血。因此组织液是不断更新的，是细胞赖以生存的体液内环境。当组织液的生成和回流失去平衡时，或机体电解质和蛋白质代谢发生障碍时，组织液的含量可增多或减少，导致组织水肿或脱水。

（二）致密结缔组织

致密结缔组织（dense connective tissue）是一种以纤维成分为主的结缔组织。结构特点是纤维粗大、排列致密、细胞少，主要功能是支持和连接。根据纤维的性质和排列方式不同，其可分为以下几种类型。

1. 规则致密结缔组织　主要由大量密集、平行排列的胶原纤维束和纤维束之间的腱细胞构成。腱细胞为一种形态特殊的成纤维细胞，胞体伸出多个薄翼状突起插入胶原纤维束之间，细胞核长而着色深（1-21A）。肌腱、腱膜和韧带等均由规则致密结缔组织构成。肌腱再生能力很强，断裂后经外科处理能修复。

2. 不规则致密结缔组织　主要特点是粗大的胶原纤维纵横交织，形成致密的板层结构，纤维之间含少量基质和成纤维细胞（图 1-21B）。主要存在于真皮、硬脑膜和多数器官的被膜等处。

3. 弹性组织　主要特点是粗大的弹性纤维平行排列成束或编织成膜状（图 1-21C），弹性纤维间有少量的胶原纤维和成纤维细胞。弹性组织分布于承受伸展和扩展的组织，如黄韧带、项韧带和大动脉的中膜。

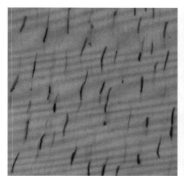 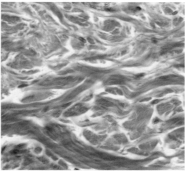 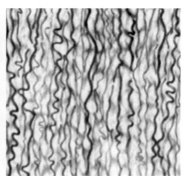

A. 规则致密结缔组织　　　　B. 不规则致密结缔组织　　　　C. 弹性组织

图 1-21　致密结缔组织

机体内还有一些部位的结缔组织，如消化管和呼吸道黏膜的固有层内的结缔组织，其结构介于疏松结缔组织与致密结缔组织之间，纤维细密，细胞数量和种类较多，称为细密结缔组织。

（三）脂肪组织

脂肪组织（adipose tissue）主要是由大量脂肪细胞聚集而成，其间有少量疏松结缔组织将其分隔成小叶（图 1-22）。脂肪组织约占体重的 1/5。主要功能是储存脂肪，是体内最大的"能量库"，具有产生热量、维持体温、缓冲机械压力、保护、填充等作用。

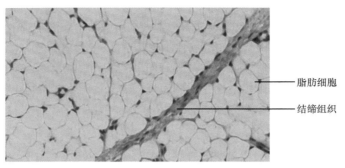

脂肪细胞
结缔组织

图 1-22　脂肪组织

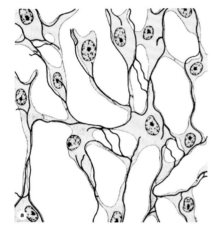

图 1-23　网状组织

（四）网状组织

网状组织（reticular tissue）由网状细胞、网状纤维和基质构成。网状细胞有许多突起，呈星形，突起彼此连接成网。网状细胞具有产生网状纤维和分泌基质的功能。网状纤维交织成网，形成网状细胞依附的支架（图1-23）。网状组织是构成淋巴组织、淋巴器官、造血器官的基本组成成分，为血细胞发生和淋巴细胞发育提供适宜的微环境。

二　软骨组织与软骨

软骨（cartilage）由软骨组织和周围的软骨膜构成。软骨是胚胎早期的主要支架成分，略有弹性，能承受压力和耐受摩擦，具有一定的支持和保护作用。随着胎儿发育逐渐被骨取代，取代过程一直延续到出生后一段时期。在成人体内，仅散在分布一些软骨，其作用依所处部位而异。除关节软骨外，软骨表面被覆薄层致密结缔组织，即软骨膜。软骨膜内有血管、淋巴管和神经，其血管可为软骨组织提供营养。软骨膜与周围结缔组织相连续，主要起保护作用。

（一）软骨组织

软骨组织（cartilage tissue）是一种固态的结缔组织，主要由软骨细胞和软骨基质构成。

1. 软骨细胞（chondrocyte）　包埋在软骨基质中，软骨细胞所在的基质腔隙称软骨陷窝。软骨细胞的形态和分布有一定的规律，在软骨周边的细胞较小，呈扁圆形，常单个分布，与软骨表面平行排列，为幼稚的软骨细胞。在软骨中央的细胞长大成熟，呈圆形或椭圆形，常成群分布，每群多为2～8个细胞，它们由同一个幼稚软骨细胞分裂而来，故称同源细胞群（图1-24）。电镜下，成熟的软骨细胞胞质内含有丰富的粗面内质网和发达的高尔基复合体。软骨细胞具有合成、分泌软骨基质和产生纤维的功能。

2. 软骨基质（cartilage matrix）　即软骨细胞产生的细胞外基质，由纤维和无定形基质组成。无定形基质的主要成分为蛋白聚糖和水，其蛋白聚糖与疏松结缔组织中的类似，也构成分子筛结构，但软骨中的蛋白聚糖含量更高，使软骨基质形成较为坚固的凝胶。氨基聚糖在基质中的分布不均匀，紧靠软骨陷窝的部位硫酸软骨素较多，故此处嗜碱性较强，于HE染色切片中，形似囊状包围软骨细胞，故此区域称软骨囊。纤维埋于基质中，使软骨具有韧性或弹性。

纤维的种类和含量因软骨类型而异。

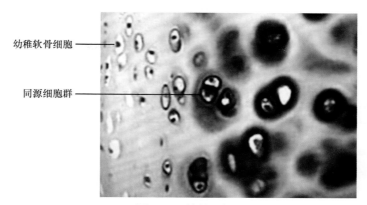

幼稚软骨细胞

同源细胞群

图1-24 软骨组织

（二）软骨的类型和结构

根据软骨基质中纤维种类不同，软骨可分为3种：透明软骨、弹性软骨和纤维软骨。

1. 透明软骨（hyaline cartilage） 因新鲜时呈半透明而得名，分布较广，包括肋软骨、关节软骨、呼吸道软骨等。透明软骨具有较强的抗压性，有一定的弹性和韧性，但在外力作用下较其他类型软骨更易断裂。由于纤维极细，且折光率与基质接近，故光镜下不能分辨（图1-25A）。基质中含大量水分，这是透明软骨呈半透明的重要原因之一。

2. 弹性软骨（elastic cartilage） 分布于耳郭、会厌等处，因有较强的弹性而得名，新鲜时呈黄色。组织结构与透明软骨类似，但所含纤维成分为大量交织排列的弹性纤维（图1-25B）。

3. 纤维软骨（fibrocartilage） 分布于椎间盘、关节盘及耻骨联合等处，新鲜时呈不透明的乳白色。结构特点是有大量平行或交叉排列的胶原纤维束，因此具有很强的韧性。其软骨细胞较小而少，成行排列于纤维束之间（图1-25C）。

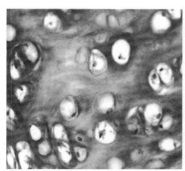
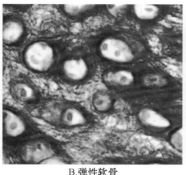
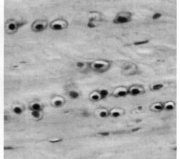

A.透明软骨　　　　　　　　　　B.弹性软骨　　　　　　　　　　C.纤维软骨

图1-25 软骨组织

> **链接**
>
> ## 人 耳 鼠
>
> 人耳鼠是指在鼠背上生长有"人耳朵"的裸鼠（图1-26），能为外耳畸形或伤残的患者提供理想的可移植耳朵。人耳鼠的产生过程：①将人的耳郭拓印下来做成石膏

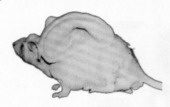

铸件，再用生物材料塑造成耳郭模型，为软骨细胞提供附着的支架和生存的空间，移植后生物材料可被机体吸收。②将从小牛关节上分离出的软骨细胞注入人耳模型中进行体外培养。③将模型植入到裸鼠背部。4周后，"人耳朵"已牢固地长在裸鼠背上，而生物材料则被吸收。

图 1-26　人耳鼠

三　骨组织与骨

骨组织是一种坚硬而具有一定韧性的固态结缔组织，它与骨膜、骨髓及血管、神经共同构成对人体起支架作用的器官——骨。

（一）骨组织

骨组织（osseous tissue）是骨的结构主体，由细胞和大量钙化的细胞间质构成。人体90%以上的钙以骨盐形式存在于骨的细胞间质中。

1. 细胞间质　又叫骨基质，即钙化的细胞间质，由有机质和无机质构成，含水较少。有机质包括大量胶原纤维和少量无定形基质。胶原纤维占90%，故骨组织呈嗜酸性。基质呈凝胶状，具有黏合胶原纤维的作用。无机质又称骨盐，约占骨组织重量的65%，且含量随年龄的增长而增加，其主要成分为羟基磷灰石结晶。骨盐沉积于呈板层状排列的胶原纤维上，形成骨板（图 1-28A）。同一骨板内的胶原纤维相互平行排列，而相邻两层骨板有机质与无机质紧密结合及骨板的结构形成，使骨组织具有坚强的支持能力，并能适应物质代谢的要求。

2. 骨组织的细胞　有骨祖细胞、成骨细胞、骨细胞和破骨细胞4种，其中骨细胞数量最多，包埋于骨基质内，其他细胞均位于骨组织的周边（图 1-27）。

（1）骨祖细胞（osteoprogenitor cell）：又叫骨原细胞，是骨组织内的干细胞，位于骨膜内。光镜下，细胞较小，呈不规则的梭形，胞质较少，呈弱嗜碱性；核呈椭圆形或细长形。在骨生长、改建或骨折修复时，骨祖细胞分裂活跃，并能分化为成骨细胞。

（2）成骨细胞（osteoblast）：分布在骨组织表面，成年之前数量较多。一般以单层上皮样排列，胞体较大，呈立方形或矮柱状。细胞有许多小突起，并与相邻成骨细胞突起和骨细胞突起形成缝隙连接。核大而圆，位于远离骨组织的一端，核仁明显（图1-27）。胞质呈嗜碱性。电镜下可见大量的粗面内质网和发达的高尔基复合体。成骨细胞具有合成和分泌胶原纤维和基质的功能，即形成类骨质，类骨质钙化形成骨基质。当成骨细胞被类骨质包埋后，便成为骨细胞。

（3）骨细胞（osteocyte）：是一种多突起的细胞，单个均匀分布于骨板之间或骨板内。骨细胞胞体较小，呈扁椭圆形，向周围发出许多细长突起；胞质

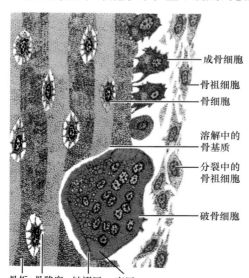

成骨细胞
骨祖细胞
骨细胞

溶解中的骨基质

分裂中的骨祖细胞

破骨细胞

骨板　骨陷窝　皱褶区　亮区

图 1-27　骨组织中各种细胞结构模式图

较少，呈嗜酸性。骨细胞埋于骨质内，胞体所处的腔隙称骨陷窝，骨陷窝向四周发出许多细小的管道，叫骨小管（图 1-27，图 1-28）。突起位于骨小管内。相邻骨细胞的突起之间形成缝隙连接，传递骨细胞间信息。相邻骨陷窝通过骨小管彼此连通，骨陷窝和骨小管内有组织液流动，通过骨陷窝 - 骨小管 - 骨陷窝组成的细胞外物质运输通道，为深埋骨组织内的骨细胞运输营养物质和代谢产物。

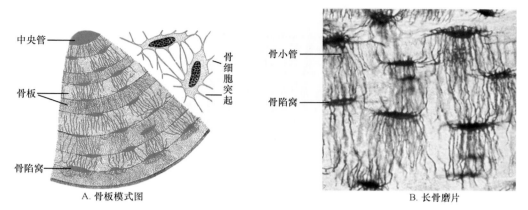

图 1-28 骨细胞与骨板

（4）破骨细胞（osteoclast）：由多个单核细胞融合而成，数量较少，常位于骨组织表面。光镜下，破骨细胞胞体大，一般含有 2～50 个细胞核；胞质呈嗜酸性。电镜下，贴近骨基质的一侧有许多不规则的指状突起，称皱褶缘。皱褶缘周围的环形胞质区稍隆起，含有许多微丝，但缺少其他细胞器，电镜下观察电子密度低，故称亮区（图 1-27）。破骨细胞具有很强的溶解和吸收骨质的作用，与成骨细胞相辅相成，共同参与骨的形成和改建。

（二）长骨的结构

长骨由骨膜、骨密质、骨松质、骨髓、关节软骨及血管、神经等构成。

1. 密质骨 由板层骨构成，由于骨板排列规则且紧密结合，肉眼看致密无空隙，故名密质骨（compact bone），主要分布在长骨骨干处，骨板排列方式有 3 种。

（1）环骨板（circumferential lamella）：指环绕骨干内、外表面排列的骨板，分别称为内环骨板和外环骨板。外环骨板较厚，由数层或十多层骨板组成，较整齐地环绕骨干平行排列。内环骨板较薄，仅由几层骨板组成，且排列不规则。骨干中可见一些横向贯穿的管道，称为穿通管或福尔克曼管，骨膜中的血管和神经由此进入骨组织内（图 1-29）。

（2）骨单位（osteon）：又叫哈弗斯系统，位于内、外环骨板之间，是骨干骨密质的主要部分。它们以中央管（又叫哈弗斯管）为中心，周围由 4～20 层呈同心圆排列的骨板组成。骨单位呈圆筒状，其长轴与骨干长轴平行，其中央管与穿通管相联通，构成血管和神经的通路（图 1-29）。

（3）间骨板：位于骨单位之间或骨单位与环骨板之间，呈三角形或不规则形，由几层平行排列骨板构成，无血管通过（图 1-29）。间骨板是骨生长和改建时骨单位或环骨板未被吸收的残留部分。

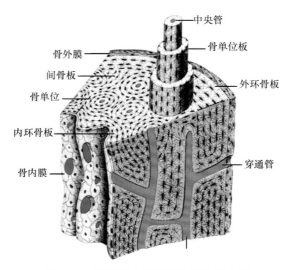

图 1-29　骨组织中各种细胞结构模式图

2. 松质骨（spongy bone）　分布在长骨的骨骺和骨干的内侧面，由大量针状或片状骨小梁相互连接的立体网格构成，由于骨小梁的空间结构具有较多的肉眼可见孔隙，故名松质骨，孔隙内含骨髓及血管。

3. 骨膜　除关节面为透明软骨被覆外，骨的内、外面表面均覆盖一层结缔组织膜，分别称为骨外膜和骨内膜。骨外膜可分两层，外层由致密结缔组织构成，较厚，主要含粗大的胶原纤维束；内层结构疏松，纤维少，含骨祖细胞和小血管、神经等。骨内膜衬在骨髓腔面、穿通管和中央管的内表面及骨小梁的表面，较薄，纤维细而少。骨膜的主要功能是保护和营养骨组织，并为骨的生长或修复提供新的成骨细胞。

（三）骨的发生

骨起源于胚胎时期的间充质，骨发生有两种方式：一是膜内成骨；二是软骨内成骨。膜内成骨是间充质先形成结缔组织薄膜，后在此膜内直接形成骨组织，如额骨、顶骨和锁骨等以此方式成骨。软骨内成骨是间充质先形成软骨雏形，然后在雏形基础上被新生骨组织替代，如躯干骨和四肢骨等以此种方式成骨。虽然两种骨的发生方式不同，但过程基本相同：间充质细胞先在骨发生处分化形成骨祖细胞，再进一步增殖分化为成骨细胞，成骨细胞分泌类骨质，并将自身包埋于其中后转化为骨细胞，最终类骨质钙化为骨基质，从而形成骨组织。

四　血液

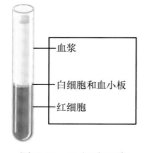

图 1-30　血细胞比容

血液（blood）是在心血管系统内流动的液态结缔组织，成人的循环血容量约为 5L，占体重的 7% 左右。血液由血细胞（blood cell）和相当于细胞间质的血浆（plasma）组成。从血管抽取血液，加入适量抗凝剂（如肝素或柠檬酸钠），静置或离心沉淀后，血液可分出三层：上层为淡黄色的血浆，下层深红色的是红细胞，中间的薄层灰白色的是白细胞和血小板（图 1-30）。

（一）血浆

血浆约占血液容积的 55%，为淡黄色液体，其中 90% 是水，其余为血浆蛋白（白蛋白、球蛋白、纤维蛋白原等）、脂蛋白、酶、激素、糖、维生素、无机盐和各种代谢产物等。血液凝固时，溶解状态的纤维蛋白原转变为不溶解状态的纤维蛋白，将细胞成分及大分子血浆蛋白包裹起来，形成血凝块，并析出淡黄色透明的液体，称血清（serum）。血清与血浆相比，血清里缺少纤维蛋白原。

（二）血细胞的类型和结构

血细胞约占血液容积 45%，悬浮于血浆中，包括红细胞、白细胞和血小板。临床上为观察血细胞的形态结构，通常将血液制成血涂片，用 Wright 或 Giemsa 染色，在光镜下观察（图 1-31）。血细胞分类及其正常值见表 1-2。血细胞形态、数量、比例和血红蛋白含量的测定称为血液细胞学检查（血常规）。患病时，血常规常有显著变化，临床上将其作为疾病诊断和治疗的重要依据之一。

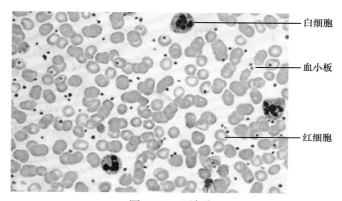

图 1-31　血涂片

表 1-2　血细胞分类及计数的正常值

血细胞分类	正常值	白细胞分类	正常值
红细胞	男：（4.0～5.5）×10^12/L	中性粒细胞	50%～70%
	女：（3.5～5.0）×10^12/L	嗜酸粒细胞	0.5%～3%
白细胞	（4.0～10）×10^9/L	嗜碱粒细胞	0%～1%
血小板	（100～300）×10^9/L	单核细胞	3%～8%
淋巴细胞	25%～30%		

1. 红细胞（erythrocyte，red blood cell，RBC）　是血液中数量最多的血细胞（占血细胞总数的 99%），直径为 6～8.5μm。光镜下观察的血涂片标本中，红细胞中央薄，染色较浅；周缘厚，染色较深（图 1-32A）。扫描电镜下，红细胞呈双凹圆盘状（图 1-32B），这种形态与同体积的球形结构相比，细胞表面积增大约 25%，达 140μm²，细胞内任何一点距细胞表面都不超过 0.85μm，有利于细胞内外气体的交换。

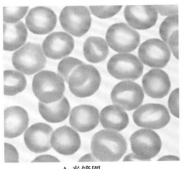 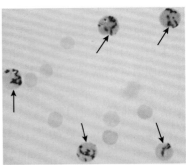

| A.光镜图 | B.电镜图 | C.网织红细胞(箭头示网织红细胞) |

图 1-32　红细胞

成熟的红细胞是结构与功能高度特化的细胞,无细胞核,也无细胞器,胞质内充满血红蛋白(hemoglobin,Hb)。正常成人血液中血红蛋白含量,男性为 120 ～ 150g/L,女性为 110 ～ 140g/L。血红蛋白具有结合与运输 O_2 和 CO_2 的功能,为组织细胞提供 O_2,带走其所产生的部分 CO_2。血红蛋白对 CO 的亲和力比对 O_2 的亲和力大得多,且结合后不易分离。煤气中毒时,因血红蛋白与大量 CO 结合,阻碍了其与 O_2 的结合,导致组织缺 O_2,严重时可引起死亡。

红细胞的形态和数目的改变,以及血红蛋白的质和量的改变超出正常范围,则为病理现象。当红细胞数少于 $3×10^{12}/L$ 或血红蛋白低于 100g/L 时,称贫血。

红细胞的平均寿命约 120 天。因此,每天有大量新生红细胞从骨髓进入血液。这些新生的细胞有的尚残留部分核糖体,用煌焦油蓝染色呈蓝色细网状,称网织红细胞(reticulocyte)(图 1-32C)。网织红细胞在血流中经过 24 ～ 48 小时达到完全成熟,核糖体消失。在成人,网织红细胞占红细胞总数的 0.5% ～ 1%;新生儿可达 3% ～ 6%。骨髓造血功能障碍的患者,网织红细胞计数降低;如果贫血患者的网织红细胞计数增加,说明治疗有效。因此,网织红细胞的计数有一定临床意义,它是贫血等某些血液病的诊断、疗效判断和预后估计的指标之一。

● 案例 1-2 -

患者,男性,41 岁,1 个多月前劳累或活动后出现心慌、气喘,无头疼、头晕,无咳嗽、咳痰,无胸痛不适,休息后可缓解,未在意。5 天前至当地医院检查血常规显示血红蛋白减少,余检查结果不详。为求进一步治疗,以"贫血待查"收入院。入院查体,体温 36.6℃,脉搏 112 次 / 分,呼吸 27 次 / 分,血压 74/152mmHg。一般情况:自发病以来,食欲正常,大便正常,小便增多,体重减轻 3kg,皮肤黏膜苍白,精神稍差。查血常规:WBC $8.7×10^9/L$,HGB 60g/L,PLT $123×10^9/L$,HCT 0.196L/g,血清铁蛋白减少。

问题:1. 该患者最可能的诊断结果是什么?
　　　2. 可采取哪些护理措施?

- -

2. 白细胞(leucocyte,white blood cell,WBC)　体积大,球形,有核,多数能以变形运动的方式穿过毛细血管壁,进入结缔组织或淋巴组织,发挥防御和免疫功能。某些疾病患者的白细胞总数及各种白细胞的百分率皆可发生改变。

光镜下，根据白细胞胞质内有无特殊颗粒，可将其分为有粒白细胞（granulocyte）和无粒白细胞（agranulocyte）。有粒白细胞按特殊颗粒的染色特点，分为中性粒细胞、嗜酸粒细胞和嗜碱粒细胞；无粒白细胞分为单核细胞和淋巴细胞两种。

（1）中性粒细胞（neutrophil，N）：白细胞中数量最多的一种。细胞呈球形，直径 10 ～ 12μm，核呈杆状（图 1-33A）或分叶状（图 1-33B），一般分 2 ～ 5 叶，叶间有细丝相连，正常人以 2 ～ 3 叶核多见。刚从骨髓入血的幼稚中性粒细胞核多呈杆状，以后形成分叶状，一般认为核分叶越多，细胞越近衰老。中性粒细胞的胞质染成粉红色，含有许多细小嗜天青颗粒和特殊颗粒。胞质含有丰富的肌动蛋白丝和微管等细胞骨架成分，使细胞具有较强的运动能力。

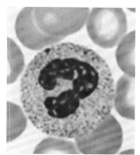
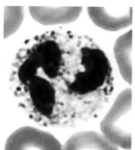
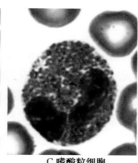
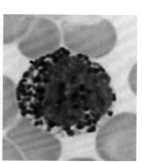

| A.杆状核中性粒细胞 | B.分叶核中性粒细胞 | C.嗜酸粒细胞 | D.嗜碱粒细胞 |

图 1-33 有粒白细胞

中性粒细胞具有活跃的变形运动和吞噬功能，在趋化因子的刺激下，能以变形运动穿出微血管，聚集到细菌侵犯部位，吞噬细菌，具有重要的防御功能。这些细胞吞噬、处理大量细菌后，自身也常坏死，成为脓细胞。因此，机体受到某些细菌感染发生急性化脓性炎症时，除白细胞总数增加外，中性粒细胞的比例显著增高。

（2）嗜酸粒细胞（eosinophil，E）：细胞呈球形，直径 10 ～ 15μm，核多为 2 叶，呈"八"字形。胞质内充满粗大、分布均匀、染成橘红色的嗜酸性颗粒（图 1-33C）。嗜酸粒细胞能减轻过敏反应和杀灭寄生虫。因此，患过敏性疾病或寄生虫病时，血液中嗜酸粒细胞增多。

（3）嗜碱粒细胞（basophil，B）：是白细胞中数量最少的。细胞呈球形，直径 10 ～ 12μm。胞核呈"S"形或不规则形，偶见分叶，着色较浅。胞质内含有大小不等、分布不均、染成蓝紫色的嗜碱性颗粒，常掩盖细胞核（图 1-33D）。颗粒内含肝素、组胺和嗜酸粒细胞趋化因子；胞质中含白三烯。嗜碱粒细胞的功能与肥大细胞相似，参与过敏反应。

（4）单核细胞（monocyte，M）：是体积最大的白细胞，直径 14 ～ 20μm，呈圆球形，胞核呈肾形、马蹄铁形、卵圆形或不规则形等，着色较浅。胞质丰富，呈灰蓝色，内含许多细小的淡紫色嗜天青颗粒（图 1-34A）。单核细胞在血液循环中功能不活跃，吞噬作用较弱，在血流中停留 1 ～ 2 天后，穿出血管进入组织，具有活跃的变形运动和明显的趋化作用，分化为巨噬细胞。

（5）淋巴细胞（lymphocyte，L）：成人血中淋巴细胞的数量在白细胞中位居第二，细胞呈球形，大小不等，绝大多数为直径 6 ～ 8μm 的小淋巴细胞，少数为直径 9 ～ 12μm 的中淋巴细胞，偶尔可见直径达 13 ～ 20μm 的大淋巴细胞。光镜下，血涂片中常见的为小淋巴细胞，细胞核大，圆形，胞质很少，在核周围成一窄带，嗜碱性，染成蔚蓝色，含少量嗜天青颗粒（图 1-34B）。

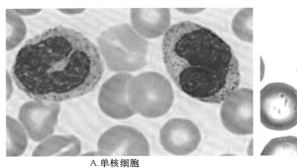
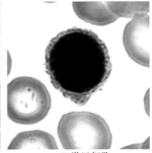

A.单核细胞　　　　　　　　　　　　　B.淋巴细胞

图 1-34　无粒白细胞

淋巴细胞是体内功能与分类最为复杂的细胞群。根据发生部位、形态结构和功能等不同，淋巴细胞可分为三类：①胸腺依赖淋巴细胞（T 细胞），在胸腺内分化成熟，约占血液淋巴细胞总数的 75%，参与细胞免疫，并具有调节免疫应答的作用；②骨髓依赖淋巴细胞（B 细胞），在骨髓内分化成熟，占 10%～15%，受抗原刺激后增殖分化为浆细胞，产生抗体，参与体液免疫；③自然杀伤细胞（NK 细胞），产生于骨髓，约占 10%，能非特异性地杀伤某些肿瘤细胞和病毒感染细胞。

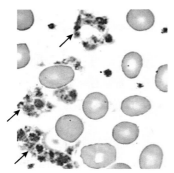

图 1-35　血小板(箭头示血小板)

3. 血小板(blood platelet, PLT) 又称血栓细胞(thrombocyte)，是骨髓中巨核细胞脱落的胞质小块，并非严格意义上的细胞。生活状态下，血小板呈双凸扁盘状，直径 2～4μm，当受到机械或化学刺激时，则伸出小突起，呈不规则形。在血涂片中，常聚集成群（图 1-35）。血小板无细胞核，周边部呈均质浅蓝色，称透明区，由微丝和微管等组成，参与血小板形状的维持和变形；中央有密集的蓝紫色颗粒，称颗粒区，由血小板颗粒和少量溶酶体组成，颗粒内含凝血因子Ⅳ、血小板源性生长因子、5- 羟色胺（5-HT）、钙离子、肾上腺素等。这些颗粒内容物是参与止血和凝血的主要物质。

（三）血细胞的发生

体内各种血细胞都有一定的寿命，每天都有一定数量的血细胞衰老死亡，同时又有相同数量的血细胞在骨髓生成并进入血液，从而使外周血中各种血细胞的数量和比例保持相对恒定。

1. 发生的部位　人的血细胞最早起源于胚胎时期卵黄囊壁的血岛，以后卵黄囊造血干细胞迁入肝、脾开始造血。出生后，骨髓成为人体主要的造血器官。成人的主要造血器官为红骨髓，可产生红细胞系、粒细胞系、单核细胞系和巨核细胞 - 血小板系，这些细胞系称为骨髓成分。脾和淋巴结等淋巴器官及淋巴组织产生淋巴成分。

2. 骨髓的结构　骨髓（bone marrow）位于骨髓腔中，分为红骨髓和黄骨髓。红骨髓为造血组织，黄骨髓主要为脂肪组织。胎儿及婴幼儿时期的骨髓都是红骨髓。大约从 5 岁开始，长骨干的骨髓腔内逐渐出现脂肪组织，并随年龄增长而增多，成为黄骨髓。成人的红骨髓和黄骨髓约各占一半。红骨髓主要分布在扁骨、不规则骨和长骨骺端的骨松质中，造血功能活跃；黄骨髓内尚有少量的造血干细胞，故仍保持着造血潜能，当机体需要时可转变为红骨髓进行造血。

3. 血细胞的发生　在造血诱导微环境的作用和某些因素的调节下，造血干细胞增殖、分化为各类造血祖细胞，祖细胞再增殖分化成为一个或几个血细胞系。

血细胞的发生过程及其形态演变规律：血细胞的发生是一个连续变化过程，各种血细胞的发生，大致可分为原始阶段、幼稚阶段（又分早、中、晚三期）和成熟阶段。

在各系血细胞的发生过程中，其形态演变有以下共同的规律：①胞体由大变小，但巨核细胞则由小变大。②胞核由大变小，红细胞的核最后消失，粒细胞的核由圆形逐渐变成杆状乃至分叶。核内染色质由细疏逐渐变粗密，核的着色由浅变深，核仁由明显渐至消失；但巨核细胞的核由小变大，呈分叶状。③胞质由少变多，嗜碱性逐渐变弱，但单核细胞和淋巴细胞仍保持嗜碱性；胞质内的特殊结构或蛋白成分从无到有，并逐渐增多，如红细胞的血红蛋白、粒细胞的特殊颗粒和巨核细胞的血小板颗粒等（图 1-36）。④细胞分裂能力从有到无，但成熟的淋巴细胞仍保持很强的潜在分裂能力。造血祖细胞在不同的集落刺激因子作用下，分别发育为各系原始细胞，经过数次有丝分裂，依次发育为早幼细胞、中幼细胞、晚幼细胞。晚幼细胞一般已失去分裂能力，继续发育为成熟细胞。

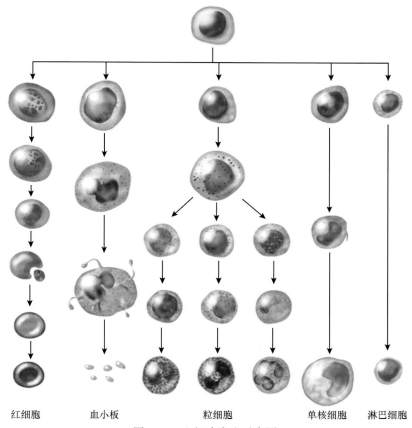

|　红细胞　|　血小板　|　粒细胞　|　单核细胞　|　淋巴细胞　|

图 1-36　血细胞发生示意图

（1）红细胞系的发生：起始于红系祖细胞，经原红细胞、早幼红细胞、中幼红细胞、晚幼红细胞，后者脱去细胞核成为网织红细胞，入血 1 ～ 2 天后变成成熟红细胞。从造血干细胞到循环血流中的成熟红细胞，历时约 1 周。

（2）粒细胞系的发生：三种粒细胞虽然起始于不同的祖细胞，但它们的发育过程基本相同，均经历原粒细胞、早幼粒细胞、中幼粒细胞、晚幼粒细胞，进而分化为成熟的杆状核粒细胞和分叶核粒细胞进入外周血。从造血祖细胞增殖、分化为成熟粒细胞需 10 ～ 14 天。杆状核粒细胞和分叶核粒细胞在骨髓内储存 4 ～ 5 天后释放入血。在某些病理状态下，如急性细菌感染，骨髓加速释放，外周血中的粒细胞可骤然增多。

（3）单核细胞系的发生：单核细胞起源于粒细胞 - 单核细胞系祖细胞，经原单核细胞和幼单核细胞，最后变成成熟的单核细胞。骨髓中单核细胞的储存量不及粒细胞多，当机体出现炎症或免疫功能活跃时，幼单核细胞加速分裂增殖以提供足量的单核细胞。

（4）巨核细胞 - 血小板系的发生：血小板的发生始于巨核细胞系祖细胞，经原巨核细胞和幼巨核细胞，然后发育成成熟巨核细胞，巨核细胞胞质脱落形成血小板。原巨核细胞分化为幼巨核细胞，体积变大，胞核呈肾形，胞质内开始出现血小板颗粒。巨核细胞伸出胞质突起从血窦内皮细胞间隙伸入窦腔，其胞质末端脱落成为血小板。一个巨核细胞可生成 2000 ～ 8000 个血小板。

（5）淋巴细胞系的发生：起源于淋巴系祖细胞，又称淋巴干细胞。一部分淋巴干细胞迁入胸腺后，分化为 T 细胞；一部分在骨髓内发育为 B 细胞和 NK 细胞。淋巴细胞的发育主要表现为细胞膜抗体标志及其功能状态的变化，形态结构变化不明显，故不易从形态上划分淋巴细胞的发生和分化阶段。

（刘正华）

第 3 节　肌　组　织

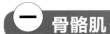

● 案例 1-3 --

患者，男性，28 岁，工人，3 个月前在工地干活过度劳累后出现双侧眼睑下垂、复视，晨轻暮重，劳累后加重，休息后减轻。近 2 周症状加重伴四肢无力来院就诊。根据其症状、肌电图表现、肌疲劳试验及新斯的明试验诊断为"重症肌无力"。

问题：重症肌无力是一种什么样的病变？

肌组织（muscle tissue）主要由肌细胞构成，肌细胞之间有少量的结缔组织、血管、淋巴管和神经。肌细胞的形态呈细长纤维状，故又称为肌纤维（muscle fiber）。肌纤维的细胞膜称肌膜，细胞质称肌质，亦称肌浆，其中的滑面内质网称肌质网。根据肌细胞的结构和分布，将肌组织分为三类：骨骼肌（skeletal muscle）、心肌（cardiac or heart muscle）和平滑肌（smooth muscle）。其中骨骼肌和心肌的肌纤维上都有明暗相间的横纹，属横纹肌；平滑肌无横纹，属非横纹肌。另外，骨骼肌由于受躯体神经支配，属随意肌；而心肌和平滑肌受自主神经支配，为不随意肌。

一　骨骼肌

骨骼肌一般通过肌腱附着于骨骼，许多骨骼肌纤维被结缔组织结合在一起而构成一块肌肉。致密结缔组织包裹在整块肌肉的外面形成肌外膜，解剖学上称深筋膜；肌外膜的结缔组织伸入肌内，将肌肉分割成大小不等的肌束，包裹在肌束外面的结缔组织，称肌束膜；分布在每条肌纤维周围的少量结缔组织称为肌内膜，肌内膜含有丰富的毛细血管及神经纤维。结缔组织对骨骼肌纤维具有支持、连接、营养和功能调整作用。

（一）骨骼肌的光镜结构

骨骼肌纤维呈细长圆柱状，直径为 10 ～ 100μm，长短不等，长者达 10cm 以上，短者仅数毫米。一条骨骼肌纤维含有几十个甚至几百个细胞核，紧贴肌膜内面（图 1-37），核呈扁椭圆形，核染色质较少，着色较浅。肌质内含有大量与肌纤维长轴平行排列的肌原纤维，每条肌原纤维上都有明、暗相间的带，分别称为明带和暗带，其中明带又称 I 带；暗带又称 A 带。I 带和 A 带交替排列，相邻肌原纤维的 I 带和 A 带都整齐地排列在同一平面上，从而使肌纤维呈现出明暗相间的周期性横纹。在 A 带中央有一条明亮的窄带称 H 带，H 带中央有一条深色的 M 线。I 带中央有一条深色的 Z 线（图 1-39）。相邻两条 Z 线之间的一段肌原纤维称肌节（sarcomere），每个肌节都由 1/2I 带 +A 带 +1/2I 带组成，是骨骼肌收缩和舒张的基本结构与功能单位，每个肌节长约 2.5μm。骨骼肌纤维的横断面呈圆形或多边形，大小较一致，可见多个核，均紧贴于肌膜下方，肌原纤维呈点状（图 1-38）。

每条肌纤维的外面包有基底膜，在肌膜和基底膜之间还有一种扁平多突起的细胞，称肌卫星细胞，当肌纤维受损伤后，肌卫星细胞可增殖分化，参与肌纤维的修复。

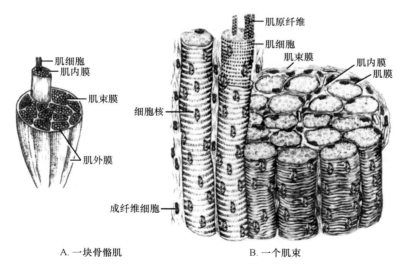

A. 一块骨骼肌   B. 一个肌束

图 1-37 肌肉模式图

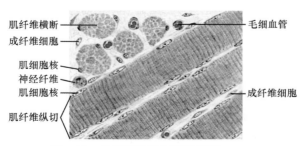

图 1-38 骨骼肌纵横切面光镜图，×40

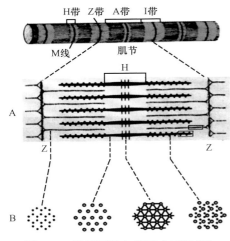

图 1-39　肌原纤维电镜图（示肌节）

（二）骨骼肌的超微结构

1. 肌原纤维　电镜下可见肌原纤维由粗、细两种肌丝平行排列构成（图1-39）。粗肌丝位于肌节的 A 带，中央借 M 线固定，两端游离。细肌丝位于 Z 线的两侧，一端固定于 Z 线，另一端游离，平行插入粗肌丝之间，其末端止于 H 带外侧。因此，I 带内只有细肌丝，H 带内只有粗肌丝，而除 H 带以外的 A 带内既有粗肌丝，又有细肌丝。在肌原纤维横切面上，可见一条粗肌丝周围均匀排列着 6 条细肌丝，而一条细肌丝周围只有 3 条粗肌丝（图 1-40）。

（1）粗肌丝：长约 1.5μm，直径约 15nm，由许多肌球蛋白分子有序排列组成（图 1-41）。肌球蛋白形如豆芽，分为头部和杆部，在头与杆的连接点及杆上有两处类似关节的结构，可以屈曲转动。在一条粗肌丝中，许多肌球蛋白分子的杆都朝向粗肌丝的中段，固定于 M 线，而头部则朝向粗肌丝的两端，并突出于粗肌丝表面，称为横桥。由于肌球蛋白分子的头部具有 ATP 酶活性及与肌动蛋白结合的能力，也是与 ATP 结合的部位。因此当肌纤维收缩时，头部与细肌丝的肌动蛋白接触，ATP 酶被激活，分解 ATP 并释放能量，使横桥发生屈伸运动。

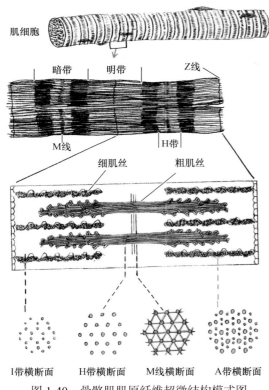

图 1-40　骨骼肌肌原纤维超微结构模式图

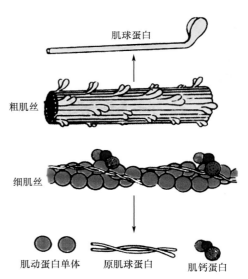

图 1-41　粗细肌丝分子结构模式图

（2）细肌丝：长约 1μm，直径为 5 ～ 7nm，由肌动蛋白、原肌球蛋白和肌钙蛋白组成（图 1-41）。肌动蛋白是细肌丝的结构蛋白，由球形肌动蛋白单体连成串珠状，并相互缠绕成双股螺旋链。每个肌动蛋白单体都有能与肌球蛋白头部相结合的位点。原肌球蛋白和肌钙蛋白属于调节蛋白，在肌动蛋白与粗肌丝的肌球蛋白的相互作用中起调节作用。原肌球蛋白由较短的双股螺旋多肽链组成，分子首尾相接形成长链，当肌纤维舒张时，嵌于肌动蛋白双股螺旋链的浅沟内，恰好盖在肌动蛋白单体与肌球蛋白头部相结合的位点上。肌钙蛋白由三个球形亚单位组成，分别简称为 TnT、TnC 和 TnI。TnT 是和原肌球蛋白相结合的亚单位。TnC 是能与 Ca^{2+} 相结合的亚单位。TnI 是抑制肌动蛋白和肌球蛋白相互作用的亚单位。

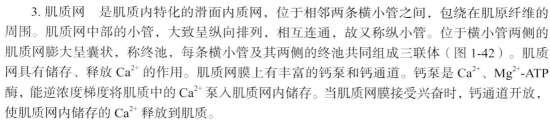

右侧标注（自上而下）：肌原纤维、横小管、横小管、三联体、肌质网、终池、横小管

图 1-42　骨骼肌纤维超微结构立体模式图

2. 横小管　又称 T 小管，是肌膜向肌质内凹陷形成的横向走行的小管（图 1-42）。人和哺乳类动物的横小管位于 I 带与 A 带交界处，同一平面上的横小管分支吻合环绕每条肌原纤维，将肌膜的兴奋快速地传到肌纤维内部，引起肌原纤维的同步收缩。

3. 肌质网　是肌质内特化的滑面内质网，位于相邻两条横小管之间，包绕在肌原纤维的周围。肌质网中部的小管，大致呈纵向排列，相互连通，故又称纵小管。位于横小管两侧的肌质网膨大呈囊状，称终池，每条横小管及其两侧的终池共同组成三联体（图 1-42）。肌质网具有储存、释放 Ca^{2+} 的作用。肌质网膜上有丰富的钙泵和钙通道。钙泵是 Ca^{2+}、Mg^{2+}-ATP 酶，能逆浓度梯度将肌质中的 Ca^{2+} 泵入肌质网内储存。当肌质网膜接受兴奋时，钙通道开放，使肌质网内储存的 Ca^{2+} 释放到肌质。

此外，肌原纤维之间有大量线粒体、糖原及少量脂滴。糖原和脂肪是肌细胞内储备的能量物质。线粒体产生 ATP，供给肌纤维收缩运动时所需的大量能量。肌质内还含有可与氧结合的肌红蛋白。

骨骼肌纤维的收缩机制目前公认的为肌丝滑动学说。其过程大致如下：①运动神经末梢将神经冲动传递至肌膜；②肌膜的兴奋经横小管迅速传向终池，使终池释放 Ca^{2+} 到肌质内；③肌钙蛋白 TnC 与 Ca^{2+} 结合后发生构型改变，进而使原肌球蛋白位置也随之变化，暴露出肌动蛋白上与肌球蛋白头部的结合位点，二者迅速结合；④肌球蛋白头部的 ATP 酶被激活，分解 ATP 并释放能量，肌球蛋白的头及杆发生屈曲，将肌动蛋白拉向 M 线；⑤细肌丝在粗肌丝之间向 M 线滑动，肌节中 I 带变窄，H 带变窄甚至消失，A 带长度不变，肌节缩短，肌纤维收缩（图 1-43）；⑥收缩结束后，肌质内 Ca^{2+} 被泵入肌质网内，肌质内 Ca^{2+} 浓度降低，肌钙蛋白与 Ca^{2+} 解离并恢复原来构型，原肌球蛋白恢复原位又掩盖住肌动蛋白结合位点，肌球蛋白头与肌动蛋白脱离接触，肌节恢复原来的长度，骨骼肌处于松弛状态，完成了一次收缩周期。

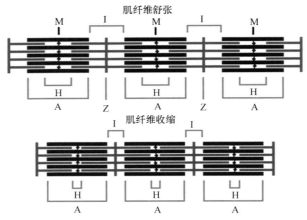

肌纤维舒张

肌纤维收缩

图 1-43 骨骼肌纤维收缩时肌节结构变化示意图

链接

重症肌无力

重症肌无力（MG）是一种由神经－肌肉接头处传递功能障碍所引起的自身免疫性疾病，临床主要表现为部分或全身骨骼肌无力和易疲劳，活动后症状加重，经休息后症状减轻。患病率为（77～150）/100 万，年发病率为（4～11）/100 万。女性患病大于男性，约为 3∶2，各年龄段均有发病，儿童以 1～5 岁居多。

二 心肌

心肌分布于心脏和邻近心脏的大血管根部。心肌属横纹肌，且受自主神经支配，其收缩具有自动节律性，缓慢而持久，不易疲劳。

（一）心肌的光镜结构

光镜下，心肌纤维呈短柱状，有分支，相互连接成网。心肌纤维的连接处称为闰盘（intercalated disk），在用铁苏木精染色标本中呈蓝黑色横行阶梯状线纹，心肌纤维有 1～2 个核，呈卵圆形，位于细胞中央。肌质较丰富，内含线粒体、糖原、少量脂滴和脂褐素，脂褐素随年龄增长而增多。肌纤维也呈现明暗相间的周期性横纹，但不如骨骼肌纤维的横纹明显。心肌纤维的横断面大小不等，部分断面可见核，位于细胞中央（图 1-44）。

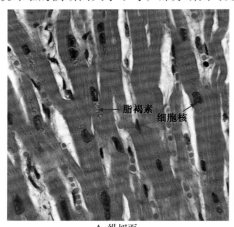

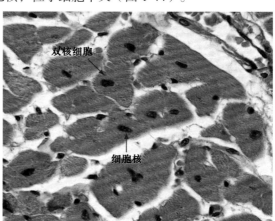

A. 纵切面

B. 横切面

图 1-44 心肌纤维（HE 染色）

（二）心肌的超微结构

心肌纤维的超微结构与骨骼肌纤维相似，有粗肌丝和细肌丝，并有规律地形成肌节。在肌丝之间有肌质网、横小管和线粒体等结构，但有以下特点（图1-45）：①肌原纤维粗细不等，界线不明显，这是由于肌丝被少量肌浆和大量纵行排列的线粒体分隔成粗、细不等的肌丝束，以致横纹也不如骨骼肌的明显；②横小管较粗，位于Z线水平；③肌质网较稀疏，纵小管不发达，终池较少且扁而小，横小管两侧的终池往往不同时存在，多见横小管与一侧的终池紧贴形成二联体，三联体极少见，故心肌纤维的储存Ca^{2+}能力较低，收缩前需从细胞外摄取Ca^{2+}；④闰盘位于Z线水平，常呈阶梯状，在连接的横位部分，有中间连接和桥粒，起牢固的连接作用；

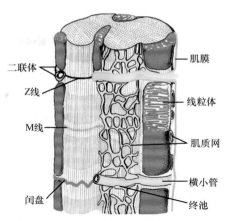

图1-45 心肌纤维超微立体结构模式图

（图中标注：肌膜、二联体、线粒体、Z线、M线、肌质网、横小管、终池、闰盘）

纵位部分为缝隙连接，便于细胞间化学信息的交流和电冲动的传导，以保证心肌纤维收缩的同步性和协调性。此外，心房肌纤维除有收缩功能外，还有内分泌功能，可分泌心房利钠尿多肽（或称心钠素），具有排钠、利尿和扩张血管、降低血压的作用。

> **链接**
>
> **缺 氧**
>
> 严重缺氧和持续缺氧，可使心肌收缩力降低、心率缓慢、心脏的血液输出量减少，与缺氧症状形成恶性循环，甚至心肌细胞变性、坏死。持续的慢性缺氧容易发生心力衰竭。

三 平滑肌

平滑肌广泛分布于血管壁和内脏器官，又称内脏肌。通常相互成层排列，其收缩缓慢而持久。

（一）平滑肌的光镜结构

光镜下，平滑肌纤维呈长梭形，细胞核一个，呈长椭圆形或杆状，位于中央，肌纤维收缩时，核扭曲呈螺旋状，肌质无肌原纤维，因此无横纹。肌纤维长短不一，如小血管壁上的平滑肌纤维短，约20μm，而妊娠末期的子宫平滑肌纤维可长达500μm。平滑肌纤维常互相平行、成束或分层分布，且同一束或同一层内的肌纤维按同一方向排列。平滑肌纤维的横切面表现为大小不等的圆形或多边形断面，大者中央切到细胞核，小者无核（图1-46）。

（二）平滑肌的超微结构

平滑肌纤维的肌质内含有粗肌丝和细肌丝，不形成肌节的结构，细肌丝呈花瓣状环绕在粗肌丝周围，粗肌丝则均匀分布于细肌丝之间。粗肌丝呈圆柱形，表面有成行排列的横桥，相邻的两行横桥摆动方向相反。若干条粗肌丝和细肌丝聚集成肌丝单位，又称收缩单位。肌膜向内凹陷只形成小凹，不形成横小管。平滑肌的细胞骨架系统比较发达，主要由密斑、密体和中间丝构成。密斑和密体都是电子密度高的小体，密斑位于肌膜下，为扁平斑块状，是细肌丝的附着点。密体位于肌质中，为梭形小体，是细肌丝和中间丝的共同附着点。中间丝连于密斑、密体之间，构成菱形的细胞骨架。平滑肌纤维之间有较发达的缝隙连接（图1-47）。

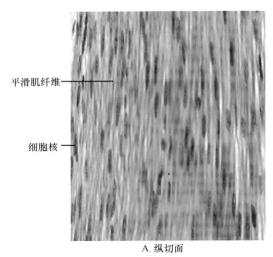
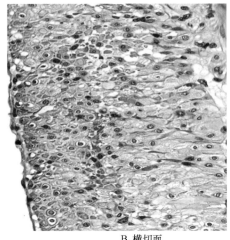

A. 纵切面   B. 横切面

图 1-46 平滑肌纤维（HE 染色）

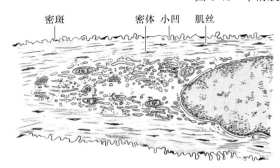

图 1-47 平滑肌纤维超微结构模式图

平滑肌纤维的收缩也是以"肌丝滑动"原理进行的。由于每个收缩单位是由粗肌丝和细肌丝组成，它们的一端借细肌丝附着于肌膜的内面，这些附着点呈螺旋形。肌丝单位大致与平滑肌长轴平行，但有一定的倾斜度。粗肌丝没有 M 线，表面的横桥有半数沿着相反方向摆动，所以当肌纤维收缩时，不但细肌丝沿着粗肌丝的全长滑动，而且相邻的细肌丝的滑动方向是相对的。因此平滑肌纤维收缩时，粗、细肌丝的重叠范围大，肌纤维呈螺旋形扭曲变短和增粗。

第 4 节 神经组织

● 案例 1-4 ------------------------------------

患者，女，63 岁，3 年前发生脑梗，右侧半身不遂，住院治疗月余，好转出院，基本恢复，生活可自理，但行动缓慢，说话费力，且呈进行性记忆力减退及认知能力减退，从不认远亲到不认家人，不能正确回答问题，表情淡漠，近 1 个月病情又加重，大小便不能自知，前来求诊。

问题：患者可能患了哪种疾病？

神经组织（nervous tissue）是神经系统的主要成分，主要由神经细胞（nerve cell）和神经胶质细胞（neuroglial cell）组成。神经细胞又称神经元，是神经系统的结构和功能单位，有 $10^{11} \sim 10^{12}$ 个；神经元之间通过突触彼此互相联系形成复杂的神经网络，具有接收刺激、整合信息和传导冲动的功能，有些神经元还有内分泌功能。神经胶质细胞也称神经胶质或胶质细胞，遍布于神经元之间，数量为神经元的 10 ～ 50 倍，对神经元起支持、营养、保护和绝缘等作用。

神经系统主要由神经组织组成，是机体内结构和功能最为复杂的系统，可分为中枢神经系统与周围神经系统。神经系统在机体各大系统中，通过神经元及其突起构成复杂的网络，起协调作用，使机体成为一个完整的统一体；同时它又能感受机体内、外环境的变化，并据此迅速作出适当调节。因此，神经系统在机体的生命活动中起着主导作用。

一 神经元

神经元的种类繁多，大小和形态差异较大，但除具备一般细胞的结构，即细胞膜、细胞核和细胞质外，还具有数量不等、长短不一的突起，因此每个神经元都可分为胞体和突起两部分（图 1-48）。

（一）神经元的形态结构

1. 胞体　神经元的胞体是细胞的营养和代谢中心，其形态多样，有锥体形、星形、梨形、梭形或球形等，直径从 5～150μm 不等。

（1）细胞膜：神经元的细胞膜是可兴奋膜，具有接受刺激，产生及传导神经冲动的功能。单位膜的膜蛋白有多种，构成了丰富的离子通道和受体。受体可与相应的化学物质（神经递质）结合，使离子通道的通透性和膜内外电位差发生改变而产生神经冲动。

（2）细胞核：大多数神经元只有一个细胞核，多位于胞体中央，大而圆，核内异染色质少，故着色浅或呈空泡状，同时核膜清晰，核仁明显，且大而圆（图 1-49）。

（3）细胞质：神经元胞体的细胞质称核周质。除含有线粒体、高尔基体、中心体、溶酶体等细胞器和小脂滴、糖原、脂褐素等内含物外，还含有丰富的尼氏体和神经原纤维两种神经元特有的细胞器。

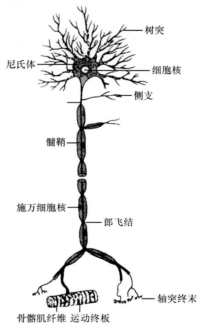

图 1-48　神经元模式图

（标注：树突、细胞核、侧支、髓鞘、施万细胞核、郎飞结、轴突终末、骨骼肌纤维、运动终板、尼氏体）

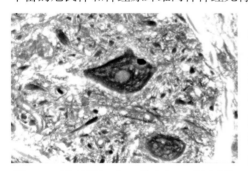

图 1-49　脊髓横切（HE 染色），示尼氏体

1）尼氏体：光镜下呈颗粒状或块状的强嗜碱性物质（图 1-49），电镜下由平行排列的发达粗面内质网和游离核糖体组成，它们具有活跃的合成蛋白质功能，可合成神经递质、神经分泌物、酶和结构蛋白等。尼氏体广泛分布于神经元的胞体和树突内，但轴突内缺如。尼氏体的数量、形状和分布随神经元的类型和功能状况不同而有差异，也可作为判断神经元功能状态的一种形态标志。

2）神经原纤维：镀银染色的标本，光镜下可见神经元胞体内交织成网，并延伸到突起内渐呈平行排列的棕黑色细丝，而此结构在 HE 染色时无法显示。电镜观察，神经原纤维是由神经丝、微丝和微管聚集排列成束而成。神经原纤维除了构成神经元的细胞骨架，起支持作用外，微管还参与胞体和突起内的物质运输等（图 1-50）。

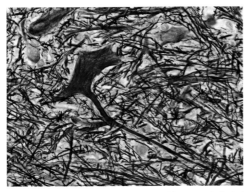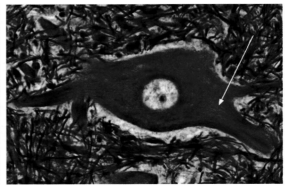

图 1-50　神经原纤维（脊髓前角运动神经元，镀银染色）

→神经原纤维

2.突起　神经元的突起是神经元胞体的延伸部分，其长短、数量与形态因不同神经元而异。根据其形态结构和功能的差异，突起可分为树突和轴突。

（1）树突：每个神经元有一个或多个树突，比较短，形如树枝状，从胞体发出后反复分支（图1-48）。树突表面常有许多棘状突起，称为树突棘。树突棘是神经元接收信息的主要部分，树突的分支和树突棘越多，接受的信息越多。树突内的结构与核周质的结构基本相似，也含有尼氏体、神经原纤维及滑面内质网等细胞器。树突的功能主要是接受刺激，并将兴奋传向胞体。树突的分支和树突棘的出现，极大地扩展了神经元接受刺激的表面积。

（2）轴突：一个神经元一般只有一个轴突（图1-48）。轴突细而长，不同类型的神经元轴突长短不一，短者仅数微米，长者可达 1m 以上。神经元的胞体越大，其轴突越长。轴突表面光滑，直径均一，分支较少且多呈直角分出，轴突末端分支较多并形成轴突终末，可与其他神经元构成突触，也可与其他组织相接触构成效应器。轴突表面的胞膜称轴膜，轴突内的胞质称轴质，含有大量微管、神经丝，还有微丝、滑面内质网、线粒体、小泡等。轴突内无粗面内质网和高尔基体，光镜下胞体发出轴突的部位常呈圆锥形，称轴丘（图1-49）。轴丘及轴突内均无尼氏体，故染色较浅，借此可区分树突和轴突。轴突的功能是传导神经冲动，神经冲动在轴丘处轴膜发生，并沿轴膜向轴突终末传递。

> **链接**
>
> ### 阿尔茨海默症
>
> 阿尔茨海默症（AD）又称老年性痴呆症，是一种起病隐匿的进行性发展的神经系统退行性疾病。临床上以记忆障碍、失语、失用、视空间技能损害、执行功能障碍及人格和行为改变等全面性痴呆表现为特征，最终影响基本日常生活的能力，增加了自身受伤致残的机会，也让家庭和社会承受了沉重的经济负担，病因迄今未明。每年的 9 月 21 日是世界老年痴呆日，随着中国社会老龄化的到来，老年人口数在增加，患阿尔茨海默症的老人也越来越多。因此早期识别，延缓疾病的发生，让患者得到及时治疗是必要的。

（二）神经元的分类

神经元种类繁多，其形态和功能各不相同，一般可进行如下分类。

1.按神经元突起数量分类

（1）多极神经元：具有两个以上的突起，一个轴突和多个树突，如大脑皮质和脊髓前角运动神经元（图 1-51）。

（2）双极神经元：有两个突起，即一个树突和一个轴突，如耳蜗神经节和视网膜的双极神经元（图 1-51）。

（3）假单极神经元：从胞体发出一个突起，但在距胞体不远处呈"T"形分为两支，一支进入中枢称中枢突，另一个分布到外周组织或器官，称周围突（图 1-51）。按神经冲动的传导方向，假单极神经元的中枢突为轴突，周围突为树突，但因周围突细而长，在形态上与轴突相似，故也称轴突，如脑神经和脊神经节细胞。

2. 按神经元的功能分类

（1）感觉神经元：又称传入神经元，多为假单极或双极神经元，胞体位于脑脊神经节内，构成周围神经的传入神经，可接受内、外环境的刺激，并将信息传入中枢（图 1-52）。

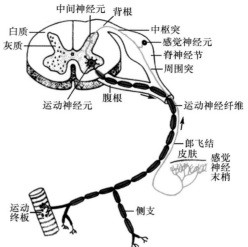

图 1-51　几种神经元形态模式图

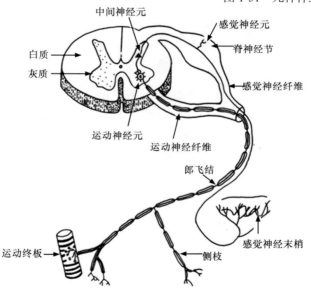

图 1-52　感觉、运动、中间神经元的关系模式图

（2）运动神经元：又称传出神经元，多为多极神经元，能将神经冲动传给肌细胞、腺细胞等效应器，支配肌肉的运动和腺细胞的分泌（图 1-52）。

（3）中间神经元：又称联络神经元，多数为多极神经元，位于上述 2 种神经元之间，起信息加工和传递作用。随着动物的进化，中间神经元数量不断增多，到人类的中枢神经系统，中间神经元的数量达到神经元总数的 99% 以上（图 1-52）。

3. 按神经元释放的神经递质或调质分类

（1）胆碱能神经元：释放乙酰胆碱。

（2）去甲肾上腺素能神经元：释放去甲肾上腺素。

（3）胺能神经元：释放多巴胺和5-羟色胺等。

（4）氨基酸能神经元：释放γ-氨基丁酸、甘氨酸、谷氨酸等。

（5）肽能神经元：释放脑啡肽、内啡肽、P物质和神经降压素等神经肽。

（三）突触

突触（synapse）是神经元与神经元之间，或神经元与效应细胞（肌细胞、腺细胞）之间的一种特化的细胞连接，是神经元传递信息的功能部位。神经元之间借助突触彼此相互联系，构成机体复杂的神经网络，实现神经系统的各种功能活动。因此，突触是一种细胞连接方式，最常见的连接是一个神经元的轴突终末与另一个神经元的树突、树突棘或胞体连接，分别构成轴-树突触、轴-棘突触或轴-体突触；此外，还有轴-轴突触、树-树突触等（图1-53）。通过突触连接形成的庞大而复杂的神经网络通路，神经元得以完成神经系统的各种神经传导活动。

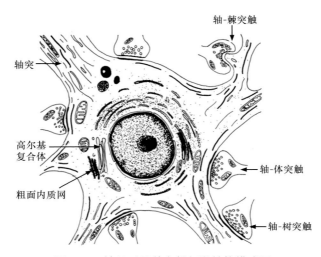

图 1-53　神经元及其突触超微结构模式图

根据传导信息的方式不同，可把突触分为电突触和化学性突触两类。电突触通过缝隙连接以电信号方式传导冲动，多存在于低等动物；化学性突触是以释放神经递质作为信息传递的媒介，通常所说的突触是指化学性突触。电镜下，化学性突触由突触前成分、突触间隙和突触后成分三部分组成（图1-54）。

1. 突触前成分　前神经元轴突终末的膨大部分，主要包括突触前膜（图1-54）及胞质内的突触小泡，还有线粒体、滑面内质网、神经丝和微管等。突触前膜是轴突终末与另一个神经元或相应的非神经细胞相接触处胞膜特化增厚的部分，胞质面附有一些致密物质；另外还有锥形的致密突起突入胞质内，突起间可容纳突触小泡；突出前膜富有电位门控通道；突触小泡是内含神经递质或神经调质的膜包小泡（图1-54），小泡的大小和形状各异；突触小泡表面附有一种蛋白质，为突触素，将小泡集合并连接于细胞骨架上。

2. 突触后成分　后神经元或相应的非神经细胞形成突触的部分，包括突触后膜（图1-54）和突触后致密物。突触后膜是后神经元或相应的非神经细胞与突触前膜相对应处的胞膜部分；突触后致密物是突触后膜胞质面存在的比突触前膜更明显聚集并附着的致密物质。突触后膜上有化学门控通道和特异性神经递质受体，一种受体只能与一种相应的神经递质结合。

3.突触间隙 为突触前、后膜之间狭小的间隙（图 1-54），宽 15～30nm，内含糖蛋白和细丝。

当神经冲动沿轴膜传导至轴突终末时，可引起突出前膜钙通道开放，细胞外的 Ca^{2+} 进入突触前膜内；在 ATP 的参与下突触素和突触小泡分离，使后者离开细胞骨架移至突触前膜，突触小泡以胞吐的方式释放递质到突触间隙内；部分递质与突触后膜相应受体结合，使与受体耦联的化学门控通道开放，改变突触后膜内外离子分布，最终致使突触后神经元出现兴奋性或抑制性突触后电位。能使突触后膜发生兴奋的突触称兴奋性突触，能使突触后膜发生抑制的突触称抑制性突触。突触的兴奋或抑制，取决于神经递质及其受体的种类和数量。

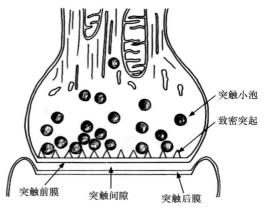

图 1-54　化学性突触超微结构模式图

突触间隙内的递质约有 1/4 能与突触后膜受体相结合，其余大部分递质则被相应的酶灭活，或部分以胞吞的方式被摄取入突触前成分内，再利用形成新的突触小泡。这种在突触间隙中多余的递质被及时清除的机制，保证了突触传递冲动的精确性和灵敏性。

（四）神经纤维和神经

1.神经纤维（nerve fiber） 是由神经元的长轴突和包在其周围的神经胶质细胞所构成，主要构成中枢神经系统的白质和周围神经系统的脑神经、脊神经和自主神经。根据神经胶质细胞是否形成髓鞘，神经纤维可分为有髓神经纤维和无髓神经纤维。

（1）有髓神经纤维

1）周围神经系统的有髓神经纤维：施万细胞是周围神经系统的髓鞘形成细胞。施万细胞呈长筒状，多个施万细胞一个接一个地套在轴突外面形成髓鞘，髓鞘呈节段性包卷，轴突形似藕节，相邻节段间无髓鞘，该缩窄处称郎飞结（图 1-55）。相邻两个郎飞结之间的一段称结间体。每一结间体的髓鞘由一个施万细胞形成。

在有髓神经纤维形成过程中，伴随轴突一起生长的施万细胞表面出现一条纵沟，轴突陷于沟内，沟两边的细胞膜相贴融合形成轴突系膜，此后轴突系膜不断伸长并包卷轴突形成髓鞘。电镜下可见每一个结间体的髓鞘是由一个施万细胞的双层胞膜呈同心圆反复环绕轴突所构成的明暗相间的板层样结构。髓鞘的化学成分主要是髓磷脂和蛋白质，类脂含量很高，约占 80%，新鲜时呈亮白色。在 HE 染色标本制作时，因类脂被有机溶剂溶解，仅见少量残留的染成浅红色的网状蛋白质。在锇酸固定和染色的标本上，髓鞘呈黑色，在其纵切面上可见数个呈漏斗形的斜裂，称施 - 兰切迹，由施万细胞围绕轴突缠绕过程中残留在髓鞘板层内的胞质形成，是施万细胞内、外边缘胞质相通的螺旋性通道。在髓鞘外面包有神经膜，神经膜由基底膜及其施万细胞最外面的一层细胞膜构成。

2）中枢神经系统的有髓神经纤维：其基本结构与周围神经系统的有髓神经纤维相同，但形成髓鞘的细胞是少突胶质细胞。相邻的少突胶质细胞的突起不像施万细胞一样靠拢排列，故郎飞结较宽。一个少突胶质细胞有多个突起呈扁平薄膜状分别包卷多个轴突，其胞体位于神经纤维之间。神经纤维的外表面没有基底膜包裹，髓鞘内也无施 - 兰切迹。髓鞘有保护和绝

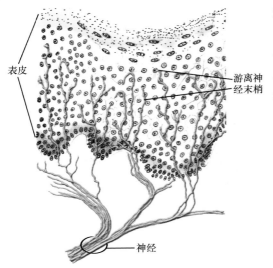

图 1-55　周围神经纤维模式图

缘作用，可防止神经冲动的扩散。

（2）无髓神经纤维：周围神经系统的无髓神经纤维由较细的轴突和包在它外面的施万细胞组成。施万细胞为不规则的长柱状，表面有数量不等、深浅不一的纵沟，轴突位于沟内。电镜下可见一个施万细胞可形成多处质膜凹陷分别包绕多条轴突，但施万细胞的膜不形成髓鞘包裹它们，故无郎飞结。中枢神经系统的无髓神经纤维轴突没有髓鞘包裹，是裸露的。完全裸露的神经纤维走行在有髓神经纤维或神经胶质细胞之间。

神经纤维的功能是传导神经冲动。有髓神经纤维的髓鞘含有丰富的类脂而且具有疏水性，电阻大，因此，髓鞘在组织液和轴膜之间起保护和绝缘作用，可防止神经冲动的扩散。神经冲动的传导是在轴膜上进行的。在轴突起始端产生的神经冲动，必须通过郎飞结处的轴膜传导，从一个郎飞结跳到另一个郎飞结，故神经传导速度极快，大部分脑神经、脊神经属于有髓神经纤维。无髓神经纤维因无髓鞘和郎飞结，神经冲动传导是沿着轴突进行连续性传导的，故其传导速度比有髓神经纤维慢得多。

2. 神经　周围神经系统的神经纤维集合在一起，外包结缔组织、血管和淋巴管构成的条索状结构称神经（nerve）（图 1-56）。包裹在神经外面的致密结缔组织称神经外膜。神经内的神经纤维又被结缔组织分隔成大小不等的神经纤维束，包裹神经纤维束的结缔组织称神经束膜。而包绕在每条神经纤维周围的结缔组织称神经内膜。

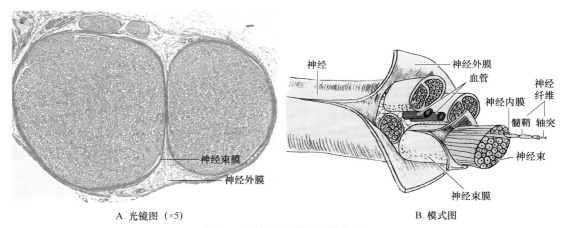

A. 光镜图（×5）　　　　　　　　　　B. 模式图

图 1-56　神经光镜图及模式图

（五）神经末梢

神经末梢（nerve ending）是指周围神经纤维的终末部分终止于其他组织或器官中所形成的特化结构。按功能可分为感觉神经末梢和运动神经末梢两大类。

1. 感觉神经末梢　是感觉神经元（假单极神经元）周围突的终末部分，该终末与周围其他结构共同组成感受器。它能接受体内、外环境的各种刺激，并将刺激转化为神经冲动传向中枢，产生相应感觉。感觉神经末梢按其结构可分为游离神经末梢和有被囊神经末梢两类。

（1）游离神经末梢：是感觉神经元周围突的终末部分失去髓鞘后反复分支而成，广泛分布在表皮、角膜和毛囊等的上皮细胞间，或分布在骨膜、关节囊、肌腱、牙髓等各种结缔组织中，能感受冷、热、疼痛和轻触的刺激（图 1-57）。

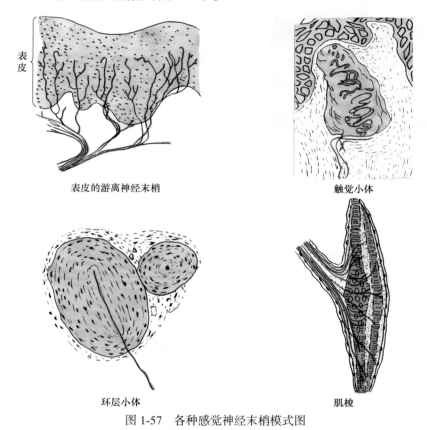

表皮

表皮的游离神经末梢

触觉小体

环层小体

肌梭

图 1-57　各种感觉神经末梢模式图

（2）有被囊神经末梢：神经末梢有结缔组织被囊包裹，形成特定的结构，其形态各异，功能不同，常见的有如下三种类型。

1）触觉小体：呈卵圆形，长轴与皮肤表面垂直，外包有结缔组织被囊，小体内有很多横列的扁平细胞。有髓神经纤维进入小体前失去髓鞘穿入被囊内，盘绕在扁平细胞之间。触觉小体位于皮肤真皮乳头内，主要分布在手指掌面皮肤，尤以触觉灵敏的指尖、口唇处最为丰富，感受触觉（图 1-57）。

2）环层小体：体积较大，呈圆形或卵圆形，小体的被囊由数十层扁平细胞呈同心圆排列组成，小体中央为一均质状的圆柱体，有髓神经纤维失去髓鞘后，裸露的轴突伸入圆柱体内。环层小体分布在皮下组织、肠系膜、韧带和关节囊等处，感受压觉和振动觉（图 1-57）。

3）肌梭：是分布在全身骨骼肌内的梭形小体。表面有结缔组织被囊，内含若干条较细的骨骼肌纤维，称梭内肌纤维。梭内肌纤维的中段肌浆较多，肌原纤维较少，肌纤维细胞核排列成串并聚在肌纤维中央而使中段膨大。感觉神经纤维进入肌梭前失去髓鞘，其轴突细支分别呈环状包绕梭内肌纤维中段的含核部分。而运动神经纤维的末端分支则分布于梭内肌纤维的两端。肌梭是一种本体感受器，能敏锐地感受骨骼肌肌纤维的伸缩、牵拉变化，因此，肌梭在调控骨骼肌的活动中起重要作用（图1-57）。

2.运动神经末梢　是运动神经元传出纤维的终末结构，它分布于肌组织及腺体内，支配肌纤维的收缩，调节腺细胞的分泌。其可分为躯体运动神经末梢和内脏运动神经末梢两类。

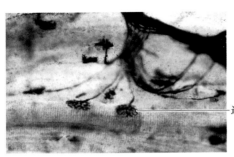

图1-58　运动终板光镜图，×40

（1）躯体运动神经末梢：是分布于骨骼肌内的运动神经末梢。神经元胞体位于脊髓灰质前角或脑干。胞体发出的长轴突构成的有髓神经纤维抵达骨骼肌时失去髓鞘，其轴突反复分支，每一分支终末形成葡萄状膨大，与一条骨骼肌纤维建立突触连接，此连接区域呈椭圆形板状隆起（图1-58），称运动终板或称神经肌连接。一个运动神经元及其所支配的全部骨骼肌纤维称为一个运动单位。一个运动神经元支配肌纤维数量越少，运动单位越小，产生的动作越精细，如面部和手指的神经支配。

运动终板实际上是一种化学性突触。电镜下，运动终板处的骨骼肌纤维表面凹陷成浅槽，运动神经末梢的轴突终末嵌入浅槽内，槽底的肌膜即突触后膜，突触后膜上有乙酰胆碱的受体。轴突终末内有许多含乙酰胆碱的突触小泡（图1-59）。当神经冲动到达突触运动终板时，轴突终末释放乙酰胆碱到突触间隙，并作用于突触后膜（肌膜）上的乙酰胆碱受体，致使肌膜兴奋，经横小管系统传导至整个肌纤维，引起肌纤维收缩。

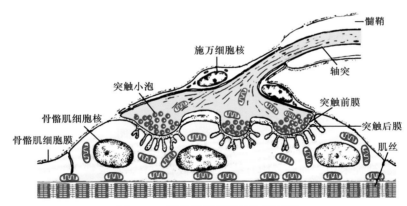

图1-59　运动终板超微结构模式图

（2）内脏运动神经末梢：分布于心肌、内脏和血管的平滑肌、腺体等处，是由自主神经节或神经丛发出的无髓神经纤维末梢，轴突较细并反复分支，其轴突终末常成串珠状膨大，称膨体，黏附于平滑肌纤维表面或穿行于腺细胞之间，与效应细胞建立突触结构，电镜下可见膨体内含有许多突触小泡和线粒体，小泡内神经递质释放后通过弥散方式作用于效应细胞膜上的受体，引起平滑肌的收缩和腺体的分泌。

> **链接**
>
> **神经细胞再生**
>
> 　　脑及脊髓内的神经细胞破坏后不能再生，由神经胶质细胞及其纤维修补，形成胶质瘢痕。外周神经受损时，如果与其相连的神经细胞仍然存活，则可完全再生。

二 神经胶质

神经胶质即神经胶质细胞或胶质细胞，广泛分布于神经元间或神经元与非神经细胞间，与神经元数目比为 10：1～50：1，它们虽然也是一种有突起的细胞，但不分轴突和树突，没有接受刺激和传导神经冲动的功能。胶质细胞除对神经元具有支持、营养、防御、修复和保护等功能外，同时还具有参与髓鞘形成、传递和处理神经信息等多种功能。根据形态和功能的不同，可将胶质细胞分为几种，但 HE 染色无法区分，需特殊染色或免疫细胞化学方法才能显示细胞全貌。

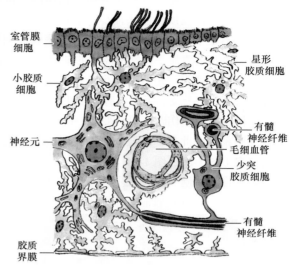

图 1-60 中枢神经系统神经胶质细胞与神经元和血管的关系示意图

（一）中枢神经系统的神经胶质

1. 星形胶质细胞 是胶质细胞中体积最大、数目最多的一种（图 1-60）。细胞呈星形，核圆形较大、染色浅，胞质中含有许多交错排列的神经胶质丝，胞体上发出许多长而多分支的突起。星形胶质细胞在神经元胞体和突起之间起支持和隔离作用，还能分泌神经营养因子和生长因子，对神经元的分化、功能活动及创伤后神经元的可塑性变化有促进作用。当中枢神经系统损伤时，损伤部位常由该细胞增生，形成胶质瘢痕修补缺损。根据神经胶质丝的含量及突起的形状，可将星形胶质细胞分为以下两种。

（1）原浆性星形胶质细胞：多分布在中枢神经系统的灰质，细胞突起短而粗，分支较多，表面粗糙，含神经胶质丝较少（图 1-61）。

（2）纤维性星形胶质细胞：多分布在中枢神经系统的白质，细胞突起长而直，分支较少，表面光滑，含神经胶质丝丰富（图 1-61）。

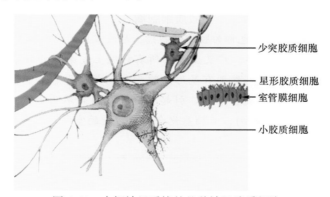

图 1-61 中枢神经系统的几种神经胶质细胞

血 - 脑屏障（blood-brain barrier）：在血液与脑组织之间由连续毛细血管内皮、基底膜和神经胶质膜组成。内皮细胞作为屏障的主要结构，可阻止血液中多种物质进入神经组织，而有选择性地让营养物质和代谢产物顺利通过，以此维持中枢神经系统的内环境相对恒定，保证神经元的正常功能。

2. 少突胶质细胞　分布于灰质及白质内，位于神经元胞体及神经纤维的周围，在银染标本中突起比星形胶质细胞小而少，但用其特异性标志物半乳糖脑苷脂的免疫组织化学染色，其突起并不是很少，而且分支极多。少突胶质细胞是中枢神经系统的髓鞘形成细胞，其突起末端拓展成扁平薄膜，包卷神经元的轴突形成髓鞘（图 1-60、图 1-61）。

3. 小胶质细胞　是数量最少、形态最小的胶质细胞，胞体细长或椭圆，核小染色深，细胞有细长突起且分支，突起上有许多小棘，表面粗糙。小胶质细胞来自于血液中的单核细胞，当中枢神经系统损伤时，可转变成巨噬细胞，能吞噬坏死的神经组织碎屑，因此它属于单核 - 吞噬细胞系统。此外，小胶质细胞还具有免疫功能，是中枢神经系统的抗原呈递细胞和免疫效应细胞（图 1-60、图 1-61）。

4. 室管膜细胞　是一层覆盖于脑室和脊髓中央管腔面的立方或柱状上皮细胞，由该细胞构成的单层上皮称室管膜。细胞游离面有许多微绒毛，少数细胞表面有纤毛，纤毛的摆动有助于脑脊液的流动。室管膜细胞具有支持和保护作用，参与脉络丛的形成（图 1-60）。

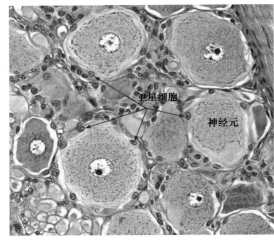

图 1-62　卫星细胞（脊神经节，HE 染色）

（二）周围神经系统的神经胶质

1. 施万细胞　又称神经膜细胞。细胞呈薄片状包卷在神经纤维轴突的周围，形成髓鞘和神经膜，是周围神经系统的髓鞘形成细胞。此外，施万细胞能分泌神经营养因子，对神经纤维的生长及再生起诱导作用（图 1-55）。

2. 卫星细胞　又称被囊细胞，细胞呈扁平或立方形，核圆或卵圆形，染色较深。卫星细胞包绕在神经节细胞周围，对神经节细胞具有营养和保护作用（图 1-62）。

链接

胶质细胞瘤

神经胶质瘤简称胶质瘤，也称为胶质细胞瘤，是最常见的原发性中枢神经系统肿瘤，约占所有颅内原发肿瘤的一半。广义上是指所有神经上皮来源的肿瘤，狭义上是指源于各类胶质细胞的肿瘤。常见类型有星形细胞瘤、少支胶质瘤、室管膜瘤、混合性胶质瘤、神经元及神经元胶质混合瘤等。引起本病的病因尚不明确，可能与肿瘤起源、遗传因素、生化环境、电离辐射、亚硝基化合物、污染的空气、不良的生活习惯、感染等因素有关。

（王　欢）

目标检测

一、名词解释

1. 内皮　2. 间皮　3. 微绒毛
4. 骨单位　5. 贫血　6. 肌节
7. 闰盘　8. 三联体　9. 突触
10. 尼氏体　11. 神经纤维　12. 神经末梢

二、填空题

1. 上皮组织的结构特点：细胞排列_____，间质_____；具有极性即有_____和_____两个面；没有_____的分布，但有丰富的_____。

2. 根据形态结构和功能的不同，上皮可分为_____、_____和_____三大类。

3. 上皮细胞侧面的细胞连接有四种，分别是_____、_____、_____和_____。

4. 上皮细胞基底面的特殊结构有_____、_____和_____。

5. 假复层纤毛柱状上皮主要分布于_____，膀胱腔面的上皮是_____。

6. 腺体可分为_____和_____两种，其中有导管的是_____，能分泌激素的是_____。

7. 按结构和功能的不同，固有结缔组织可分为_____、_____、_____和_____四大类。

8. 疏松结缔组织中含_____、_____和_____三种纤维，其中_____又称嗜银纤维。

9. 结缔组织的组成特点是有大量的_____和散在的_____。

10. 胶原纤维新鲜时呈_____色，HE 染色后呈_____色。

11. 浆细胞由_____细胞发育而来，它的功能是_____。

12. 肥大细胞的主要特点是胞质内充满了_____颗粒，颗粒内含有_____、_____和_____。

13. 网状组织由_____、_____和_____三部分组成。

14. 致密结缔组织类型包括_____、_____和_____。

15. 骨组织的细胞有四种，即_____、_____、_____和_____。

16. 血小板是由骨髓内的_____的_____脱落而形成。

17. 长骨骨干的骨密质有三种骨板，即_____、_____和_____。

18. 当血液中红细胞低于_____或 Hb 低于_____时，称为贫血。

19. 成熟红细胞呈_____状，结构特点是无_____及_____，胞质中含大量的_____。

20. 血细胞的发生可分为三个阶段，即_____、_____和_____。

21. 肌组织分为_____、_____和_____三种类型。

22. _____和_____属于横纹肌。

23. _____是骨骼肌纤维结构和功能的基本单位。

24. 粗肌丝主要由_____所构成。细肌丝由_____、_____和_____组成。

25. 神经元的突起分为_____、_____两种。

26. 神经元胞质中特殊成分有_____和_____。

27. 根据功能将神经元分为_____、_____和_____。

28. 中枢神经系统的髓鞘形成细胞是_____，周围神经系统的髓鞘形成细胞_____是_____。

29. 化学突触的结构包括_____、_____和_____。

三、选择题

A₁型题

1. 被覆上皮的特点不包括（　　　　）
   A. 细胞多、排列紧密
   B. 细胞间质少
   C. 有极性
   D. 含丰富的血管
   E. 有丰富的神经末梢

2. 分布于胃、肠、胆囊和子宫等器官内表面的上皮是（　　　　）
   A. 单层扁平上皮
   B. 单层立方上皮
   C. 单层柱状上皮
   D. 假复层纤毛柱状上皮
   E. 复层扁平上皮

3. 组成典型假复层纤毛柱状上皮的细胞不包括（　　　　）
   A. 柱状细胞　　　　B. 杯状细胞
   C. 梭形细胞　　　　D. 立方细胞
   E. 锥形细胞

4. 对复层扁平上皮的正确描述是（　　　　）
   A. 又称复层鳞状上皮
   B. 基底层为数层扁平细胞
   C. 中层为矮柱状细胞
   D. 浅层为立方形细胞
   E. 中层为柱状细胞

5. 下列哪个是角化的复层扁平上皮（　　　　）
   A. 阴道黏膜　　　　B. 口腔黏膜
   C. 肛门黏膜　　　　D. 皮肤
   E. 食管黏膜

6. 变移上皮主要分布于下列哪些器官的内表面（　　　　）
   A. 小叶间胆管、肾小管
   B. 气管、主支气管
   C. 肾盂、输尿管、膀胱
   D. 口腔、食管、阴道

E. 血管、心脏

7. 上皮组织的特殊结构不包括（　　　　）
   A. 微绒毛　　　　B. 纤毛
   C. 基底膜　　　　D. 杯状细胞
   E. 桥粒

8. 关于微绒毛的叙述错误的是（　　　　）
   A. 上皮细胞游离面的胞质和胞膜向外伸出的细小指状突起
   B. 内含纵行的微管
   C. 形成光镜下可见的纹状缘或刷状缘
   D. 与细胞的吸收功能有关
   E. 增加细胞的表面积

9. 关于纤毛的描述错误的是（　　　　）
   A. 位于上皮的游离面
   B. 是细胞膜和胞质向游离面伸出的细长突起
   C. 有节律的定向摆动
   D. 内含纵行的微管
   E. 参与细胞的吸收功能

10. 对结缔组织的错误描述是（　　　　）
    A. 都由间充质分化而成
    B. 细胞数量多、细胞间质少
    C. 无极性
    D. 形态结构多样、分布广泛
    E. 细胞种类多

11. 疏松结缔组织中的细胞不包括（　　　　）
    A. 成纤维细胞　　　　B. 脂肪细胞
    C. 网状细胞　　　　D. 肥大细胞
    E. 浆细胞

12. 能产生抗体的细胞是（　　　　）
    A. 肥大细胞　　　　B. 浆细胞
    C. 巨噬细胞　　　　D. 脂肪细胞
    E. 成纤维细胞

13. 胞质中含肝素的细胞是（　　　　）
    A. 脂肪细胞　　　　B. 巨噬细胞
    C. 成纤维细胞　　　　D. 肥大细胞
    E. 浆细胞

14. 成纤维细胞的功能是（　　　　）
    A. 吞噬异物
    B. 合成基质和纤维

C. 合成免疫球蛋白

D. 储存脂肪

E. 参与变态反应

15. 具有很强的吞噬能力和活跃的变形运动，还能捕捉、吞噬、处理和传递抗原物质，发挥免疫作用的细胞是（　　　）

A. 成纤维细胞　　　　B. 巨噬细胞

C. 肥大细胞　　　　　D. 浆细胞

E. 以上都不对

16. 细胞核呈车轮状，细胞质在靠近细胞核处常出现一淡染区，是指（　　　）

A. 脂肪细胞　　　　　B. 淋巴细胞

C. 肥大细胞　　　　　D. 浆细胞

E. 以上都不对

17. 类骨质是由下列哪种细胞形成的（　　　）

A. 骨原细胞　　　　　B. 软骨细胞

C. 成骨细胞　　　　　D. 骨细胞

E. 破骨细胞

18. 相邻骨细胞的突起之间存在（　　　）

A. 缝隙连接　　　　　B. 桥粒

C. 半桥粒　　　　　　D. 骨小管

E. 半桥粒

19. 血液的组成包括（　　　）

A. 血浆和血清

B. 血浆和血细胞

C. 血清和血细胞

D. 红细胞和白细胞

E. 红细胞、白细胞和血小板

20. 血清与血浆的主要区别是血清不含（　　　）

A. 纤维蛋白原　　　　B. 白蛋白

C. 球蛋白　　　　　　D. 酶和营养物质

E. 血红蛋白

21. 正常成人的外周血中，网织红细胞占红细胞总数的（　　　）

A.0.1%～0.5%　　　　B.0.5%～1.5%

C.1%～3%　　　　　　D.3%～6%

E.3%～8%

22. 白细胞分类的主要依据是（　　　）

A. 细胞的大小

B. 细胞的形态

C. 细胞的功能

D. 胞质中有无特殊颗粒

E. 细胞的酸碱性

23. 常在寄生虫感染或变态反应性疾病时明显增多的是（　　　）

A. 嗜酸粒细胞　　　　B. 嗜碱粒细胞

C. 中性粒细胞　　　　D. 淋巴细胞

E. 单核细胞

24. 急性化脓性感染时可明显增多的白细胞是（　　　）

A. 嗜酸粒细胞　　　　B. 嗜碱粒细胞

C. 中性粒细胞　　　　D. 淋巴细胞

E. 单核细胞

25. 胞质颗粒中含有肝素、组胺的白细胞是（　　　）

A. 嗜酸粒细胞　　　　B. 嗜碱粒细胞

C. 单核细胞　　　　　D. 淋巴细胞

E. 单核细胞

26. 血细胞中体积最大的是（　　　）

A. 红细胞　　　　　　B. 单核细胞

C. 淋巴细胞　　　　　D. 中性粒细胞

E. 血小板

27. 骨骼肌分布于（　　　）

A. 食管上段　　　　　B. 子宫

C. 膀胱　　　　　　　D. 血管壁

E. 小肠

28. 肌膜是指（　　　）

A. 肌束膜

B. 肌纤维周围的薄层结缔组织

C. 肌纤维周围的基底膜

D. 肌细胞的细胞膜

E. 肌外膜

29. 平滑肌纤维内没有（　　　）

A. 肌丝　　　　　　　B. 肌膜

C. 横纹　　　　　　　D. 细胞核

E. 肌原纤维

30. 两个心肌纤维相连处的结构是（　　　）

A.Z线　　　　　　　B. 闰盘

C. 横小管　　　　　　D.M线

E. 肌浆网

31. 形成骨骼肌纤维横小管的是（　　）
    A. 肌膜　　　　　　B. 肌质网
    C. 粗面内质网　　　D. 线粒体
    E. 滑面内质网

32. 骨骼肌纤维形态与功能的基本单位是
    （　　）
    A. 肌原纤维　　　　B. 肌丝
    C. 横小管　　　　　D. 肌节
    E. 肌浆网

33. 构成粗肌丝的成分是（　　）
    A. 肌原蛋白　　　　B. 肌动蛋白
    C. 肌球蛋白　　　　D. 原肌球蛋白
    E. 肌钙蛋白

34. 骨骼肌纤维特点是（　　）
    A. 有明显横纹　　　B. 只有一个核
    C. 有分支　　　　　D. 核位于中央
    E. 有闰盘

35. 心肌纤维的特点是（　　）
    A. 有不明显的横纹
    B. 有多个细胞核
    C. 无分支
    D. 呈梭形
    E. 无横纹

36. 平滑肌纤维的特点是（　　）
    A. 无横纹　　　　　B. 有多个细胞核
    C. 核位于周边部　　D. 有分支
    E. 呈柱形

37. 神经元之间的连接结构是（　　）
    A. 紧密连接　　　　B. 中间连接
    C. 连接复合体　　　D. 突触
    E. 缝隙连接

38. 神经原纤维的功能是（　　）
    A. 支持作用　　　　B. 传递神经冲动
    C. 连接作用　　　　D. 防御作用
    E. 产生冲动

39. 神经胶质细胞（　　）

A. 具有传导冲动的作用
B. 具有接受刺激作用
C. 具有支持作用
D. 具有轴突和树突
E. 具有处理信息的作用

40. 感觉神经末梢的结构是（　　）
    A. 感觉神经元的树突末端
    B. 运动神经元的轴突末端
    C. 突触前膜
    D. 突触后膜
    E. 突触间隙

41. 化学突触传递神经递质的主要结构是
    （　　）
    A. 肌膜　　　B. 微管　　　　C. 微丝
    D. 突触小泡　E. 神经丝

42. 神经组织中具有明显吞噬功能的细胞为
    （　　）
    A. 星形胶质细胞　　B. 神经膜细胞
    C. 少突胶质细胞　　D. 小胶质细胞
    E. 施万细胞

四、简答题

1. 简述上皮组织的一般结构特点。
2. 试述被覆上皮的分类及其分布。
3. 上皮细胞三个面分别有什么特殊结构？各有什么功能？
4. 试述上皮组织和结缔组织的形态结构差异。
5. 试述疏松结缔组织中的主要细胞成分的光镜结构和功能。
6. 简述软骨组织的分类及其分布情况。
7. 简述白细胞的分类及各类型白细胞的光镜结构和功能。
8. 说出三种肌组织的光镜结构特点。
9. 说出神经胶质细胞的种类与作用。

（刘正华　王　欢）

第2章 运动系统

运动系统由骨、骨连结和骨骼肌构成，占成人体重的 60% ～ 70%。全身各骨借骨连结形成骨骼，构成人体的支架，并为骨骼肌提供附着点，共同完成支持、运动和保护的功能。在运动过程中，骨起着杠杆作用，骨连结为运动的枢纽，骨骼肌为运动的动力。

第1节 概　　述

 骨

每一块骨都是人体的一个器官，具有一定的形态和构造。它分布有丰富的血管、淋巴管及神经，能不断进行新陈代谢和生长发育，而且还具有改建、修复和再生的能力。经常锻炼可促进骨的良好发育，长期缺乏运动可导致骨质疏松。成人有 206 块骨，约占体重的 20%，按所在部位分为躯干骨 51 块，颅骨 29 块（包括 6 块听小骨）和四肢骨 126 块（图 2-1）。

（一）骨的分类

骨按形态可分为 4 类：长骨、短骨、扁骨和不规则骨（图 2-2）。

1. 长骨　呈长管状，分布于四肢，分一体两端。体又称骨干，内有空腔称骨髓腔，容纳骨髓。两端膨大称骺，有光滑的关节面，有关节软骨覆盖。骨干与骺相邻的部分称干骺端，幼年时保留一片软骨，称骺软骨。成年后，骺软骨骨化。

2. 短骨　形似立方体，多成群分布，如手的腕骨和足的跗骨等。

3. 扁骨　呈板状，主要分布于体腔（颅腔、胸腔和盆腔）的壁部，起保护作用，如顶骨和胸骨等。

4. 不规则骨　形状不规则，主要分布于躯干、颅底和面部。有些不规则骨内有腔洞，称含气骨，如椎骨、蝶骨。

链接

骨膜、骨质、骨髓

骨由骨膜、骨质和骨髓三部分构成。

骨膜由致密结缔组织构成，薄而坚韧，覆盖在除关节面以外的骨表面。骨膜富含血管、淋巴管、神经和骨原细胞等，对骨具有营养、再生、修复等功能，因此骨折手术时要尽量保留骨膜。

骨质是骨的主要成分，分为骨密质和骨松质。骨密质分布于长骨干及各类骨的表层，致密坚硬，能耐受较大压力。骨松质由骨小梁交织排列而成，其骨小梁的间隙呈海绵状。颅骨的密质形成较厚的外板和内板，两板间的松质称为板障。

骨髓分布于骨髓腔和骨松质间隙内，可分为红骨髓和黄骨髓。红骨髓有重要的造血功能，呈红色。黄骨髓呈黄色，分布于长骨骨髓腔内，主要为脂肪组织，不具备造血功能。

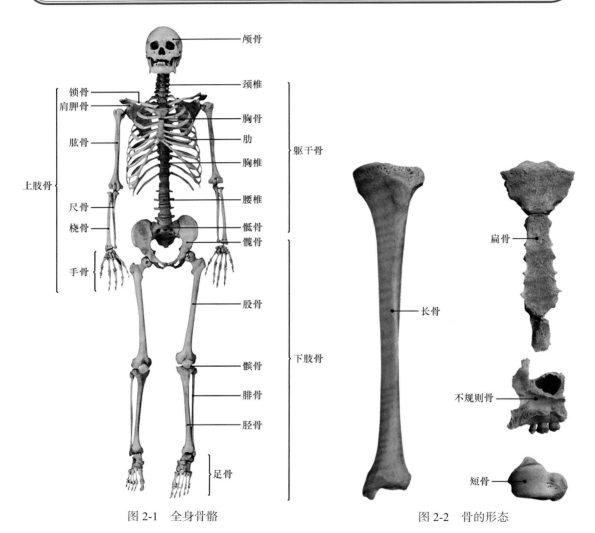

图 2-1　全身骨骼　　　　　　　　　　　　　图 2-2　骨的形态

（二）骨的化学成分和物理特性

骨主要由有机质和无机质组成。有机质主要是骨胶原纤维束和黏多糖蛋白，使骨具有弹性和韧性。无机质主要是碱性磷酸钙，使骨具有硬度和脆性。幼儿时期骨的有机质和无机质比例为 1：1，故弹性较大，硬度小，易发生变形，在外力作用下不易骨折或折而不断，发生青枝状骨折。成年人骨有机质和无机质的比例约为 3：7，使骨既具有较大硬度，又具有一定的弹性和韧性。老年人骨的有机物与无机物之比约为 1：4，故骨的脆性较大，易骨折。

骨连结

骨与骨之间借结缔组织相连，称为骨连结。按骨的连结方式，可分为直接连结和间接连结（滑膜、关节）两类。

（一）直接连结

骨与骨之间借纤维结缔组织、软骨组织或骨组织直接连结，骨与骨之间连结紧密，其间无间隙或间隙极小，较牢固，不能活动或少许活动。这种连结可分为以下三类。

1. 纤维连结　骨与骨之间借纤维结缔组织相连，包括韧带连结和缝。
2. 软骨连结　两骨直接借软骨相连，如椎骨之间的椎间盘。
3. 骨性结合　两骨之间借骨组织相连，如颅骨缝的骨化、骶椎间的软骨融合等。

（二）间接连结

间接连结又称为滑膜关节，简称关节。相邻两骨之间借膜性结缔组织囊相连，骨与骨之间有较大间隙，故活动性较大。

1. 关节的基本结构　关节包括关节面、关节囊和关节腔三部分（图2-3）。

（1）关节面：为构成关节两骨的邻接面，多为一凹一凸，凸面称关节头，凹面称关节窝，关节面上均有光滑的关节软骨覆盖，光滑而富有弹性。

（2）关节囊：为纤维结缔组织囊，附着于关节面周缘的骨面上，可分为外层和内层。外层为纤维膜，厚而坚韧，富含血管和神经。内层为滑膜，薄而柔软，衬贴于纤维层内，附着于关节软骨周缘。滑膜分泌滑液，润滑和营养关节软骨。

（3）关节腔：指关节囊的滑膜层与关节软骨之间围成的密闭腔隙，腔内呈负压，内含少量滑液，可减少摩擦。

2. 关节的辅助结构

（1）韧带：为连结于两骨之间的致密结缔组织束，分为囊内韧带和囊外韧带两种，可加强关节的稳固性和限制关节过度运动。

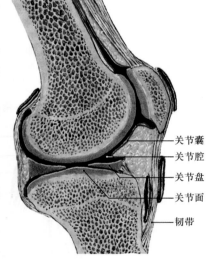

图 2-3　关节的基本结构

（2）关节盘：是位于两关节面之间的纤维软骨板，可使两关节面接触更好，减少冲击和震荡，并可增加关节的稳固性。

（3）关节唇：为附着于关节窝周缘的纤维软骨环，可增大关节面，加深关节窝，使关节更稳固。

● 案例 2-1 --

患者，男，70岁，渐进性双侧膝关节僵硬伴疼痛1年，活动后减轻，静息后加重，X线片显示关节间隙不等宽或狭窄、关节处的骨质疏松、骨质增生。诊断：退行性骨关节炎。

问题：本患者损伤的是关节构成的哪些结构？

----

3. 关节的运动形式　关节的运动形式取决于关节面的形态和运动轴，有以下四种。

（1）屈和伸：为关节沿冠状轴进行的运动。两骨互相靠拢，角度变小为屈；反之为伸。

（2）内收和外展：是关节沿矢状轴进行的运动。骨向正中面靠拢称内收，远离正中面称外展。

（3）旋内和旋外：是关节沿垂直轴进行的运动。骨的前面转向内侧为旋内；反之为旋外。在前臂，将手背转向前面称旋前；反之为旋后。

（4）环转：是指以关节为中心，骨的近侧端在原位转动，骨的远侧端做圆周运动，全骨可描绘出一圆锥形的运动轨迹。

☰ 骨骼肌

人体的肌根据其组织构造可分为平滑肌、心肌和骨骼肌三类。平滑肌主要分布于内脏中空性器官和血管壁；心肌是构成心壁的主要部分；骨骼肌主要存在于躯干和四肢。平滑肌和心肌属非随意肌。运动系统中叙述的肌为骨骼肌，受躯体神经支配，直接受人的意志控制，故为随意肌（图2-4）。

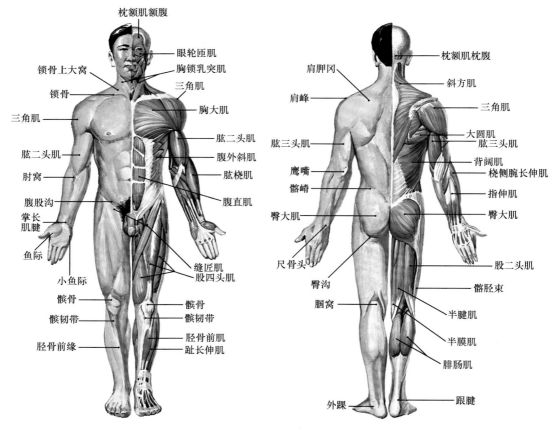

图 2-4　全身肌

（一）肌的形态

肌的形态多种多样，按其外形大致可分为长肌、短肌、扁肌和轮匝肌四类（图2-5）。长肌呈梭形，多分布于四肢；短肌多分布于躯干深层；扁肌宽阔，呈薄片状，多分布于胸腹壁，除运动功能外，还具有保护内脏的作用；轮匝肌多位于孔裂周围，收缩时可关闭孔裂。

（二）肌的构造

每块肌由肌腹和肌腱两部分构成（图 2-5）。肌腹一般位于中间，主要由肌纤维构成，具有收缩功能。肌腱一般位于肌的两端，由致密的结缔组织构成，无收缩能力。肌借肌腱附着在骨上，长肌的肌腱多呈条索状，扁肌的肌腱宽扁呈膜状，称为腱膜。

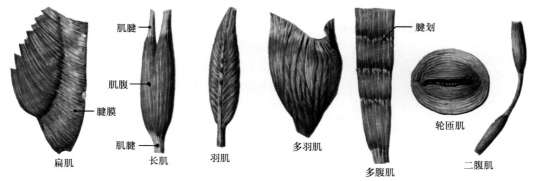

图 2-5 肌的形态和构造

（三）肌的起止、配布和作用

1. 肌的起止 肌通常以两端附着于骨面上，中间跨过一个或多个关节。肌收缩时两骨彼此距离改变而产生运动。运动时，通常有一块骨位置相对固定，而另一块骨相对移动。一般把接近身体正中面或四肢近侧的附着点作为肌肉的起点或定点，把另一端作为止点或动点。肌肉的定点和动点在一定条件下，可以互相转换（图 2-6）。

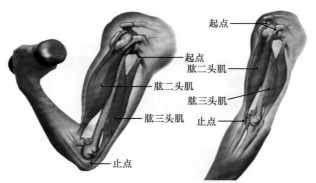

A.肱二头肌收缩，肱三头肌舒张 　 B.肱三头肌收缩，肱二头肌舒张

图 2-6 肌的起止点

2. 肌的配布和作用 肌的配布与关节运动轴的关系密切。其规律是一个运动轴的相对两侧至少配布有两组运动方向完全相反的肌，这些在作用上相互对抗的肌称为拮抗肌，在运动的同一侧，各肌或肌组的作用彼此相同，称为协同肌。

骨骼肌牵引骨产生运动，其作用与杠杆装置相似，有平衡杠杆、省力杠杆和速度杠杆三种基本形式。

（四）肌的命名

肌按形状、构造、大小、位置、肌束方向、起止点或功能等命名。例如，菱形肌等是按形状命名的；冈上肌、肋间肌等按位置命名；股四头肌等是按肌的组成部分和位置综合命名的；腰大肌等又以大小和位置综合命名；胸锁乳突肌等按起止点命名；旋后肌等是按功能命名的；桡侧腕长伸肌是根据位置、长短和功能综合命名的；腹横肌是根据位置和肌束方向综合命名的。

（五）肌的辅助装置

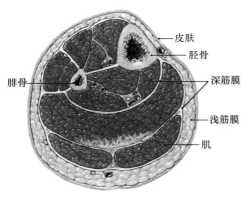

图 2-7 肌的辅助结构（左小腿横断面观）

肌的辅助装置位于肌的周围，具有保护和辅助肌活动的作用，包括筋膜、滑膜囊和腱鞘。

1. 筋膜 是遍布全身的结缔组织，分为浅筋膜和深筋膜两种（图 2-7）。

（1）浅筋膜：又称皮下筋膜，位于真皮深面，由疏松结缔组织构成，内含脂肪组织、浅静脉、皮神经、浅淋巴管和淋巴结等。

（2）深筋膜：又称固有筋膜，位于浅筋膜的深面，由致密结缔组织构成，它包裹肌、肌群、血管、神经等，遍布全身且相互连续。深筋膜包裹每块肌或肌群形成肌筋膜鞘；包裹神经和血管形成血管神经鞘；在四肢，深筋膜插入肌群之间，并附于骨上，形成肌间隔。

2. 滑膜囊 为封闭的结缔组织小囊，内含滑液，多位于肌腱与骨面相接触处，起减少摩擦、保护、协助肌腱灵活运动的作用。

3. 腱鞘 为包裹在长肌腱外面的结缔组织鞘，多位于手、足等活动性较大的部位（图 2-8）。腱鞘可分为内、外两层，外层为纤维层，内层为滑膜层。滑膜层又分为两层，分别包在腱的表面和紧贴于纤维层的内面，两层相互移行，形成密闭的滑膜腔，内含少量滑液，从而保证肌收缩时，肌腱能在肌鞘内灵活滑动。

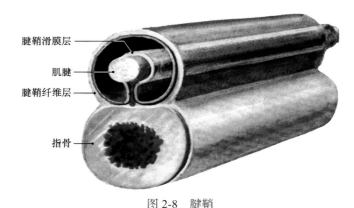

图 2-8 腱鞘

第 2 节 躯干骨及其连结

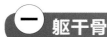 躯干骨

躯干骨包括 24 块椎骨、1 块骶骨、1 块尾骨、12 对肋和 1 块胸骨。它们分别参与构成脊柱、胸廓和骨盆。

（一）椎骨

幼年时椎骨为 32～33 块，即颈椎 7 块、胸椎 12 块、腰椎 5 块、骶椎 5 块和尾椎 3～4 块，成年后 5 块骶椎融合成 1 块骶骨，3～4 块尾椎融合为 1 块尾骨。

1.椎骨的一般形态　椎骨分椎体和椎弓两部分，两部之间围成椎孔，所有椎孔相互连通形成容纳脊髓的椎管（图 2-9）。

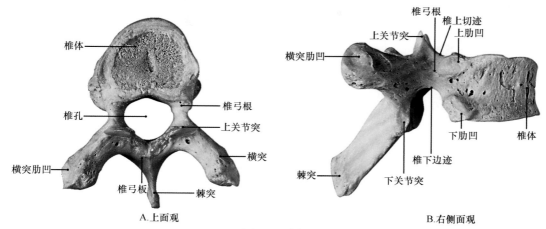

A.上面观　　　　　　　　　　　　　B.右侧面观

图 2-9　胸椎

（1）椎体：位于椎骨的前部，呈短圆柱状，是椎骨承重的主体。

（2）椎弓：位于椎骨的后部，是弓形骨板。椎弓与锥体相连接的部分较细称椎弓根，其上方有较浅的椎上切迹，其下方有较深的椎下切迹。相邻椎骨的上、下切迹围成椎间孔，孔内有脊神经和血管通过。椎弓的后部称椎弓板，椎弓板上有 7 个突起，向两侧伸出的 1 对称横突，向上伸出的 1 对称上关节突，向下伸出的 1 对称下关节突，向后正中伸出的 1 个称棘突。

2.各部椎骨的主要特征

（1）颈椎：椎体较小，椎孔较大呈三角形，横突根部有一孔，称横突孔，有椎动脉和椎静脉通过，棘突末端分叉（图 2-10）。第 1 颈椎又名寰椎，呈环状，无椎体，由前弓、后弓和侧块组成（图 2-11）。第 2 颈椎又名枢椎，椎体向上伸出齿突，与寰椎齿突凹相关节（图 2-12）。第 7 颈椎又名隆椎，棘突较长，末端不分叉并呈结节状隆起，活体易于触及，是临床计数椎骨序数和针灸定穴的重要标志。

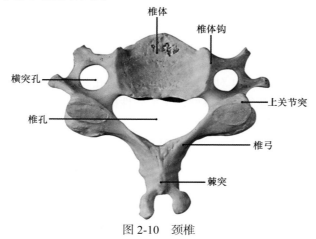

图 2-10　颈椎

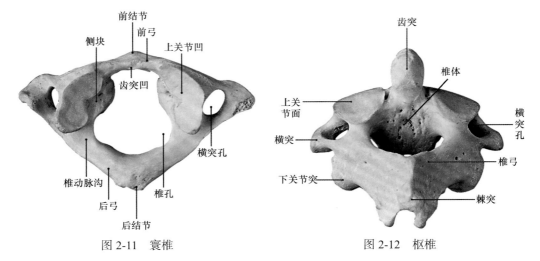

图 2-11　寰椎　　　　　　　　图 2-12　枢椎

（2）胸椎：锥体似心形，椎孔小而圆，椎体两侧面上、下缘分别有上、下肋凹，横突末端前面有横突肋凹。棘突较长且向后下倾斜，呈叠瓦状（图 2-9）。

（3）腰椎：椎体粗大，横断面呈肾形。上、下关节关节面几呈矢状位，棘突宽短呈板状，水平伸向后方。各棘突间隙较宽，临床上利用此间隙做腰椎穿刺术（图 2-13）。

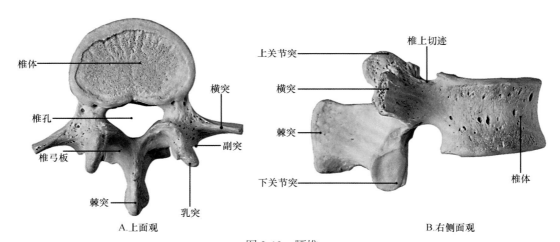

A.上面观　　　　　　　　　　　　B.右侧面观

图 2-13　腰椎

（4）骶骨：由 5 块骶椎融合而成，呈倒三角形，底在上，与第 5 腰椎相接，其骶前缘中份向前突出称岬，是测量骨盆上口径线的重要标志。尖向下，与尾骨相连接。骶骨前面凹而光滑，后面凸而粗糙不平，前后面各有 4 对孔，分别称为骶前孔和骶后孔。骶前、后孔均与骶骨中央的骶管相通，是临床进行骶管阻滞麻醉的重要骨性标志（图 2-14）。骶管下方敞开为骶管裂孔，此孔侧的三角形突起称骶角。

（5）尾骨：由 3～4 块尾椎融合而成（图 2-15）。

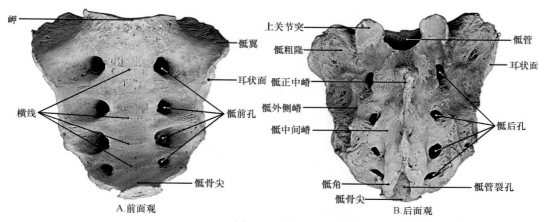

图 2-14　骶骨

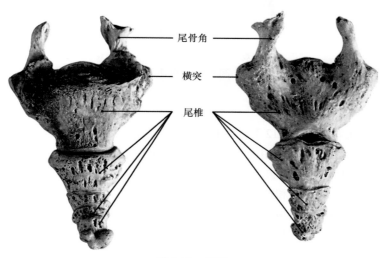

图 2-15　尾骨

链接

腰椎穿刺

　　腰椎穿刺部位常选在第 3～4 或第 4～5 腰椎间。因为：①脊髓最下缘成人在第 1 腰椎下缘，新生儿平第 3 腰椎，可避免损伤脊髓；②该处水平间隙较大，腰椎棘突呈板状，水平后伸，易于穿刺。

（二）胸骨

　　胸骨位于胸前壁正中，全长可在体表摸到。前凸后凹，可分胸骨柄、胸骨体和剑突三部分。胸骨柄上宽下窄，上缘中份为颈静脉切迹，两侧有锁切迹与锁骨相连接。胸骨柄外侧缘上份接第 1 肋。胸骨柄与胸骨体连接处微向前突，称胸骨角，可在体表扪及，两侧的肋切迹与第 2 肋软骨相连接，是计数肋的重要标志。胸骨角向后平对第 4 胸椎体下缘。胸骨体呈长方形，外侧缘接第 2～7 肋软骨。剑突薄而细长，形状变化较大，下端游离（图 2-16）。

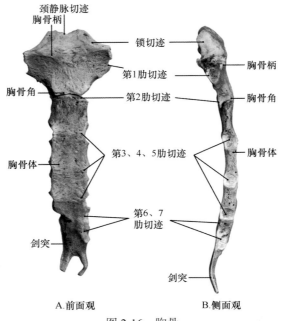

图 2-16　胸骨

（三）肋

肋由肋骨和肋软骨组成，共 12 对。第 1 ~ 7 对肋前端直接与胸骨连接，称真肋。第 8 ~ 12 对肋前端借肋软骨与上位肋软骨相连，形成肋弓，间接与胸骨相连，称假肋。第 11 ~ 12 对肋前端游离于腹壁肌层中，称浮肋。

1. 肋骨　属扁骨，分为体和前、后两端。后端膨大，称肋头，有关节面与胸椎体的肋凹相关节。肋头外侧稍细，称肋颈。颈外侧的粗糙突起，称肋结节，与相应胸椎的横突肋凹相关节。肋体长而扁，分内、外两面和上、下两缘，内面近下缘处有肋沟，肋间神经和血管走行其中。肋体的后份急转处称肋角。前端稍宽，与肋软骨相接（图 2-17）。

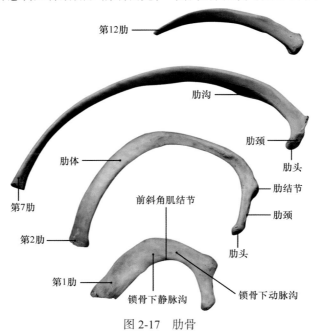

图 2-17　肋骨

2.肋软骨 位于各肋骨的前端，由透明软骨构成，终生不骨化。

二 躯干骨的连结

（一）脊柱

脊柱由 24 块椎骨、1 块骶骨和 1 块尾骨借骨连结形成，构成人体的中轴，上端承托颅骨，下端连接髋骨（图 2-18）。

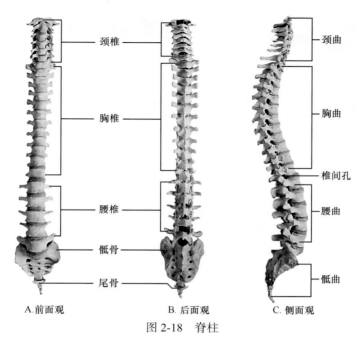

图 2-18 脊柱

1. 椎骨间连结

（1）椎体间的连结

1）椎间盘：是连结于相邻两椎体之间的纤维软骨盘，成人共 23 个，由中央部的髓核和周围部的纤维环组成。髓核为柔软而富有弹性的胶状质；纤维环由多层纤维软骨环按同心圆排列组成，富于坚韧性，牢固连结相邻两个椎体，保护髓核并限制髓核向周围膨出。椎间盘坚韧，富有弹性，具有弹簧垫样缓冲震荡的作用。各部椎间盘薄厚不一，中胸部较薄，颈部较厚，腰部最厚，所以颈部、腰部活动度较大（图 2-19）。

2）前纵韧带：附着于各椎体及椎间盘前面，纵贯脊柱全长，可防止脊柱过度后伸。

3）后纵韧带：位于各椎体及椎间盘后面，参与构成椎管前壁，可防止脊柱过度前屈和椎间盘向后方突出。

链接

椎间盘突出症的解剖学基础

椎体的前、后方分别有前纵韧带和后纵韧带，阻止椎间盘向前、后脱出。颈、腰部椎间盘的纤维环后外侧较薄弱。随着年龄增大，纤维环老化受重力压迫等因素，常导致纤维环后外侧破裂，髓核突出，压迫背神经根，而出现疼痛等表现。

腰椎间盘突出症常发生在第 4、5 腰椎或第 5 腰椎与骶骨之间。

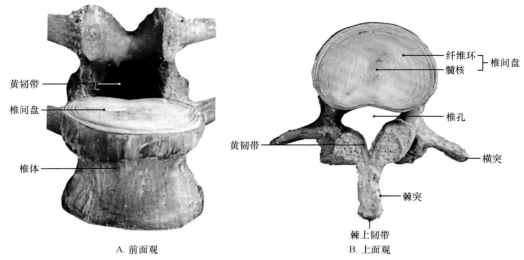

黄韧带
椎间盘
椎体

纤维环 ⎤ 椎间盘
髓核 ⎦
椎孔
黄韧带
横突
棘突
棘上韧带

A. 前面观   B. 上面观

图 2-19　椎间盘

（2）椎弓间的连结

1）黄韧带：又称弓间韧带，连结相邻两椎弓板间，由黄色的弹性纤维构成。黄韧带协助围成椎管，并有限制脊柱过度前屈的作用。

2）棘上韧带：位于各棘突尖端，细长而坚韧，第 7 颈椎以上则变得薄而宽阔，称项韧带。

3）棘间韧带：为连结相邻棘突之间的短韧带。

4）关节突关节：由邻位椎骨的上、下关节突的关节面构成，可做轻微运动（图 2-20）。

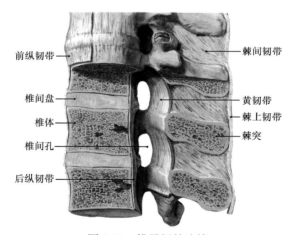

前纵韧带
椎间盘
椎体
椎间孔
后纵韧带

棘间韧带
黄韧带
棘上韧带
棘突

图 2-20　椎弓间的连接

（3）寰椎关节和寰枢关节

1）寰椎关节：由寰椎与枕骨构成，可做前俯、后仰、侧屈运动。

2）寰枢关节：由寰椎和枢椎构成，可使头连同寰椎做旋转运动。

2.脊椎的整体观

（1）前面观：可见椎体自上而下逐渐增大，但从第 2 骶椎以下又逐渐减小。

（2）后面观：可见棘突纵行排列成一纵嵴，颈椎棘突短而分叉，胸椎棘突细长，呈叠瓦状斜向后下方，腰椎棘突呈板状，水平伸向后方。

（3）侧面观：可见 4 个生理性弯曲，其中颈曲和腰曲凸向前，胸曲和骶曲凸向后（图2-18），颈曲和腰曲是出生后获得的。这些生理性弯曲增大了脊柱的弹性，对维持人体重心的稳定和缓冲震荡有重要意义。

> **链接**
>
> ## 椎间盘的退行性变
>
> 年老时椎间盘可因胶原成分改变而变薄，骨质疏松而致椎体加宽和高度减小，伴以脊柱肌肉动力学下降致胸曲和颈曲的凸度增加，这些变化导致老年脊柱的长度缩短。另外，老年人的脊柱特别是腰椎，常因老化引起骨变形，这往往是导致老年性腰痛的原因之一。

3.脊柱的运动　相邻两椎骨间的活动很小，但脊柱作为一个整体运动幅度较大。脊柱可做前屈、后伸、侧屈、旋转和环转运动。颈部、腰部的运动较为灵活，是脊柱损伤的常见部位。

（二）胸廓

胸廓由 12 块胸椎、12 对肋、1 块胸骨和它们之间的连结共同构成。

1.胸廓的连结　肋的后端与胸椎之间构成肋椎关节；肋的前端由第 2～7 肋软骨与胸骨的肋切迹构成胸肋关节，第 1 肋借肋软骨与胸骨柄之间构成胸肋结合，第 8～10 肋借肋软骨依次与上位肋软骨相连构成肋弓。因此，在两侧各形成一个肋弓，第 11 肋和第 12 肋的前端游离于腹壁肌肉之中。

2.胸廓的形态　成人胸廓呈前后略扁的圆锥形，上窄下宽，横径大于前后径。胸廓有上、下两口和前、后、外侧壁。

（1）胸廓上口：由第 1 胸椎、第 1 肋和胸骨柄上缘围成，是颈和胸之间的通道。

（2）胸廓下口：由第 12 胸椎、第 12 肋及第11 肋前端、肋弓和剑突围成。两侧肋弓之间形成向下开放的角称胸骨下角，剑突又将胸骨下角分成左、右剑肋角，左剑肋角是心包腔穿刺的常选部位。相邻两肋之间的间隙称肋间隙（图 2-21）。

3.胸廓的运动　胸廓除保护、支持功能外，主要参与呼吸运动。吸气时，在肌作用下，肋的前部上举，胸骨上升，胸廓的前后径和横径加大，胸廓容积增大。呼气时，在重力和胸廓弹性的作用下，胸廓做相反的运动，使胸廓容积减小。胸廓容积的改变，促成了肺呼吸。

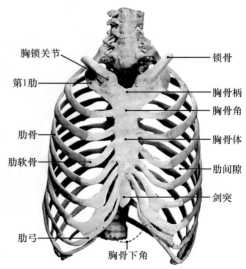

图 2-21　肋间隙

● 案例 2-2 --

　　患者，男，22岁，外伤后右侧颞下颌关节酸痛伴有弹响，咬合运动障碍，难以进食3天。体格检查示右侧颞下颌关节出现肿胀，有压痛，张口时有弹响。X线平片示颞下颌关节间隙变宽。临床诊断：颞下颌关节紊乱综合征。

　　问题：1. 颞下颌关节的构造如何？

　　　　　2. 颞下颌关节与其他关节有何不同？

第 3 节　颅骨及其连结

一　颅骨

　　成年人颅骨有23块（不包括6块听小骨），可分为脑颅骨和面颅骨。脑颅骨围成脑颅，位于颅的后上方，容纳脑；面颅骨位于颅的前下方，构成面部的轮廓，参与组成骨性眼眶、鼻腔和口腔（图2-22）。

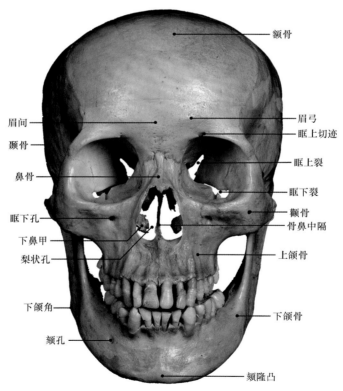

额骨

眉间　　　　　　　　　　眉弓
　　　　　　　　　　　　眶上切迹
颧骨

鼻骨　　　　　　　　　　眶上裂

　　　　　　　　　　　　眶下裂

眶下孔　　　　　　　　　颧骨
　　　　　　　　　　　　骨鼻中隔
下鼻甲
梨状孔　　　　　　　　　上颌骨

下颌角

颏孔　　　　　　　　　　下颌骨

　　　　　　　　　　　　颏隆凸

图 2-22　颅骨（前面观）

（一）脑颅骨

　　脑颅骨共8块，包括成对的顶骨、颞骨和不成对的额骨、筛骨、蝶骨与枕骨。额骨位于前部，

（二）面颅骨

面颅骨共 15 块，包括成对的上颌骨、鼻骨、泪骨、颧骨、下鼻甲、腭骨和不成对的犁骨、下颌骨、舌骨。以上颌骨为中心，观察其他位置关系：上颌骨位于面部中央，上颌骨上部的内侧为鼻骨，后方是泪骨，上颌骨外上方为颧骨，后内侧是腭骨，其内侧面连有下鼻甲，鼻腔中部为犁骨，上颌骨的下方为下颌骨，下颌骨下方是舌骨（图 2-22）。

下颌骨（mandible）呈马蹄铁形，分一体两支（图 2-25）。下颌体呈凸向前的弓形，下缘称下颌底，上缘称牙槽弓。下颌支为长方形骨板，其后缘与下颌底移行处为下颌角。下颌支内侧面有下颌孔，由此孔通下颌管，开口于颏孔，下颌支上方有两个突起，前方为冠突，后方为髁突，髁突的上端膨大称下颌头，头的下方较细称下颌颈。

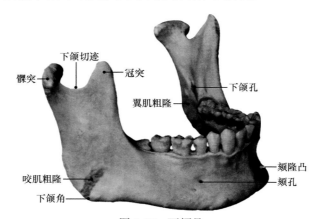

图 2-25　下颌骨

链接

下颌骨与整形手术

下颌体与下颌支相交的部位即为下颌角。下颌角是决定面下部宽度和形状的重要解剖结构，下颌角肥大导致面下 1/3 宽大呈"方形脸"或"梯形脸"，所以下颌角整形术成了近些年外科整形的热点，下颌角整形手术是外科中改变人脸形的手段之一，包括磨骨下颌角整形术、截骨下颌角整形术和长曲线下颌角整形术等。

（三）颅的整体观

1. 颅的顶面观　颅顶呈卵圆形，光滑隆凸，前窄后宽，有呈"工"字形的三条缝。

（1）位于额骨和顶骨之间的冠状缝。

（2）位于两顶骨之间的矢状缝。

（3）位于顶骨和枕骨之间的人字缝。

2. 颅的前面观　主要结构有眶、骨性鼻腔和骨性口腔（图 2-22）。

（1）眶：容纳眼球及其附属结构，呈四棱锥体形，有一尖、一底和四壁。

1）尖：指向后内方，有神经管通颅中窝。

2）底：向前外开放，眶上缘的中、内 1/3 交界处有眶上切迹或眶下孔。眶下缘中点的下方有眶下孔。

3）四壁：上壁外侧有泪腺窝；下壁有眶下沟，向前移行为眶下管通眶下孔；内侧壁前下部有泪囊窝，向下经鼻泪管通鼻腔；外侧壁与上、下壁交界处的后部分别有眶上裂和眶下裂。

（2）骨性鼻腔：位于面颅中央，鼻腔前方的开口为梨状孔，后方的为鼻后孔。骨性鼻中隔将其分为左右两半。外侧壁有三个骨性突起，自上而下依次为上鼻甲、中鼻甲和下鼻甲。各鼻甲下方有对应的上鼻道、中鼻道和下鼻道，上鼻甲的后上方有蝶筛隐窝（图 2-26）。

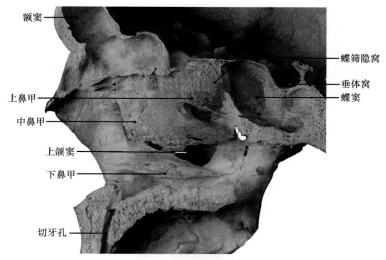

图 2-26　骨性鼻腔外侧壁

● 案例 2-3 --

患者，男，11 岁，病程 3 年，流脓鼻涕，头晕头痛，伴有耳膜内陷，记忆力减退，思想不能集中。上午 10 点左右头痛加重，吃饭偏食，偏瘦，治疗近 2 年。CT 检查描述；双侧上颌窦窦腔变小，密度增高，窦壁结构完整，余鼻旁窦未见明显异常。CT 诊断：双侧上颌窦炎。

问题：上颌窦为什么易导致慢性炎症？

（3）鼻旁窦：为鼻周围颅骨内含气的空腔，共四对（图 2-26）。

1）额窦：位于额骨内，开口于中鼻道。

2）上颌窦：位于上颌骨内，为最大的鼻旁窦，开口于中鼻道，由于窦口高于窦底部，故在直立位时引流不畅。

3）筛窦：位于筛骨内，形似蜂窝状，按其所在部位可分为前、中、后三群。前、中群开口于中鼻道，后群开口于上鼻道。

4）蝶窦：位于蝶骨体内，开口于蝶筛隐窝。

3.颅的侧面观　侧面中部有外耳门，外耳门后方有乳突，前上方有颧骨，颧弓上方为颞窝，下方为颞下窝。颞窝前下部，额骨、顶骨、颞骨、蝶骨会合处多数人呈"H"形的缝，称翼点，此处相对薄弱，内有脑膜中动脉前支通过，此处骨折，易损伤该动脉，导致硬膜外血肿（图 2-23）。

4.颅底内面观　颅底内面由前向后分别称颅前窝、颅中窝和颅后窝（图 2-24）。

（1）颅前窝：位置最高，正中的突起称鸡冠，两侧的水平板为筛板，筛板上方有筛孔通过鼻腔。

（2）颅中窝：较颅前窝低。中间狭窄的为蝶骨体，其上面的凹陷为垂体窝，容纳垂体，垂体窝前侧有视神经管与眶交通。垂体窝后方高起的称鞍背。垂体窝和鞍背合称蝶鞍。蝶鞍两侧从前至后外侧的弧线上排列着眶上裂、圆孔、卵圆孔和棘孔。在颞骨岩部的尖端处有三叉神经压迹。

（3）颅后窝：位置最低。中央有枕骨大孔，孔的前方为斜坡，孔前外侧缘的上方有舌下神经管内口。枕骨大孔后上方有一隆凸，其两侧续为横窦沟，此沟向外移行为乙状窦沟，末端终于颈静脉孔。颞骨岩部后面中央有内耳门通内耳道。

5. 颅底外面观　颅底外面的前部有上颌骨与腭骨构成的骨腭，骨腭前缘和两侧为牙槽弓，后上方有两个鼻后孔。后部的中央有枕骨大孔，孔的前外侧有椭圆形的枕髁，枕髁外侧是颈静脉孔，颈静脉孔的前方为颈静脉管外口。颈静脉孔后外侧有一细长的突起称茎突，其后方为乳突，茎突与乳突之间有茎乳孔，在乳突的前方有下颌窝，窝的前缘隆起为关节结节（图2-27）。

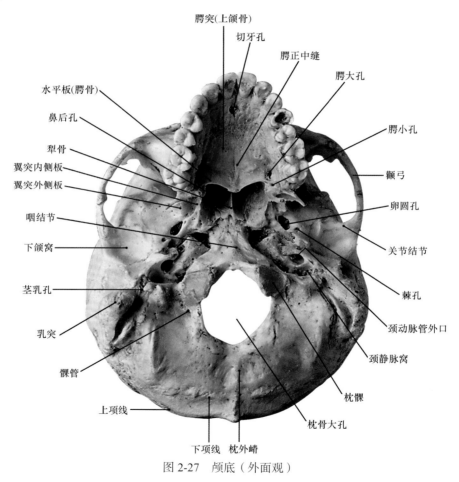

图 2-27　颅底（外面观）

链接

翼　点

翼点的临床应用：翼点深方有脑膜中动脉，骨折易造成硬膜外血肿。新生儿颅有颅囟等软骨组织，故出现颅内高压时，颅囟隆起缓解压力，并不出现头痛，易误诊。

（四）新生儿颅骨的特征

新生儿脑颅较大，面颅较小，因为新生儿脑颅大于面颅，其比例约为 8 : 1，而成人为 4 : 1。

新生儿颅顶各骨尚未发育完全，相邻骨缝间充满纤维组织膜，较大的膜称颅囟主要有前囟和后囟。前囟在 1～2 岁时闭合，其余各囟在出生后不久闭合，颅囟闭合早晚可作为婴儿发育的标志（图 2-28）。

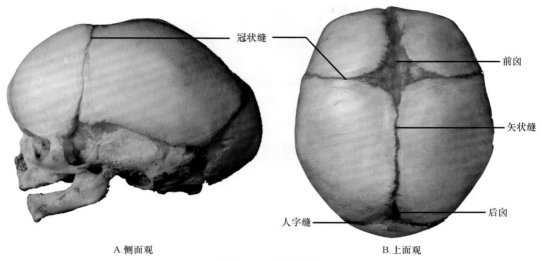

A.侧面观　　　　　　　　　　　　　　　　　　　　B.上面观

图 2-28　新生儿颅

链接

前囟穿刺的解剖学要点

对囟门未闭合患儿上矢状窦内采血，方法简便。穿刺方法：前囟穿刺适合于 2 岁以内前囟未闭合者，针头由前囟后角进针，针尖指向眉间，与头皮成 45° 角刺入上矢状窦内，穿刺深度为 4～5mm。因硬脑膜缺乏弹性，拔针后不会立即自行闭合，应行局部按压片刻。穿经层次由浅入深为皮肤、前筋膜、帽状腱膜、囟的膜性结构、硬脑膜外层至上矢状窦内。

二　颅骨的连结

各颅骨间以直接连结为主，仅颞下颌关节为间接连结。

（一）颅骨的直接连结

颅骨间借缝、软骨和骨相连结，随年龄的增长，有的缝和软骨可发生骨化而形成骨性结合。特点是连结极其牢固，不能活动。

（二）颞下颌关节

颞下颌关节又称下颌关节（图 2-29）。

1.组成　由下颌骨的下颌头与颞骨的下颌窝和关节结节构成。

2.构造特点　关节囊内有关节盘，将关节腔分为互不相通的上、下两部分。关节囊的前部较薄弱，故关节易向前脱位。

3.运动形式　颞下颌关节属于联合关节，必须两侧同时运动。下颌骨可做上提、下提、前进、后退及侧方运动。

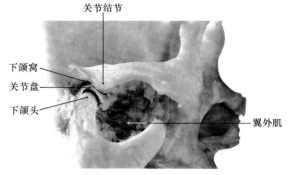

图 2-29　颞下颌关节

第 4 节　四肢骨及其连结

附肢骨包括上肢骨和下肢骨两部分，每部分均由肢带骨和自由肢骨组成。由于人体直立行走，上肢不再承重而成为劳动器官，下肢起着支持和移位的作用。故上肢骨纤细轻巧，下肢骨粗大坚固。

 上肢骨及其连结

（一）上肢骨

上肢骨包括锁骨、肩胛骨、肱骨、桡骨、尺骨和手骨，每侧 32 块，共 64 块。锁骨和肩胛骨属上肢带骨，其余属自由上肢骨。

1. 上肢带骨

（1）锁骨：位于胸廓前上部两侧，全长可在体表摸到。锁骨分一体两端，体的上面光滑，下面粗糙，呈 "S" 形弯曲，内侧 2/3 凸向前，外侧 1/3 凸向后，锁骨的外、中 1/3 交界处较细，易骨折（图 2-30）。

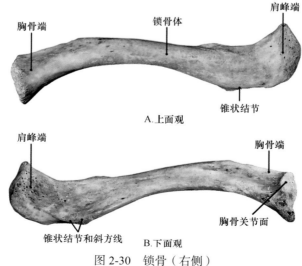

图 2-30　锁骨（右侧）

（2）肩胛骨：位于胸廓的后外侧上份，介于第 2 ~ 7 肋，为三角形扁骨，分为两面、三角和三缘。前面或肋面为一大而浅的窝，称肩胛下窝。后面上方有一横位的骨嵴称肩胛冈，冈的外侧端较平宽称肩峰，为肩部最高点，冈的上、下分别为冈上窝和冈下窝。上缘短而薄，近外侧有一指状突起称喙突。内侧缘薄而锐利，朝向脊柱，又称脊柱缘；外侧缘肥厚，邻近腋窝，又称腋缘。外侧角膨大，有一微凹朝外的关节面称关节盂，关节盂的上、下分别有盂上结节和盂下结节。上角平对第 2 肋；下角平对第 7 肋，体表易于摸到，它是确定肋骨序数的体表标志（图 2-31）。

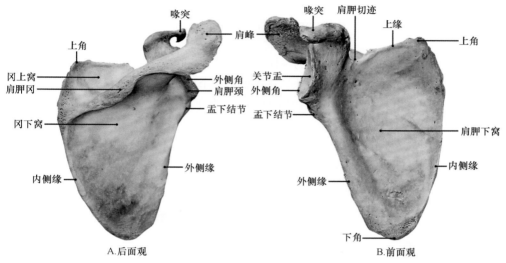

图 2-31　肩胛骨（右侧）

2. 自由上肢骨

（1）肱骨：位于臂部，是典型的长骨，分为一体两端（图 2-32）。

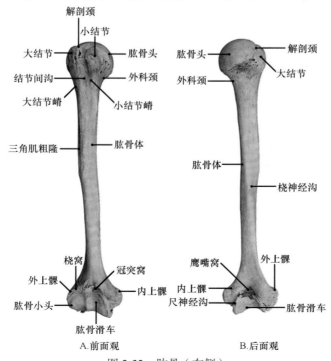

图 2-32　肱骨（右侧）

1）上端：膨大，有朝向后内上方的半球形肱骨头，与肩胛骨的关节盂相关节，头周围的浅沟称解剖颈，头的外侧和前方分别有隆起的大结节和小结节，两者之间的沟为结节间沟。上端与肱骨体交界处称外科颈，是骨折的易发部位。

2）肱骨体：肱骨体中部外侧面有粗糙的三角肌粗隆，后面中部有自内上斜向外下的浅沟称桡神经沟，有桡神经和肱深动脉行于沟内，肱骨体骨折易损伤此神经和血管。

3）下端：较扁，外侧部前面有半球状的肱骨小头，与桡骨相关节；内侧部有滑车状的肱骨滑车，与尺骨形成关节。滑车前面上方有冠突窝；肱骨小头前面上方有桡窝；滑车后面上方有鹰嘴窝。下端两侧各有一突起，分别称外上髁和内上髁。内上髁后方有一浅沟，称尺神经沟。

（2）桡骨：位于前臂的外侧，分为一体两端（图2-33）。

1）上端：较细，有圆柱形的桡骨头，头上面的关节凹与肱骨小头相关节，头周围的环状关节面与尺骨桡切迹相关节；头下方略细为桡骨颈，颈下方前内侧有桡骨粗隆。

2）桡骨体：呈三棱柱形，内侧缘锐利称骨间缘。

3）下端：较粗大，外侧向下突起称桡骨茎突，是重要的体表标志，内侧有关节凹称尺切迹，与尺骨头相关节，下面有腕关节面，与腕骨形成桡腕关节。

（3）尺骨：位于前臂的内侧，分为一体两端（图2-34）。

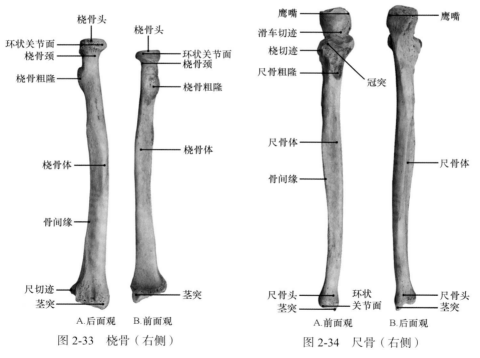

图2-33 桡骨（右侧）　　　　图2-34 尺骨（右侧）

1）上端：粗大，有一向前的深凹称滑车切迹，与肱骨滑车相关节；切迹上方的突起称鹰嘴，下方的突起称冠突；在滑车切迹的下外侧有一小关节面称桡切迹，与桡骨头相关节。

2）尺骨体：呈三棱状，外侧缘锐利称骨间缘。

3）下端：称尺骨头，其后内侧有向下的突起称尺骨茎突，是腕部重要的骨性标志。

（4）手骨：包括腕骨、掌骨和指骨（图2-35）。

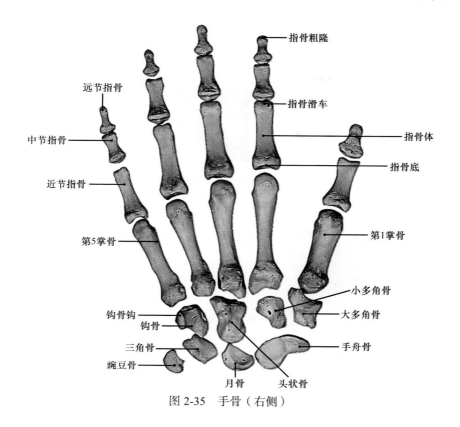

图 2-35　手骨（右侧）

1）腕骨：均属短骨，共8块，排成近、远两列，近侧列由桡侧向尺侧依次为手舟骨、月骨、三角骨和豌豆骨；远侧列由桡侧向尺侧依次为大多角骨、小多角骨、头状骨和钩骨。8块腕骨并不在一个平面上，掌面凹陷，形成腕骨沟。

2）掌骨：属长骨，共5块。从桡侧向尺侧，分别称为第1～5掌骨。掌骨近侧端为底，远侧端为头，接指骨，头与底之间的部分为体。

3）指骨：属长骨，共14块。拇指有2节，其余各指均为3节，分别称近节指骨、中节指骨和远节指骨。每块指骨由近到远分为指骨底、指骨体和指骨滑车。远节指骨的末端粗糙称远节指骨粗隆。

（二）上肢骨的连结

1. 上肢带连结

（1）胸锁关节：是上肢骨与躯干骨间连结的唯一关节，由锁骨的胸骨端与胸骨的锁切迹及第1肋软骨的上面构成，属微动关节。关节囊坚韧，周围有韧带加强。关节腔内有关节盘，使关节面更加适应。胸锁关节可做上、下、前、后及环转运动（图2-36）。

（2）肩锁关节：是由锁骨的肩峰端与肩胛骨的肩峰构成的微动关节，上下有韧带加强。

2. 自由上肢骨连结

（1）肩关节

1）组成：肩关节由肱骨头与肩胛骨的关节盂构成，是典型的球窝关节（图2-37）。

2）构造特点

A. 肱骨头大，关节盂小而浅，关节盂的周缘有纤维软骨构成的盂唇来加深关节窝。

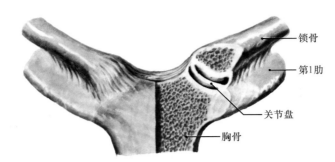

图 2-36 胸锁关节和肩锁关节

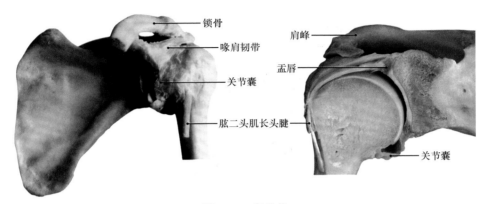

图 2-37 肩关节

B.关节囊薄而松弛，囊的上方、前方、后方有肌肉加强，下壁最为薄弱，故肩关节脱位时，肱骨头常从下分滑出，发生前下方脱位。

C.肩关节囊内有肱二头肌长头腱通过。

D.关节囊的上方有喙肩韧带，防止肩关节向上脱位。

3）运动形式：肩关节可沿冠状轴做屈伸、沿矢状轴做收展、沿垂直轴做旋内外运动，还能做环转运动，运动幅度较大。

● 案例2-4 ---------------------------------

患儿，男，4岁。3天前玩耍时上肢被他人过度牵拉后，肘关节疼痛不止。不肯活动肘关节，不能屈肘取物，拒绝别人触碰。体格检查：患肘呈半屈位，前臂旋前，无外伤，皮下不充血，肿胀不明显，桡骨小头处有明显压痛，前臂旋后时疼痛加重，整个肘关节无明显畸形，身体其他部位无异常。肘关节X线摄片检查无阳性征。临床诊断：桡骨头半脱位。

问题：1.诊断依据是什么？

2.肘关节桡骨小头脱位的解剖学基础是什么？

（2）肘关节

1）组成：肘关节是由肱骨下端与尺骨、桡骨上端构成的复关节，包括三个关节（图2-38）。

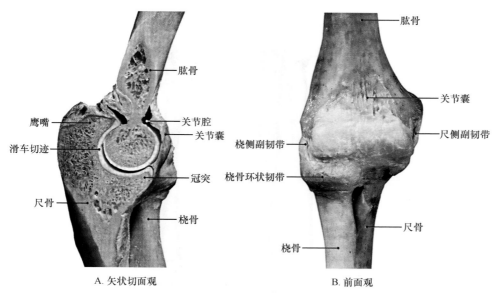

图2-38　肘关节（右侧）

A. 肱尺关节：由肱骨滑车和尺骨的滑车切迹构成。

B. 肱桡关节：由肱骨小头和桡骨关节凹构成。

C. 桡尺近侧关节：由桡骨头的环状关节面和尺骨的桡切迹构成。

> **链接**
>
> ### 肘后三点
>
> 当肘关节在伸直位时，肱骨内、外上髁与尺骨鹰嘴三点连成一条直线，当肘关节屈至90°，此三点连线组成一等腰三角形，在肘关节脱位时，上述三点位置关系将发生改变。

2）构造特点

A. 上述3个关节包在一个关节囊内，共1个关节腔。

B. 囊的前、后壁薄而松弛，两侧分别有尺侧副韧带和桡侧副韧带加强，囊的后壁最薄弱，常见桡、尺两骨向后脱位，移向肱骨的后上方。

C. 关节囊内有桡骨环状韧带，包绕桡骨头，防止桡骨头脱位。幼儿桡骨尚在发育之中，环状韧带松弛，易发生桡骨头半脱位。

3）运动形式：可做前屈、后伸运动。

（3）前臂骨连结：包括前臂骨间膜、桡尺近侧关节和桡尺远侧关节的连结（图2-39）。前臂骨间膜是连于桡骨、尺骨相对缘的坚韧结缔组织膜。桡尺远侧关节由桡骨尺切迹与尺骨头共同构成。

（4）手的关节

1）桡腕关节：又称腕关节（图2-40），由桡骨下端的腕关节面和尺骨下端的关节盘构成关节窝，手舟骨、月骨和三角骨的近侧关节面构成关节头。腕关节可做屈、伸、收、展和环转运动。

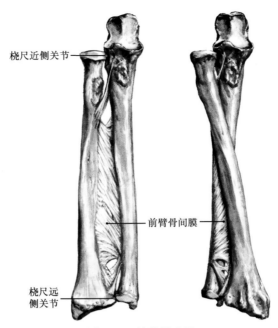

图 2-39　前臂骨连结

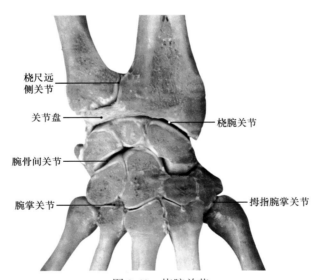

图 2-40　桡腕关节

2）腕骨间关节：为相邻各腕骨之间构成的微动关节。

3）腕掌关节：分别由远侧列腕骨与 5 个掌骨底构成，活动度很小。拇指腕掌关节运动灵活，能做屈、伸、收、展和对掌运动。

4）掌指关节：由掌骨头与近节指骨底构成（图 2-41），可做屈、伸、收、展和环转运动。

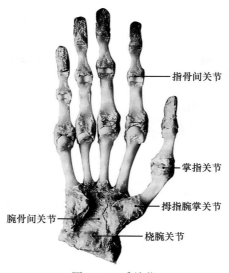

指骨间关节

掌指关节

拇指腕掌关节

腕骨间关节

桡腕关节

图 2-41 手关节

链接

关节脱位

　　肩关节和肘关节半脱位：肩关节前、上、后均有肌肉和韧带保护，只有下方缺乏保护，所以易向前下脱位。幼儿时期桡骨头发育不完全，肘关节的关节囊和桡骨环状韧带均较松弛，易发生桡骨头半脱位。处理前臂骨折时，应将前臂固定于半旋前或半旋后位，以防骨间膜挛缩，影响愈合后前臂的旋转功能。

二 下肢骨及其连结

（一）下肢骨

　　下肢骨包括髋骨、股骨、髌骨、胫骨、腓骨和足骨，每侧31块，共62块。髋骨属下肢带骨，其余属自由下肢骨。

　　1. 下肢带骨　　髋骨位于盆部，属于不规则骨，由上部的髂骨、前下部的耻骨和后下部的坐骨构成（图2-42）。幼年时3块骨借软骨相连，15岁后融合为一块髋骨（图2-43）。其外侧面3块骨的体融合处有一深窝称髋臼，与股骨头形成髋关节。髋臼的下份有一大孔称闭孔。

　　（1）髂骨：构成髋骨的后上部，分为肥厚的髂骨体和扁阔的髂骨翼两部分。髂骨翼上缘称髂嵴，髂嵴的前后突起分别称髂前上棘和髂后上棘，二棘下方又各有一突起称髂前下棘和髂后下棘；髂嵴外缘距髂前上棘5～7cm处有一向外的突起称髂结节，它是临床上进行骨髓穿刺的重要体表标志。两侧髂嵴最高点的连线平对第4腰椎的棘突，这是确定椎骨序数的标志。髂骨翼内面平滑稍凹称髂窝，髂窝下界为一圆钝的骨嵴称弓状线，其后方为耳状面，与骶骨耳状面相关节。

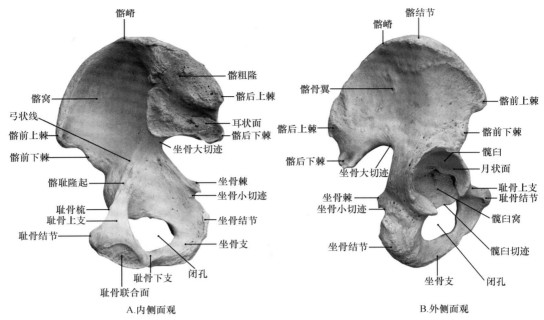

图 2-42 髋骨（右侧）

（2）坐骨：构成髋骨后下部，分为坐骨体和坐骨支两部分。坐骨体与坐骨支移行处的后部是粗糙的隆起，为坐骨结节，是坐骨最底部，可在体表扪到。坐骨体后缘有一锥状突起称坐骨棘，其上、下方的凹陷分别称坐骨大切迹和坐骨小切迹。

（3）耻骨：构成髋骨前下部，分为耻骨体、耻骨上支和耻骨下支三部分。耻骨体向前内延伸为耻骨上支，再转向后下移行为耻骨下支。耻骨上、下支移行处的内侧面有椭圆形粗糙面称耻骨联合面。耻骨上支上缘的骨嵴称耻骨梳，向前终于耻骨结节。

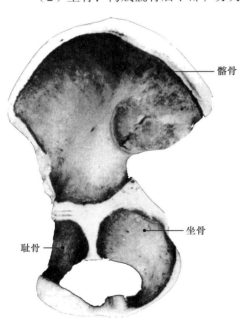

图 2-43 幼年髋骨

> **链接**
>
> **骨髓穿刺与骨髓移植**
>
> 骨髓穿刺是为了抽取红骨髓，可用于临床检查和治疗。临床上穿刺部位常选髂骨、胸骨等终生保留红骨髓的部位。造血干细胞绝大部分存在于骨髓中，骨髓移植是通过骨髓穿刺从骨髓腔中抽取红骨髓，然后采集造血干细胞输入患者体内，是目前治疗白血病的主要方法之一。

2. 自由下肢骨

（1）股骨：是人体最长最粗的长骨，分为一体和两端。

1）上端：有朝向内前上方呈球形的股骨头，与髋臼相关节。股骨头中央有股骨头凹，头下外侧较细部为股骨颈，体与颈交接处外上方的隆起称大转子，内下方隆起称小转子，大、小转子之间，前有转子间线，后有转子间嵴。

2）股骨体：呈圆柱形，稍向前弯曲，后面有纵向的骨嵴称粗线，粗线向上延续为臀肌粗隆。

3）下端：有两个突向下后的膨大，分别称内侧髁和外侧髁，两髁后方之间的窝称髁间窝。两髁侧面上方分别有突出的内上髁和外上髁，在体表易摸到，是重要的骨性标志（图2-44）。

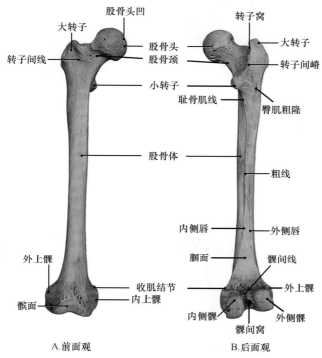

图 2-44　股骨（右侧）

链接

股骨头坏死

股骨头坏死，又称股骨头缺血性坏死，多发于30～65岁，常见病因有长期使用激素、长期饮酒、外伤等。股骨头置换术是用人工假体替换患者已经坏死甚至塌陷的股骨头，这种手术可以迅速改变患者功能受限的情况，恢复髋关节功能的效果明显，但也存在着使用年限较短、并发症较多的不足。

（2）髌骨：是人体内最大的籽骨，位于膝关节前方，包于股四头肌腱内，略呈三角形，底朝上，尖朝下，前面粗糙，后面为光滑的关节面（图2-45）。

（3）胫骨：位于小腿内侧，是三棱形粗大的长骨，分为一体和两端，对支持体重起主要作用。

1）上端：粗大，形成与股骨内、外侧髁相对应的内侧髁和外侧髁，两髁之间有向上的髁间隆起。外侧髁的后下方有腓关节面，与腓骨头相关节。上端的前面有粗糙隆起称胫骨粗隆，体表可以摸到。

2）胫骨体：呈三棱柱形，前缘锐利，体表可以触到。

3）下端：稍膨大，其内下方有一突起，称内踝。下端的下面和内踝的外侧面有关节面与距骨相关节。下端的外侧面有腓切迹与腓骨相接。内踝可在体表扪及（图2-46）。

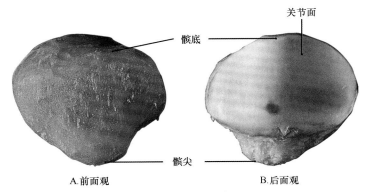

图 2-45　髌骨（右侧）

（4）腓骨：位于小腿的后外侧，细长，也分为一体和两端。上端膨大称腓骨头，头下方缩细称腓骨颈。下端膨大称外踝，较内踝低，内侧有关节面参与组成距小腿关节（图 2-47）。

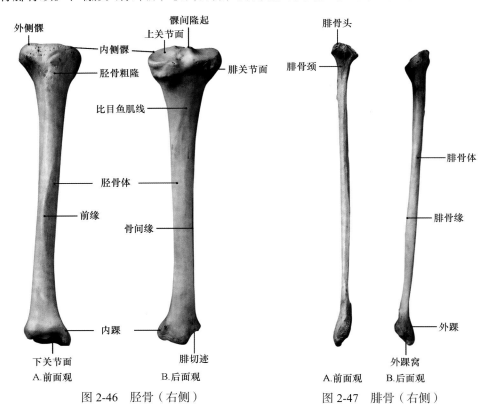

图 2-46　胫骨（右侧）　　　　　　图 2-47　腓骨（右侧）

（5）足骨：包括跗骨、跖骨和趾骨（图 2-48）。

1）跗骨：属于短骨，每侧 7 块，分别为跟骨、距骨、足舟骨、内侧楔骨、中间楔骨、外侧楔骨和骰骨。跟骨后方的膨大称跟结节。

2）跖骨：每侧 5 块，属长骨，从内侧向外侧依次为第 1 ～ 5 跖骨。

3）趾骨：属于长骨，每侧 14 块，趾骨不参与传导体重，较指骨短小。除拇趾为 2 节外，其他各趾为 3 节。

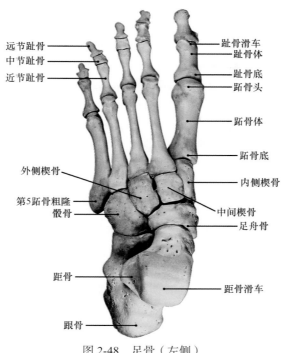

图 2-48　足骨（左侧）

（二）下肢骨的连结

1. 下肢带连结

（1）骶髂关节：由骶骨的耳状面与髂骨的耳状面构成。关节囊厚而坚韧，周围有强壮的韧带加强，其运动幅度极小（图 2-49）。

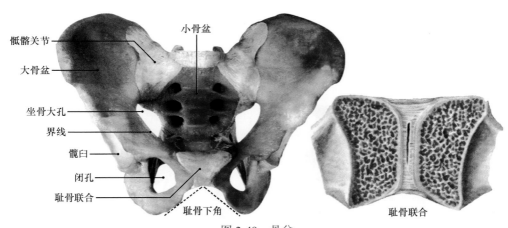

图 2-49　骨盆

（2）耻骨联合：由两侧的耻骨联合面借耻骨间盘连结而成，内有一纵向裂隙，女性较明显。女性的耻骨间盘较厚，在分娩时可有轻度分离，有利于胎儿的娩出（图 2-49）。

（3）骶骨与坐骨的韧带连结：骶结节韧带起自骶、尾骨的侧缘，呈扇形，止于坐骨结节（图 2-50）；骶棘韧带位于骶结节韧带的前方，起自骶骨、尾骨的侧缘，止于坐骨棘。两韧带将坐

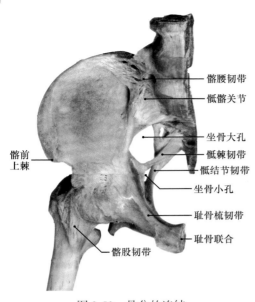

图 2-50　骨盆的连结

骨大切迹和坐骨小切迹分别围成坐骨大孔和坐骨小孔。

（4）骨盆：由左、右髋骨和骶骨、尾骨借关节、韧带和软骨连结而成（图 2-49）。盆骨具有支持体重、保护盆腔脏器的功能，是女性娩出胎儿的通道。

1）骨盆的分部：骨盆以界线分为大骨盆和小骨盆。界线是由骶骨岬、两侧的弓状线、耻骨梳、耻骨嵴和耻骨联合上缘所连成的环形线。大骨盆又称假骨盆，参与腹腔的围成。小骨盆又称真骨盆，有上、下两口：上口即界线，下口由尾骨尖、两侧骶结节韧带、坐骨结节、坐骨支、耻骨下支和耻骨联合下缘围成。两口之间的空腔称骨盆腔。两侧耻骨下支和坐骨支分别构成同侧的耻骨弓，两侧的耻骨弓所形成的夹角称耻骨下角。

2）骨盆的性别差异：见表 2-1。

表 2-1　骨盆的性别差异

区别点	男性	女性	区别点	男性	女性
外形	狭长	宽短	耻骨下角	70°～75°	90°～100°
上口	心形	椭圆形	骶骨	窄长，曲度大	宽短，曲度小
下口	窄小	宽大	骶骨岬	突出明显	突出不明显
盆腔	漏斗形	圆桶形			

2. 自由下肢骨连结

（1）髋关节

1）组成：髋关节由髋臼与股骨头构成（图 2-51）。

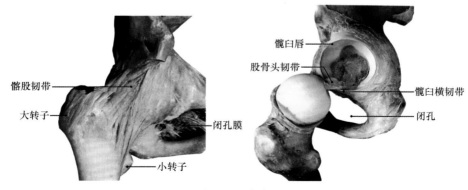

图 2-51　髋关节

2）构造特点

A. 髋臼较深，髋臼周缘的髋臼唇又增加髋臼的深度，股骨头几乎全部纳入髋臼内。

B. 关节囊厚而坚韧，上端附于髋臼周缘，下方前面附于转子间线，后面包被股骨颈内侧 2/3，颈的外侧 1/3 在关节囊外，故股骨颈骨折有囊内、外之分。

C. 关节囊上、后及前臂均有韧带加强，其中连结于髂前下棘和转子间线之间的髂股韧带最为强健，唯有髋关节囊的后下部相对较薄弱，脱位时，股骨头易向下方脱出。

D. 关节囊内有股骨头韧带，连结股骨头凹和髋臼横韧带之间，内含营养股骨头的血管。

E. 运动形式：髋关节可做多轴运动，即屈、伸、收、展、旋内、旋外和环转运动，运动幅度比肩关节小，稳固性强。

（2）膝关节

1）组成：膝关节由股骨下端内、外侧髁和胫骨上端内、外侧髁及髌骨构成（图 2-52）。

2）构造特点

A. 关节囊薄而松弛，周围有韧带加固，前壁有股四头肌腱延续而成的髌韧带向下止于胫骨粗隆。囊的内、外侧分别有胫侧副韧带和腓侧副韧带加强。

B. 囊内有前、后交叉韧带，前交叉韧带在伸膝时可防止胫骨前移；后交叉韧带在屈膝时可防止胫骨后移（图 2-53）。

C. 膝关节内的两块半月形纤维软骨板分别称内侧半月板和外侧半月板。内侧半月板较大，呈"C"形，外侧半月板较小，近似"O"形（图 2-54）。半月板可加深关节窝，加强膝关节的稳定性；还可同股骨内、外侧髁一起对胫骨内、外侧髁做旋转运动。因半月板随膝关节的运动而发生位置移位和形态改变，在骤然发生强烈运动时，易造成半月板损伤或撕裂。

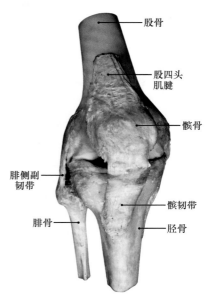

图 2-52 膝关节

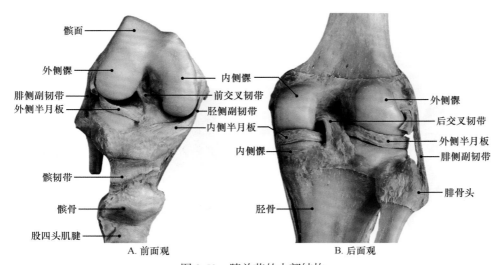

A. 前面观　　　　　　B. 后面观

图 2-53 膝关节的内部结构

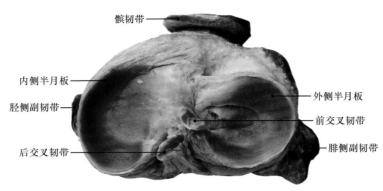

图 2-54　膝关节半月板（上面观）

| 链接 |

半月板损伤

　　半月板使关节面更相适，既增加了关节窝的深度，使膝关节稳固，又可同股骨髁一起对胫骨做旋转运动；并能缓冲压力，吸收震荡，起弹性垫作用。由于半月板随着膝关节的运动而移动，关节活动不协调时如踢空、对脚，或跑动中被绊倒等强力骤然动作，易造成损伤或撕裂。

　　3）运动形式：膝关节主要做屈、伸运动，在半屈位时还可做小幅度的旋内和旋外运动。

　　（3）小腿骨间的连结：胫、腓两骨连结紧密，其连结包括上端微动的胫腓关节，胫腓两骨干间有坚韧的小腿骨间膜连结，下端借韧带连结，所以小腿两骨间活动度甚小。

　　（4）足的关节：包括距小腿关节、跗骨间关节、跗跖关节、跖趾关节和趾骨间关节（图 2-55）。

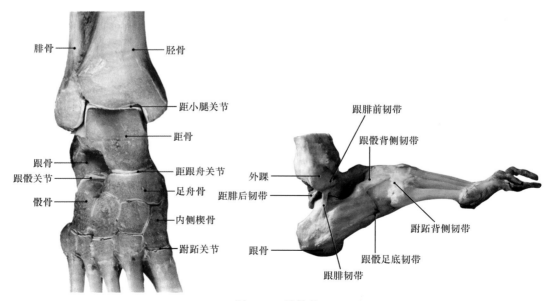

图 2-55　足关节

　　1）距小腿关节：又称踝关节，由胫骨、腓骨的下端和距骨滑车构成。结构特点：关节囊前、后松弛，两侧有韧带加强。踝关节可做背屈（伸）和跖屈（屈）运动。跖屈时还可以做轻微的侧方运动。

2）跗骨间关节：是各跗骨之间的关节。其中较重要的距跟关节和距跟舟关节在功能上是联合关节，在运动时，跟骨和舟骨连同其余的足骨一起对距骨做内翻或外翻运动。

3）跗跖关节：由骰骨、3块楔骨与5个跖骨底构成，属微动关节。跖趾关节由跖骨头与近节趾骨底构成，可做屈伸及轻微的收展运动。

4）趾骨间关节：由相邻趾骨底与滑车构成，只能做屈伸运动。

5）足弓：跗骨和跖骨借关节和韧带牢固相连构成一个凸向上的弓形结构称足弓。它可分为前后方向的纵弓和内外侧方向的横弓（图2-56）。足弓具有弹性，可缓冲震荡，同时还具有保护足底血管神经免受压迫的作用，如足弓塌陷，则形成扁平足。

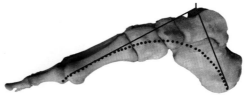

图 2-56　足弓

第 5 节　躯 干 肌

人体的肌根据其组织构造可分为平滑肌、心肌和骨骼肌三类。平滑肌主要分布于内脏中空性器官和血管壁；心肌为构成心壁的主要成分；骨骼肌主要存在于躯干和四肢（图2-4）。平滑肌和心肌属于非随意肌；运动系统中叙述的肌为骨骼肌，受躯体神经支配，直接受人的意志控制，故称为随意肌。

> **链接**
>
> ### 肌的形态结构
>
> 肌的形态多种多样，按其外形大致可分为长肌、短肌、扁肌和轮匝肌四类。长肌呈梭形，多分布于四肢；短肌多分布于躯干深层；扁肌宽阔，呈薄片状，多分布于胸腹壁，除运动功能外，还具有保护内脏的作用；轮匝肌多位于孔裂周围，收缩时可关闭孔裂。
>
> 每块肌由肌腹和肌腱两部分构成。肌腹一般位于中间，主要由肌纤维构成，具有收缩功能。肌腱一般位于肌的两端，由致密的结缔组织构成，无收缩功能。肌借肌腱附着在骨上，长肌的肌腱多呈条索状，扁肌的肌腱宽扁呈膜状，称为腱膜。

躯干肌可分为背肌、胸肌、膈、腹肌和会阴肌。会阴肌（包括盆肌）在生殖系统中描述。

一　背肌

背肌位于躯干后面，分浅、深两群。浅群肌主要有斜方肌、背阔肌；深群肌主要有竖脊肌（图2-57）。

（一）背浅肌

1.斜方肌　位于项、背上部的浅层，一侧呈三角形，两侧合在一起呈斜方形。起点很广，起自上项线、枕外隆凸、项韧带、第7颈椎和全部胸椎棘突，上部肌束斜向外下，中部肌束水平向外，下部肌束斜向外上，止于锁骨外侧段、肩峰和肩胛冈。作用：使肩胛骨向脊柱靠拢，上部肌束可上提肩胛骨，下部肌束使肩胛骨下降；如果肩胛骨固定，一侧肌收缩使颈向同侧屈、脸转向对侧，两侧同时收缩可使头后仰。该肌瘫痪时，出现"塌肩"。

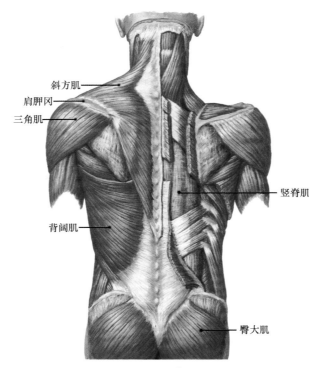

斜方肌

肩胛冈

三角肌

竖脊肌

背阔肌

臀大肌

图 2-57　背肌

2. 背阔肌　为全身最大的阔肌，位于背下部和胸外侧的浅层，起自下 6 个胸椎及全部腰椎棘突、骶骨背面中线和髂嵴后部，止于肱骨小结节下方。作用：使臂后伸、内收和旋内，如背手姿势。

（二）背深肌

竖脊肌又称骶棘肌，是背肌中最长、最强大的肌，起于骶骨背面和髂嵴后部，向上止于乳突。沿途分出多个肌齿止于椎骨、肋骨。作用：使脊柱后伸和仰头作用；单侧收缩使脊柱侧屈。

 胸肌

胸肌可分为胸上肢肌和胸固有肌，都起于肋骨，并与呼吸运动有关。

（一）胸上肢肌

胸上肢肌均起于胸廓外面，止于上肢骨，主要有胸大肌、胸小肌和前锯肌。

1. 胸大肌　位于胸前壁的上部，呈扇形，起于锁骨内侧段、胸骨和第 1～6 肋软骨，止于肱骨大结节下方。作用：使肩关节内收、旋内和前屈。例如，上肢固定可上提躯干，还可提肋，助吸气（图 2-58）。

2. 胸小肌　位于胸大肌深面，呈三角形，起自第 3～5 肋，止于肩胛骨喙突。收缩时牵拉肩胛骨向前下方。

3. 前锯肌　紧贴胸廓外侧壁，起自第 1～8 肋外侧面，止于肩胛骨内侧缘和下角。作用：拉肩胛骨向前使肩胛骨紧贴胸廓，下部肌束可使肩胛骨下角旋外，协助举臂（图 2-59）。

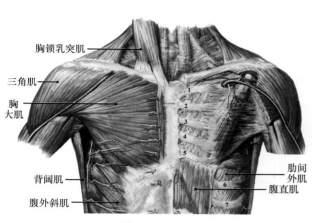
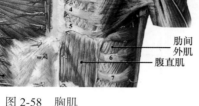

图 2-58　胸肌

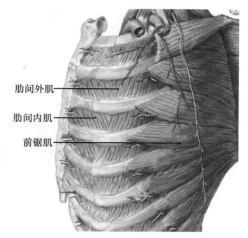

图 2-59　肋间肌

（二）胸固有肌

胸固有肌参与构成胸壁，主要有肋间外肌和肋间内肌（图 2-59）。

1. 肋间外肌　位于肋间隙的浅层，起自上位肋骨下缘。收缩时提肋，助吸气。

2. 肋间内肌　位于肋间外肌的深面，纤维方向与肋间外肌相反，起自下位肋骨上缘，止于上位肋骨下缘。收缩时降肋，助呼气。

三 膈

膈为分隔胸腔、腹腔的一块扁肌，向上膨隆呈穹隆状，膈的周围部分为肌性部，附着于胸廓的下口，中央为腱性结构，称为中心腱（图 2-60）。膈上有三个裂孔：主动脉裂孔，位于第 12 胸椎前方，有降主动脉和胸导管通过；食管裂孔，位于主动脉裂孔的左前方，约平对第 10 胸椎，有食管和迷走神经通过；腔静脉孔，在食管裂孔的右前方，约平第 8 胸椎，有下腔静脉通过。

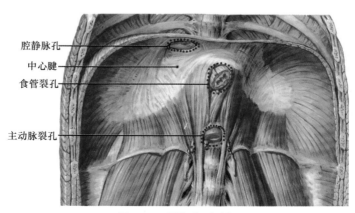

图 2-60　膈与腹后壁肌

膈是重要的呼吸肌，收缩时膈的穹隆下降，胸腔容积增大以助吸气；舒张时穹隆上升恢复原位，胸腔容积减小以助呼气。膈与腹肌同时收缩，可增加腹压，以协助排便、分娩及呕吐。

四 腹肌

腹肌参与组成腹腔的前壁、侧壁和后壁,可分为前外侧群和后群。

（一）前外侧群

腹前外侧群包括腹直肌、腹外斜肌、腹内斜肌和腹横肌,形成腹腔的前外侧壁（图 2-61）。

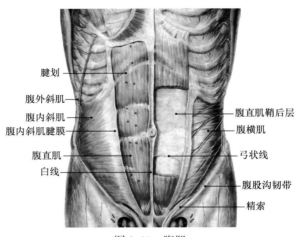

腱划
腹外斜肌
腹内斜肌
腹内斜肌腱膜
腹直肌
白线
腹直肌鞘后层
腹横肌
弓状线
腹股沟韧带
精索

图 2-61　腹肌

1.腹直肌　位于腹前壁正中线的两旁,居腹直肌鞘中,为一对长带状肌,肌的全长被 3～4 条横行的腱划分成几个肌腹（图 2-61）。

2.腹外斜肌　位于腹前外侧壁的最浅层。肌束由外上斜向内下方至腹前壁肌束逐渐移行为腱膜,称腹外斜肌腱膜,经腹直肌前方,参与形成腹直肌鞘前层（图 2-58、图 2-61）。

腹外斜肌腱膜的下缘卷曲增厚,附着于髂前上棘和耻骨结节之间,形成腹股沟韧带。腹外斜肌腱膜在耻骨结节的外上方,有一个三角形的裂隙,称腹股沟管浅环（皮下环）。

3.腹内斜肌　在腹外斜肌深面,大部分肌束斜向内上方走行并移行为腱膜,在腹直肌的外缘,腱膜分为前、后两层,包裹腹直肌,终于白线。下部肌束行向前下方,形成凸向上的弓形下缘,越过精索（女性为子宫圆韧带）向内延为腱膜,与腹横肌腱膜的下部回合形成腹股沟镰（联合腱）,止于耻骨。在男性,腹内斜肌最下部的少量肌束包绕精索和睾丸,称为提睾肌,收缩时可上提睾丸（图 2-61～图 2-64）。

4.腹横肌　位于腹内斜肌的深面,肌束横行向内移行为腱膜,经腹直肌后方参与组成腹直鞘的后层,止于白线。腹横肌下部肌束和腱膜分别参与提睾肌和腹股沟镰的构成（图 2-61、图 2-64）。

腹前外侧肌群的作用:共同保护腹腔脏器及维持腹内压。当腹肌收缩时可增加腹内压以协助排便、分娩及呕吐等功能,还可以降肋助呼气,并能使脊柱做前屈、侧屈和旋转运动。

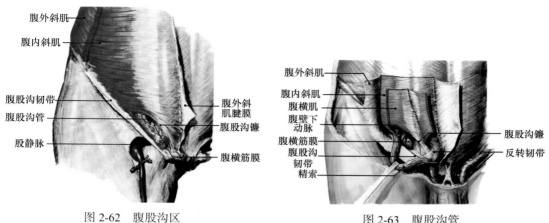

图 2-62　腹股沟区

图 2-63　腹股沟管

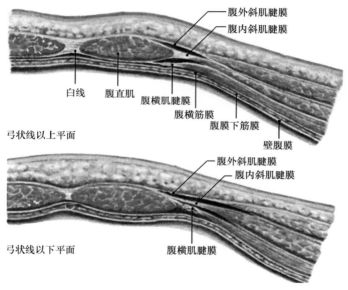

图 2-64　腹前壁横断面

（二）后群

后群主要有腰方肌。腰方肌位于腹后壁腰椎两侧，呈长方形。

（三）腹肌的肌间结构

1. 腹直肌鞘　是包裹在腹直肌表面的鞘状结构，由腹壁三块扁肌的腱膜构成，分前、后两层。但在脐下 5cm 以下，后层缺如，后层游离下缘形成一凸向上的弧形线，称弓状线（半环线）（图 2-61、图 2-64）。

2. 白线　为腹前壁正中线上的一条腱膜带，由两侧腹直肌鞘的纤维交织而成，白线上端附于剑突，下端附于耻骨联合。白线上宽下窄，坚韧而少血管。白线中部，脐的周围有白色的脐环，此处是腹壁薄弱区之一，易发生脐疝（图 2-61、图 2-64）。

3. 腹股沟管　位于腹股沟韧带内侧半的上方，为腹前壁三层阔肌之间的一条斜行的裂隙，长 4 ～ 5cm。腹股沟管在男性有精索带通过，女性有子宫圆韧带通过（图 2-62、图 2-63）。

腹股沟管有两个口和四个壁：内口即腹股沟管深环（腹环），位于腹股沟韧带中点上方约1.5cm处，为腹横筋膜向外突的出口；外口为腹股沟管浅环（皮下环），位于耻骨结节外上方，为腹外斜肌腱膜的裂孔；前壁为腹外斜肌腱膜和腹内斜肌；后壁为腹横筋膜和腹股沟镰；下壁为腹股沟韧带；上壁为腹内斜肌和腹横肌的弓状下缘。

4.腹股沟三角 位于腹前外侧壁下部，内侧界为腹直肌的外侧缘，外侧界是腹壁下动脉，下界是腹股沟韧带。

链接

腹 外 疝

腹股沟管和腹股沟三角是腹壁下部的薄弱区，在病理状况下，腹腔内容物可经腹股沟管深环进入腹股沟管，再由腹股沟管浅环突出，下降入阴囊，形成腹股沟斜疝；若腹腔内容物不经腹股沟管深环，而是从腹股沟三角突出，则为腹股沟直疝。

第6节 头 颈 肌

头肌

头肌分为面肌和咀嚼肌两部分。

（一）面肌

面肌又称表情肌（图2-65），属于扁而薄的皮肌。面肌大多起自颅骨，止于面部皮肤，收缩时牵拉面部皮肤，产生各种表情。颅顶有枕额肌，由两个肌腹和中间的帽状腱膜连接而成，位于额部和枕部皮下，两个肌腹之间以帽状腱膜相连，收缩时可提眉，并可使额部的皮肤出现皱纹；眼轮匝肌和口轮匝肌环绕在眼裂和口裂周围，收缩时关闭眼裂和口裂；颊肌位于面颊深部，有协助咀嚼和吸吮的作用。

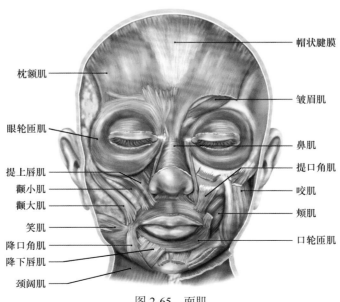

图 2-65 面肌

（二）咀嚼肌

咀嚼肌配布于颞下颌关节的周围，作用于颞下颌关节，参与咀嚼运动，包括咬肌、颞肌、翼外肌和翼内肌。咬肌呈长方形，位于下颌支外面，收缩时上提下颌骨；颞肌肌束呈扇形，位于颞窝内，收缩时上提下颌骨；翼内肌位于下颌支内面，肌束斜向后下方，收缩时上提下颌骨使其向前运动，翼外肌在翼内肌上方，行向后外，止于下颌骨，收缩时主要使下颌骨向前，助张口（图 2-66）。

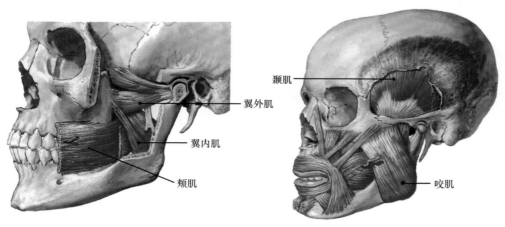

图 2-66 咀嚼肌

 颈肌

颈肌依据其所在位置分浅、深两群（图 2-67）。

（一）颈浅肌群

1. 颈阔肌 位于颈部浅筋膜内，为扁薄的皮肌，有紧张颈部皮肤和降口角的作用。

2. 胸锁乳突肌 位于颈部两侧的浅层，起于胸骨柄和锁骨的胸骨端，止于乳突。作用：一侧收缩使头向同侧倾斜，脸转向对侧；两侧同时收缩可使头后仰。

3. 舌骨上肌群 位于舌骨与下颌骨及颅骨底之间，包括二腹肌、下颌舌骨肌、颏舌骨肌和茎突舌骨肌。

4. 舌骨下肌群 位于颈正中线两侧，覆盖在喉、气管和甲状腺的前方，依其起止分别称为胸骨舌骨肌、肩胛舌骨肌、胸骨甲状肌和甲状舌骨肌。

（二）颈深肌群

颈深群肌主要有前斜角肌、中斜角肌、后斜角肌（图 2-68）。它们均起自颈椎横突。前斜角肌与中斜角肌止于第 1 肋，并与第 1 肋围成三角形间隙，称斜角肌间隙，锁骨下动脉和臂丛由此进入腋窝，临床上可在此进行臂丛神经阻滞麻醉。斜角肌群的共同作用：在颈椎固定时，可上提 1～2 肋，协助深吸气，单侧收缩可以使颈侧屈。

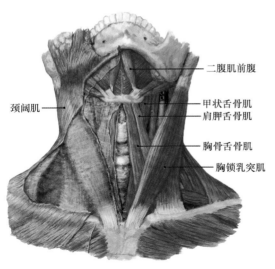

图 2-67　颈肌

二腹肌前腹

颈阔肌

甲状舌骨肌
肩胛舌骨肌

胸骨舌骨肌

胸锁乳突肌

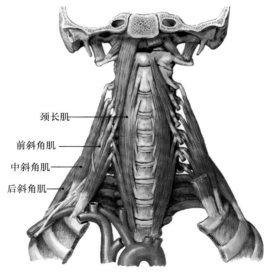

图 2-68　斜角肌

颈长肌

前斜角肌

中斜角肌

后斜角肌

（章辰琛）

第 7 节　四　肢　肌

一　上肢肌

上肢肌根据部位不同分为肩肌、臂肌、前臂肌和手肌。

（一）肩肌

肩肌配布于肩关节周围，具有运动肩关节和加强肩关节稳定性的作用。其主要有三角肌、肩胛下肌、冈上肌、冈下肌、小圆肌和大圆肌（图 2-69，表 2-2）。

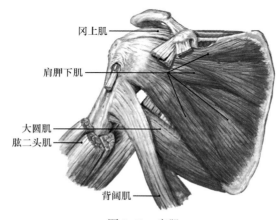

冈上肌

肩胛下肌

大圆肌

肱二头肌

背阔肌

图 2-69　肩肌

表 2-2　肩肌

名称	位置	作用
三角肌	包围于肩关节的前、后及外侧壁	肩关节外展、前屈、后伸、旋内和旋外
肩胛下肌	肩胛下窝	使肩关节内收和旋内
冈上肌	冈上窝	使肩关节外展
冈下肌	冈下窝	使肩关节旋外
小圆肌	冈下窝、冈下肌的下方	协助肩关节后伸
大圆肌	冈下窝、小圆肌的下方	使肩关节内收、旋内和后伸

（二）臂肌

臂肌配布于肱骨的周围，分为前、后两群。前群为屈肌，包括肱二头肌、肱肌和喙肱肌；后群为伸肌，即肱三头肌（图 2-70）。肱二头肌收缩时主要屈肘关节和肩关节，当前臂屈曲并处于旋前位时，还可使前臂旋后；肱肌收缩时屈肘关节；肱三头肌收缩时主要是伸肘关节。

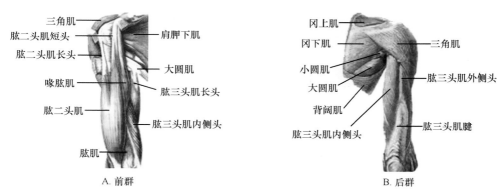

A. 前群　　　　　　　　　　　　　　　B. 后群

图 2-70　臂肌

（三）前臂肌

前臂肌分布于尺骨、桡骨的周围，共有 19 块，大多数属于长肌，分前群和后群。

1. 前群　位于前臂的前面和内侧，共 9 块，分浅、深两层（图 2-71、图 2-72）。浅层 6 块，自桡侧向尺侧依次为肱桡肌、旋前圆肌、桡侧腕屈肌、掌长肌、指浅屈肌和尺侧腕屈肌。深层 3 块，为拇长屈肌、指深屈肌和旋前方肌。肱桡肌主要是屈肘关节，掌长肌可以屈腕关节，其余肌的作用与名称相同。

2. 后群　位于前臂的后面，共 10 块，也分浅、深两层（图 2-73）。浅层 5 块，自桡侧向尺侧依次为桡侧腕长伸肌、桡侧腕短伸肌、指伸肌、小指伸肌和尺侧腕伸肌。深层 5 块，自上而下，由桡侧向尺侧依次为旋后肌、拇长展肌、拇短伸肌、拇长伸肌和示指伸肌。前臂后群肌的主要作用是伸腕、伸指和使前臂旋后。使前臂旋前的肌有旋前圆肌和旋前方肌；旋后的肌有旋后肌和肱二头肌。

（四）手肌

手肌主要位于手掌面，短小而数量多，可分为 3 群（图 2-74）。

1.外侧群　在拇指掌侧形成丰满的隆起，称为鱼际。主要作用是使拇指屈、内收、外展和对掌等。

2.内侧群　位于小指掌侧，形成一隆起，称为小鱼际。主要作用是使小指屈、外展和对掌等。

3.中间群　位于掌心及掌骨间，包括 4 块蚓状肌和 7 块骨间肌。主要是屈掌指关节、伸指间关节，并可使第 2、4、5 手指做内收和外展运动。

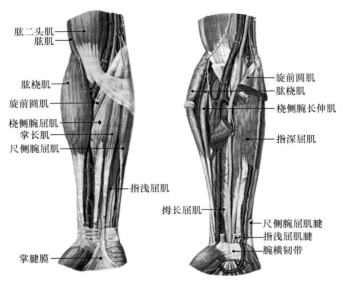

图 2-71　前臂肌前群浅层

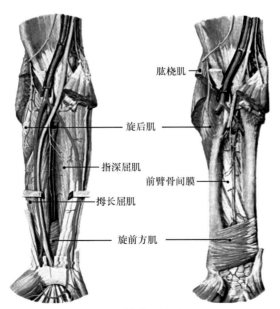

图 2-72　前臂肌前群深层

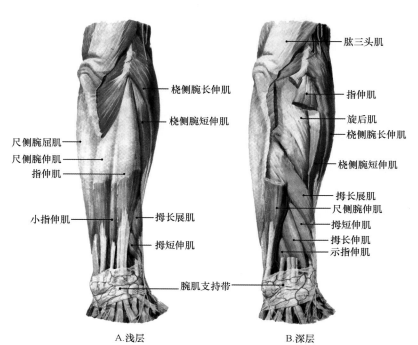

A.浅层　　　　　　　　B.深层

图 2-73　前臂肌后群

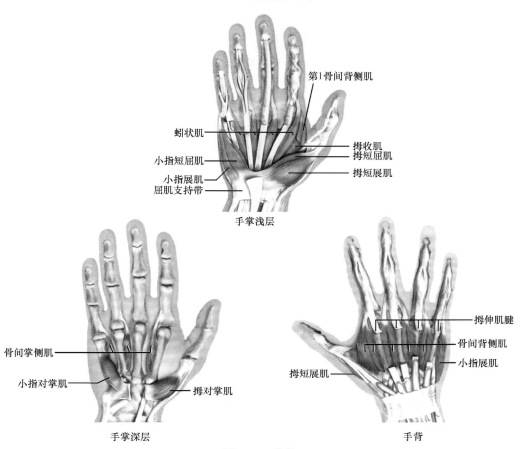

手掌浅层

手掌深层　　　　　　　　手背

图 2-74　手肌

二 下肢肌

下肢肌按部位可分为髋肌、大腿肌、小腿肌和足肌。

（一）髋肌

髋肌（图2-75）位于髋关节周围，分前、后两群，主要运动髋关节。前群为髂腰肌，由腰大肌和髂肌组成，主要是使髋关节前屈和旋外。后群又称为臀肌，包括臀大肌、臀中肌、臀小肌、梨状肌和闭孔内肌（表2-3）。

（二）大腿肌

大腿肌位于股骨周围，分前群、后群和内侧群，主要运动髋关节和膝关节（图2-76）。前群位于大腿前面，包括缝匠肌和股四头肌；后群位于大腿后面，包括股二头肌、半腱肌和半膜肌；内侧群位于大腿内侧，分浅、深两层，浅层有耻骨肌、长收肌和股薄肌，深层有短收肌和大收肌（表2-4）。

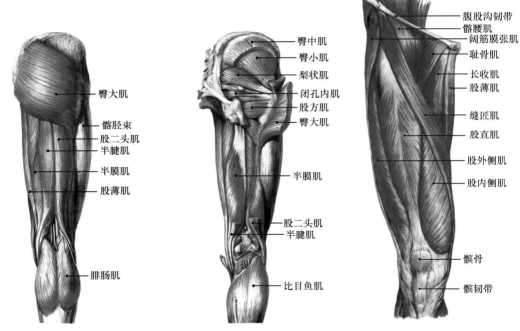

图2-75　髋肌和大腿肌后群　　　　图2-76　大腿肌前群和内侧群

表2-3　髋肌

名称	位置	作用
髂腰肌	髋关节的前方，脊柱腰段外侧	髋关节前屈和旋外
臀大肌	臀部的浅层	伸髋关节
臀中肌	臀大肌深面	大腿外展和旋内
臀小肌	臀中肌深面	大腿外展和旋内
梨状肌	臀中肌下方	大腿旋外
闭孔内肌	小骨盆侧壁的内面	大腿旋外

表 2-4　大腿肌

分群	名称	位置	作用
前群	缝匠肌	大腿前部	既能屈髋关节，又能屈膝关节
	股四头肌	大腿前部	既能屈髋关节，又能伸膝关节
内侧群	股薄肌	大腿内侧	使髋关节内收
	耻骨肌	耻骨支和坐骨支前	
	长收肌	大腿内侧	
	短收肌	长收肌的后方	
	大收肌	短收肌后方	
后群	股二头肌	大腿后部外侧	既能伸髋关节，又能屈膝关节
	半腱肌	大腿后部内侧	
	半膜肌	大腿后部内侧	

> **链接**
>
> ### 临床肌内注射部位的选择
>
> 　　肌内注射是临床用药的途径之一，是临床护理工作中常进行的一项技术操作。肌内注射部位应选择肌肉丰满、位置浅表、无大血管和神经走行的部位，此外还要便于护理操作。临床上最常用的肌内注射部位是三角肌和臀大肌。三角肌常用作免疫接种，一般选择在三角肌最丰满处进针。臀大肌常作为临床肌内注射用药部位。为避免损伤坐骨神经，首先以十字架将臀大肌分为 4 部分，选择外上 1/4 部位进针，然护理工作中为提高工作效率，常用拇指先触摸到髂前上棘，然后以示指向后划半圆，选择在半圆区域内进针。

（三）小腿肌

小腿肌的数量较前臂肌少，但比较粗大，分为前群、外侧群和后群（图 2-77 ～图 2-79，表 2-5 ）。

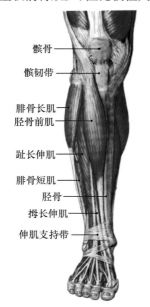

图 2-77　小腿肌前群

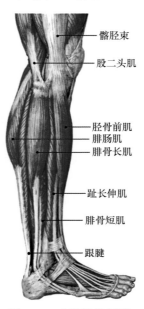

图 2-78　小腿肌外侧群

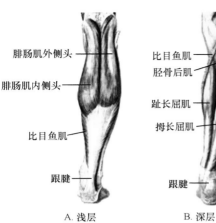

腓肠肌外侧头

比目鱼肌
胫骨后肌

腓肠肌内侧头

趾长屈肌

比目鱼肌

拇长屈肌

跟腱

跟腱

A. 浅层　　　　B. 深层

图 2-79　小腿肌后群

1. 前群　位于小腿骨间膜的前面，包括胫骨前肌、拇长伸肌和趾长伸肌，可使踝关节背屈、足内翻和伸趾。

2. 外侧群　位于腓骨的外侧，由浅层的腓骨长肌和深层的腓骨短肌组成，可使足外翻和跖屈。

3. 后群　位于小腿的后面，分浅、深两层。浅层称小腿三角肌，由腓肠肌和比目鱼肌合成。提足跟，可使踝关节跖屈。深层有趾长屈肌、胫骨后肌和拇长屈肌 3 块，可使踝关节跖屈、内翻和屈趾。

（四）足肌

足肌包括足背肌和足底肌。足背肌协助伸趾，足底肌协助屈趾和维持足弓。

表 2-5　小腿肌

分群	名称	位置	作用
前群	胫骨前肌	小腿骨前面	使足背屈和内翻
	拇长伸肌	小腿骨前面	使足背屈和伸拇趾
	趾长伸肌	小腿骨前面	使足背屈和伸第 2～5 趾
外侧群	腓骨长肌	腓骨外侧	使足外翻和跖屈
	腓骨短肌	腓骨外侧	使足外翻和跖屈
后群	小腿三头肌	小腿骨后部浅层	能屈膝关节和使足跖屈
	胫骨后肌	小腿骨后	使足跖屈和内翻
	拇长屈肌	小腿骨后面	使足跖屈和屈拇趾
	趾长屈肌	小腿骨后面	使足跖屈第 2～5 趾

（五）下肢的局部结构

1. 股三角　位于大腿前面的上部，是由腹股沟韧带、长收肌内侧缘和缝匠肌内侧缘围成的三角形区域。在股三角的上份，由外向内依次有股神经、股动脉、股静脉和股管等结构（图 2-80）。

2. 股管　是腹横筋膜经腹股沟韧带后方向下延伸形成的漏斗状腔隙，长约 1.5cm，其上口朝向腹腔，称为股环，股环处填有脂肪组织和 1 个较大的淋巴结，股管下端为盲端。由于股环与腹腔之间只隔很薄的腹横筋膜和腹膜，若腹腔内容物经股环、股管处膨出，则形成股疝。因女性骨盆较宽，股环较大，因此女性较男性易发生股疝（图 2-80）。

3. 腘窝　为一菱形窝，位于膝关节后方。腘窝的上内侧界为半腱肌和半膜肌，上外侧界为股二头肌，下内侧界为腓肠肌内侧头，下外侧界为腓肠肌外侧头。腘窝内有血管、淋巴管、神经通过及脂肪组织等。

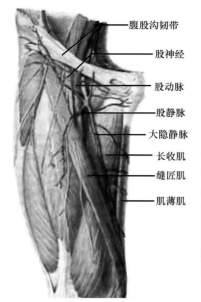

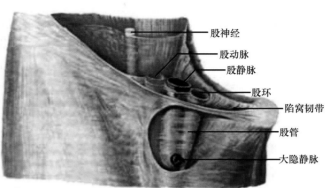

图 2-80　股三角和股管

（周　奕）

目标检测

一、名词解释

1. 椎间孔　2. 肋弓　3. 胸骨角
4. 翼点　5. 足弓　6. 囟
7. 界线　8. 腹股沟管　9. 股三角
10. 斜角肌间隙

二、填空题

1. 运动系统由_____、_____和_____构成。

2. 骨根据外形可分为_____、_____、_____和_____4类。

3. 骨主要由_____、_____和_____构成。

4. 骨髓充填于_____和_____内，分为_____和_____，其中_____具有造血功能。

5. 躯干骨包括_____、_____和_____，它们借骨连结构成_____和

6. 成对的脑颅骨有_____和_____；不成对面颅骨有_____、_____和_____。

7. 关节的基本结构包括_____、_____和_____。

8. 肩胛骨上角约平第_____肋，下角约平第_____肋；两侧髂嵴最高点连线平对_____棘突。

9. 脊柱侧面观，有_____、_____、_____和_____4个生理性弯曲。

10. 肘关节由_____、_____和_____3个关节组成。

11. 膝关节由_____、_____和_____构成。

12. 上肢骨包括_____、_____、_____、_____和_____。

13. 下肢骨包括_____、_____、_____、_____和_____。

14. 骨性鼻旁窦包括_____、_____、

_____和_____。

15. 骨盆由_____、_____、_____及_____构成，以_____为界，分为_____和_____。

16. 腹股沟管位于_____内侧半的上方，男性有_____通过，女性有_____通过。

17. 一侧胸锁乳突肌收缩，使头向_____侧倾斜，面部转向_____侧，两侧同时收缩可使头_____。

18. 膈上有3个裂孔，分别是_____、_____和_____。

19. 既屈髋关节又屈膝关节的肌是_____；主要呼吸肌有_____和_____。

20. 股三角上份由外侧向内侧依次有_____、_____、_____和_____等。

21. 临床上肌内注射常用的肌肉是_____和_____。

三、选择题

A₁ 型题

1. 下列骨中，属于长骨的是（　　　）
   A. 肩胛骨　　B. 肋骨　　　C. 距骨
   D. 指骨　　E. 舟骨

2. 骨髓腔存在于（　　　）
   A. 所有骨　　　　　B. 坏死骨
   C. 长骨骨干　　　　D. 骨松质
   E. 短骨

3. 老年人易发生骨折的原因是由于骨质中（　　　）
   A. 有机质含量相对较多
   B. 无机质含量相对较多
   C. 有机质和无机质各占 1/2
   D. 骨松质较多
   E. 骨密质较少

4. 胸骨角平对（　　　）
   A. 第1肋　　B. 第2肋　　　C. 第3肋
   D. 第4肋　　E. 第5肋

5. 临床上进行骶管麻醉时，确定骶管裂孔位置的标志是（　　　）
   A. 骶角　　　　　　　B. 骶管裂孔

C. 骶前孔　　　　　　D. 骶后孔
E. 骶岬

6. 属于面颅骨的是（　　　）
   A. 上鼻甲　　　　　　B. 下鼻甲
   C. 额骨　　　　　　　D. 蝶骨
   E. 筛骨

7. 骨损伤后能参与修复的结构是（　　　）
   A. 骨质　　B. 骨髓　　　C. 骨膜
   D. 骨骺　　E. 关节软骨

8. 下列结构中，哪项不是关节的基本结构（　　　）
   A. 关节盘　　　　　　B. 关节囊纤维层
   C. 关节囊滑膜层　　　D. 关节面
   E. 关节腔

9. 股骨易骨折的部位是（　　　）
   A. 股骨颈　　　　　　B. 转子间线
   C. 粗线　　　　　　　D. 股骨体
   E. 外侧髁

10. 位于各椎体的后面，几乎纵贯脊柱全长的韧带是（　　　）
    A. 黄韧带　　　　　　B. 前纵韧带
    C. 后纵韧带　　　　　D. 项韧带
    E. 棘上韧带

11. 腰椎（　　　）
    A. 棘突呈板状水平后伸
    B. 椎体小
    C. 横突上有横突孔
    D. 棘突分叉
    E. 椎体上有肋凹

12. 肩胛骨关节盂与下列何骨相关节（　　　）
    A. 锁骨肩峰端
    B. 肱骨头
    C. 肱骨大结节
    D. 肩峰
    E. 以上都不是

13. 参与肋弓构成的是（　　　）
    A. 第 6～9 肋　　　B. 第 8～10 肋
    C. 第 8～12 肋　　　D. 第 5～7 肋
    E. 第 7～10 肋

14. 不参与腕关节组成的骨是（　　　）

A. 舟骨　　　　　B. 月骨

C. 三角骨　　　　D. 豌豆骨

E. 桡骨

15. 黄韧带（　　　）

A. 连接相邻两椎弓根之间

B. 连结相邻两椎弓板之间

C. 构成椎间孔的前界

D. 连结相邻两棘突之间

E. 限制脊柱过度后伸

16. 背阔肌的作用是（　　　）

A. 臂旋外和后伸

B. 臂内收、旋内和后伸

C. 肩胛骨向内下旋转

D. 伸脊柱

E. 拉肩胛骨向脊柱靠拢

17. 股四头肌麻痹时，主要的运动障碍是
（　　　）

A. 伸大腿　　　　B. 伸小腿

C. 屈大腿　　　　D. 外展大腿

E. 内收大腿

18. 收缩时既屈髋关节同时又屈膝关节的肌是
（　　　）

A. 股二头肌　　　B. 股直肌

C. 缝匠肌　　　　D. 半腱肌与半膜肌

E. 股四头肌

19. 收缩时可使大腿后伸的肌是（　　　）

A. 髂腰肌　　　　B. 缝匠肌

C. 股薄肌　　　　D. 股四头肌

E. 臀大肌

20. 使足外翻的肌是（　　　）

A. 胫骨前肌　　　B. 胫骨后肌

C. 腓骨长肌　　　D. 小腿三头肌

E. 趾长屈肌

21. 最强大的脊柱伸肌是（　　　）

A. 背阔肌　　B. 竖脊肌　　　C. 斜方肌

D. 腰大肌　　E. 三角肌

B₁ 型题

（22～24 题共用选项）

A. 颈椎　　　B. 骶骨　　　C. 隆椎

D. 胸椎　　　E. 腰椎

22. 有横突孔的是（　　　）

23. 临床上用来计数椎骨序数标志的是（　　　）

24. 横突上有肋凹的是（　　　）

（25～27 题共用选项）

A. 连结相邻 2 个椎体

B. 连结相邻 2 个椎弓板

C. 位于椎体后面

D. 位于椎体前面

E. 位于相邻棘突之间

25. 后纵韧带（　　　）

26. 椎间盘（　　　）

27. 黄韧带（　　　）

（28～30 题共用选项）

A. 肩关节　　　　B. 膝关节

C. 肘关节　　　　D. 桡腕关节

E. 距小腿关节

28. 人体最大最复杂的关节是（　　　）

29. 最易发生脱位的关节是（　　　）

30. 全身最灵活的关节是（　　　）

（31～33 题共用选项）

A. 缝匠肌　　　　B. 股四头肌

C. 大收肌　　　　D. 阔筋膜张肌

E. 臀大肌

31. 伸和旋外髋关节的是（　　　）

32. 屈髋关节和膝关节的是（　　　）

33. 屈髋关节、伸膝关节的是（　　　）

四、简答题

1. 椎骨的一般形态如何？颈椎、胸椎、腰椎
各有哪些主要特征？

2. 骨盆是怎样构成的？男性、女性骨盆有何
差异？

3. 临床上进行腰椎穿刺由浅入深需经过的韧
带有哪些？

4. 肩关节的结构特点是什么？其运动形式有
哪些？

5. 膝关节是如何构成的？有哪些辅助结构？

6. 股三角位于何处？写出其境界和内容。

（章辰琛　周　奕）

第3章 消化系统

第1节 概　述

一 消化系统的组成

消化系统由消化管和消化腺组成（图 3-1）。消化管是一条口腔至肛门，长而迂曲的管道，

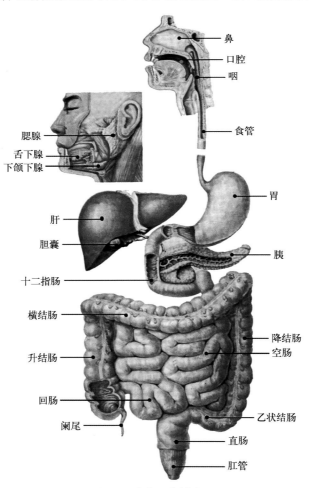

图 3-1　消化系统模式图

包括口腔、咽、食管、胃、小肠（十二指肠、空肠和回肠）和大肠（盲肠、阑尾、结肠、直肠和肛管）等。临床上通常把口腔至十二指肠的消化管称为上消化道，空肠及其以下的消化管称为下消化道。消化腺分为大消化腺和小消化腺两种，大消化腺包括大唾液腺、肝和胰；小消化腺是指分布在消化管壁的小腺体，如唇腺、胃腺和肠腺等，它们都开口于消化管，其分泌的消化液流入消化道，参与食物的化学性消化。

消化系统的主要功能是消化食物，吸收营养，排出食物残渣。

 消化管壁的一般结构

除口腔外，消化管壁由内向外分为黏膜、黏膜下层、肌层和外膜四层（图 3-2）。

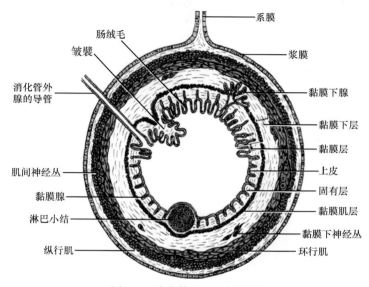

图 3-2　消化管壁的一般结构

（一）黏膜

黏膜是消化管进行消化吸收的重要结构，自内向外由上皮、固有层和黏膜肌层构成。

1. 上皮　衬于黏膜表面。口腔、咽、食管和肛门的上皮为复层扁平上皮，具有保护作用；胃、肠管的上皮为单层柱状上皮，功能以消化、吸收为主。

2. 固有层　由结缔组织构成，内含血管、神经、淋巴组织和小腺体。

3. 黏膜肌层　由 1～2 层平滑肌构成。其舒缩能改变黏膜形态，腺体分泌，血液、淋巴运行，有助于食物消化和营养物质吸收。

（二）黏膜下层

黏膜下层由疏松结缔组织构成，内含血管、神经和黏膜下神经丛。

在消化管的某些部位，黏膜和部分黏膜下层共同突向消化管腔，形成环行或纵行黏膜皱襞，以扩大黏膜表面积，有利于营养物质的吸收。

（三）肌层

除口腔、咽、食管上段及肛门外括约肌为骨骼肌外，其余均为内环、外纵行排列的平滑肌，其内有肌间神经丛，可调节肌的运动。在某些部位，环行肌增厚形成括约肌。

（四）外膜

外膜分纤维膜和浆膜 2 种。纤维膜由薄层结缔组织构成，分布于食管和大肠末端，与周围组织无明显界线；浆膜由结缔组织及表面的间皮构成，分布于胃、大部分小肠和大肠，其表面光滑，分泌滑液，有利于胃肠蠕动。

三 胸部标志线和腹部分区

人们通常在胸部、腹部体表，画出若干条标志线，进行分区（图 3-3、图 3-4），这对从体表确定内脏各器官的正常位置及体表投影、临床诊断和病理检查有重要意义。

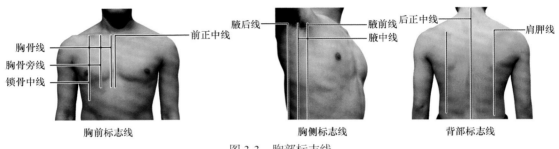

图 3-3　胸部标志线

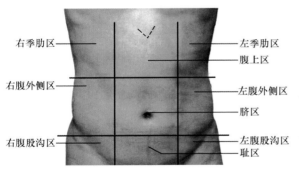

图 3-4　腹部分区

（一）胸部标志线

1. 前正中线　通过身体前面正中所作的垂线。

2. 胸骨线　沿胸骨最宽处的外侧缘所作的垂线。

3. 锁骨中线　通过锁骨中点所作的垂线。

4. 胸骨旁线　经胸骨线与锁骨中线之间连线的中点所作的垂线。

5. 腋前线　通过腋窝前缘（腋前襞）所作的垂线。

6. 腋中线　通过腋前、后线连线的中点所作的垂线。

7. 腋后线　通过腋窝后缘（腋后襞）所作的垂线。

8. 肩胛线　通过肩胛下角所作的垂线。

9. 后正中线　通过身体后面正中所作的垂线。

（二）腹部分区

腹部分区通常采用九分法，即 2 条水平线和 2 条纵线把腹部分成 9 个区。2 条水平线是左、右肋弓最低点连线和左、右髂结节连线；2 条纵线是通过左、右腹股沟韧带中点的垂线。这 9 个区包括腹上区，左、右季肋区，脐区，左、右腹外侧区，耻区，左、右腹股沟区。临床上常用四分法，以前正中线与通过脐的水平线将腹部分为左、右上腹和左、右下腹 4 个区。

第 2 节 消 化 管

一 口腔

　　口腔是消化管的起始部，向前借口裂与外界相通，向后经咽峡与咽相续。口腔前壁为唇，侧壁为颊，顶为腭，底为肌性结构。口腔借上、下颌牙弓为界，分为口腔前庭和固有口腔。当上、下颌牙咬合时，口腔前庭与固有口腔之间可借最后磨牙的后方间隙相通。临床上当患者牙关紧闭时，可借此间隙插管或注入药物和营养物质。

（一）唇和颊

　　唇构成口腔的前壁，分上唇和下唇。两唇之间为口裂，其结合处为口角。上唇的前面正中线有一纵行的浅沟，其上、中 1/3 交界处为人中，昏迷患者急救时常在此处进行针刺或指压，使患者苏醒。两唇游离缘上皮较薄，正常呈红色。当机体缺氧时唇变为暗红色，临床上称发绀。

　　颊为口腔的两侧壁，在上颌第 2 磨牙相对的颊黏膜处有腮腺导管的开口。从鼻翼两旁至口角两侧各有一浅沟称鼻唇沟，是唇和颊的分界线。

（二）腭

　　腭呈穹隆状，构成固有口腔的顶，分隔鼻腔和口腔。前 2/3 为硬腭，由腭骨外覆黏膜构成；后 1/3 为软腭，由骨骼肌被覆黏膜构成。软腭后缘游离，中央有垂向下方的突起称腭垂（悬雍垂）。腭垂的两侧各有两对黏膜皱襞，前方的一对称腭舌弓，续于舌根外侧；后方的一对称腭咽弓，向下延至咽的侧壁。两弓之间的三角形凹陷区称扁桃体窝，容纳腭扁桃体。腭垂、两侧的腭舌弓与舌根共同围成咽峡，是口腔与咽的分界线（图 3-5）。

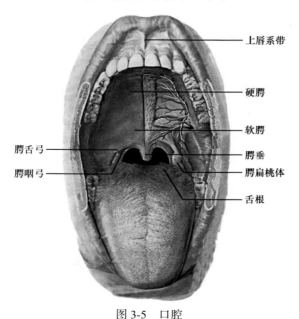

图 3-5　口腔

（三）舌

　　舌位于口腔底，具有感受味觉、协助咀嚼、吞咽食物和辅助发音等功能。

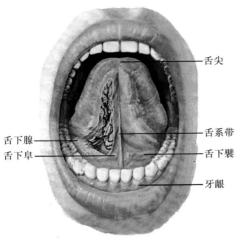

图 3-6　口腔底和舌下面

1. 舌的形态　舌分上、下两面。上面称舌背，前 2/3 为舌体，后 1/3 为舌根，舌体的前端称舌尖。舌前部的下面正中线处有连于口腔底的黏膜皱襞，称舌系带。其根部的两侧各有一小黏膜隆起，称舌下阜，是舌下腺大管和下颌下腺管的开口。舌下阜向口腔底后外方延续的带状黏膜皱襞为舌下襞，深面有舌下腺，表面有舌下腺小管开口（图 3-5、图 3-6）。

2. 舌的构造　舌以骨骼肌为基础，外覆黏膜而成。

（1）舌黏膜：淡红色，舌背的黏膜上有许多小突起，称舌乳头（图 3-7、图 3-8）。根据形态与功能的不同分为丝状乳头、菌状乳头、轮廓乳头、叶状乳头 4 种。丝状乳头小而多，呈白丝绒状，遍布舌体背面，能感受触觉；菌状乳头大而少，呈红色圆点状，分散于丝状乳头之间，多见于舌尖和舌的侧缘；轮廓乳头体形最大，排列在界沟的前方。叶状乳头位于舌侧缘的后部，呈叶片形。后 3 种乳头中含有味觉感受器（味蕾）（图 3-9），具有感受酸、甜、苦、咸的功能。舌根背面的黏膜内，有淋巴组织构成大小不等的丘状隆起，称为舌扁桃体。

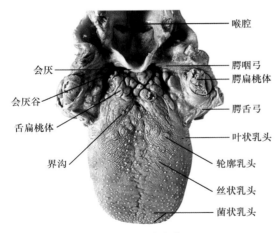

图 3-7　舌黏膜

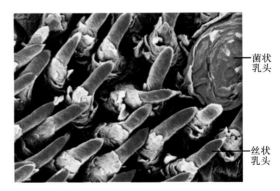

图 3-8　舌乳头扫描电镜像

（2）舌肌：为骨骼肌，分舌内肌和舌外肌（图 3-10、图 3-11）。舌内肌构成舌的主体，肌束排列成纵、横和垂直 3 个方向，收缩时可改变舌的形状；舌外肌收缩时可改变舌的位置，在临床上以颏舌肌最为重要。颏舌肌起自下颌体内面的颏棘，肌纤维呈扇形向后上方分散止于舌正中线两侧，双侧颏舌肌同时收缩舌前伸；单侧收缩时可使舌伸向对侧。当一侧颏舌肌瘫痪时，患者舌尖偏向瘫痪侧。

（四）牙

牙是人体最坚硬的器官，嵌于上、下颌骨的牙槽内，分别排成上、下牙弓，具有咀嚼食物和辅助发音的功能。

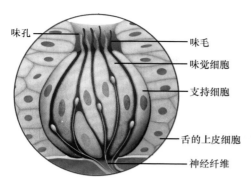

图 3-9　味蕾结构模式图

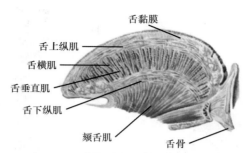

图 3-10　舌正中矢状切面

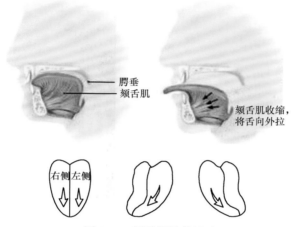

图 3-11　颏舌肌及其运动

1. 牙的形态　牙在外形上分为牙冠、牙颈、牙根 3 部分（图 3-12）。暴露于口腔内的称牙冠，色白有光泽；嵌于牙槽内的称牙根；介于牙冠与牙根之间的部分被牙龈覆盖，称牙颈。

2. 牙的构造　牙主要由牙本质、牙釉质、牙骨质和牙髓构成（图 3-12）。

牙本质致密坚硬，构成牙的主体。在牙冠部分，牙本质的表面覆有釉质，是人体最坚硬的组织；在牙颈和牙根，牙本质的表面覆有牙骨质。牙的中央有一空腔称为牙腔或髓腔，包括牙冠内的牙冠腔和牙根内的牙根管，通过牙根尖管与牙槽相通。牙腔内有牙髓，牙髓由结缔组织、血管、神经和淋巴管组成。当牙髓发炎时，牙腔内压力增高压迫神经，产生剧烈的疼痛。

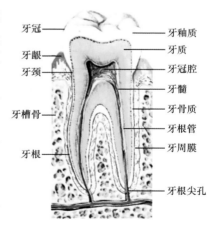

图 3-12　牙的构造

3. 牙的名称及萌出时间　人一生中有两组牙发生（图 3-13 ～图 3-16）。第一组称乳牙，第二组称恒牙。乳牙在出生后 6 个月左右萌出，3 岁左右出齐，共 20 个。6 岁左右乳牙开始脱落，逐渐被恒牙取代，在 12 ～ 14 岁出齐。第三磨牙在 17 ～ 25 岁或更晚萌出，故称

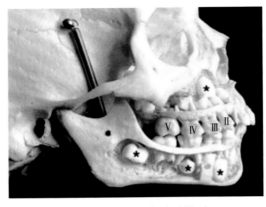

图 3-13　乳牙的名称及排列

迟牙，有的人甚至终生不萌出。因此，成人恒牙有 28 ~ 32 个。

乳牙包括乳切牙、乳尖牙和乳磨牙。恒牙分为切牙、尖牙、前磨牙和磨牙。

4. 牙的排列与牙式　牙呈对称性排列。临床上为了记录牙的位置，以被检查者的方位为准，用"+"记号划分 4 区记录牙的排列形式，称牙式。用罗马数字Ⅰ~Ⅴ表示乳牙，用阿拉伯数字 1 ~ 8 表示恒牙（图 3-13、图 3-16）。如：ⅤΓ表示左上颌第二乳磨牙，6Γ表示右下颌第一磨牙。

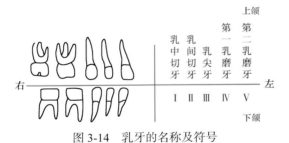

图 3-14　乳牙的名称及符号

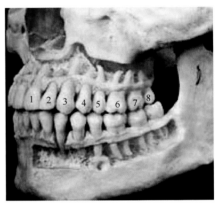

图 3-15　恒牙的名称与排列

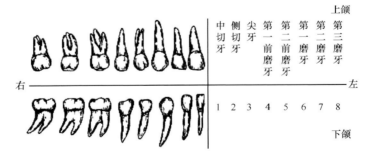

图 3-16　恒牙的名称和符号

5. 牙周组织　由牙龈、牙周膜、牙槽骨构成（图 3-12）。牙龈是覆盖于牙颈和牙槽弓表面的口腔黏膜，血管丰富，淡红色，坚韧而有弹性；牙周膜是位于牙根和牙槽骨之间的致密结缔组织膜，具有固定牙根的作用；牙槽骨是构成牙槽的骨质。牙周组织对牙有保护、支持和固定作用。

● 案例 3-1 --

患者，男，8 岁，晨起告诉妈妈脖子痛，不能转头，并说学校里还有其他小朋友和他得了一样的病。妈妈发现他耳郭前下部明显肿了起来。妈妈立即意识到问题严重，马上去医院，医生诊断为流行性腮腺炎。

> 问题：1.请问唾液腺有哪些？
> 　　　2.各腺体的位置、开口如何？

（五）口腔腺

口腔腺又称唾液腺，是开口于口腔的腺体总称。口腔腺主要分泌唾液，有湿润口腔黏膜、帮助消化食物的功能。口腔腺包括除唇腺、颊腺等小腺体外，主要有腮腺、下颌下腺和舌下腺 3 对大唾液腺（图 3-17）。

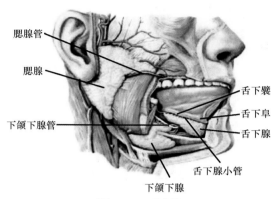

图 3-17　唾液腺

1.腮腺　是最大的唾液腺，呈三角楔形，位于耳郭前下方，下颌支与胸锁乳突肌之间的窝内。其导管自腮腺前缘上部发出，于颧弓下 1 横指处沿咬肌表面水平前行，至咬肌前缘转向深部穿越颊肌，开口于上颌第二磨牙相对的颊黏膜处。

> **链接**
>
> **流行性腮腺炎**
>
> 　流行性腮腺炎简称腮腺炎、流腮，多发于春季，是儿童和青少年中常见的呼吸道传染病，由腮腺炎病毒引起，一般感染后 2 ～ 3 周发病。腮腺的非化脓性肿胀疼痛为突出的病症。

2.下颌下腺　位于下颌体深面，呈卵圆形，腺管开口于舌下阜。

3.舌下腺　位于舌下襞的深面，腺管开口于舌下阜和舌下襞。

> **链接**
>
> **龋　齿**
>
> 　龋齿是口腔中常见病，世界卫生组织（WHO）将其与肿瘤和心血管疾病并列为人类三大重点防治疾病。龋齿俗称虫牙、蛀牙，是细菌性疾病。病变先破坏牙釉质，然后逐步破坏牙本质，最后崩解形成龋洞。预防龋齿方法主要有刷牙，氟化物溶液漱口，窝沟封闭，通过限制蔗糖及其制品的摄入，或在食品中加入甜味剂，都可减少龋病的发生。

咽

　　咽呈前后略扁的漏斗形肌性管道，位于颈椎前方。上起颅底，下端平第 6 颈椎体下缘续于食管，全长约 12cm。咽的后壁与侧壁较完整，主要由咽肌内衬黏膜构成。前壁不完整，自上而下分别与鼻腔、口腔和喉腔相通，以软腭后缘和会厌上缘的平面为界，咽可分为鼻咽、口咽和喉咽 3 部分。咽是消化道与呼吸道的共同通道（图 3-18、图 3-19）。

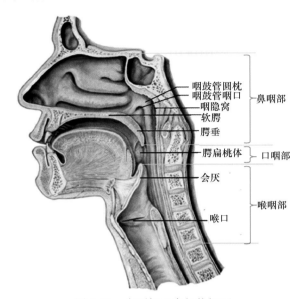

图 3-18　头颈部正中矢状切面

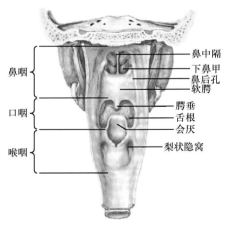

图 3-19　咽后面观

（一）鼻咽部

　　鼻咽部位于鼻腔后方，颅底至软腭游离缘平面以上的部分，向前借鼻后孔与鼻腔相通。在鼻咽的两侧壁，正对下鼻甲后方约 1cm 处，各有一咽鼓管咽口，咽腔经此口通过咽鼓管与中耳的鼓室相通。咽鼓管咽口的前、上、后方的弧形隆起称咽鼓管圆枕，是寻找咽鼓管咽口的标志。咽鼓管圆枕后方与咽后壁之间有一纵行凹陷，称咽隐窝，是鼻咽癌的好发部位。在鼻咽部后上壁的黏膜内，有丰富的淋巴组织，称咽扁桃体，幼儿时较发达，6 ～ 7 岁开始退化，10 岁以后完全退化。

（二）口咽部

　　口咽部位于口腔后方，软腭游离缘至会厌上缘之间的部分，前方借咽峡与口腔相通。在口咽部外侧壁的扁桃体窝内，容纳腭扁桃体，就是通常所说的扁桃体，其表面有许多扁桃体小窝，细菌在此易于繁殖而成为感染灶。

　　舌扁桃体、腭扁桃体和咽扁桃体在鼻腔、口腔与咽相通的部位，构成了咽淋巴环，具有重要的免疫防御功能。

（三）喉咽部

喉咽部位于喉腔的后方，会厌软骨上缘至第6颈椎体下缘平面之间，前方经喉口通喉腔，向下续接食管，在喉口两侧各有一深窝称梨状隐窝，是异物易滞留的部位。

链接

咽

鼻咽口咽和喉咽，鼻口喉腔相通连。

咽鼓管口通中耳，六颈下缘续食管。

● 案例 3-2

患者，男，56岁，进行性吞咽困难，近3个月发现体重下降入院。体检发现左锁骨上淋巴结肿大。医生考虑食管癌。

问题：1. 确诊需要做哪些检查？

2. 为什么食管癌容易直接浸润周围器官？

三 食管

（一）食管的位置和分部

食管为前后略扁的肌性管道，长约25cm。食管上端平第6颈椎体下缘处与咽相接，沿脊柱前方下行，经胸廓上口入胸腔，穿膈的食管裂孔入腹腔，下端在平第11胸椎体高度续于胃的贲门，食管全长分三部分（图3-20）。

1. 颈部　位于气管和颈椎之间，长约5cm，两侧有颈部大血管。

2. 胸部　位于胸腔内，长为18～20cm，自上而下与气管、左主支气管和心包相毗邻。

3. 腹部　自食管裂孔至贲门处，长1～2cm。

（二）食管的狭窄

食管全长有3处生理性狭窄：第1处狭窄位于食管的起始处，距中切牙约15cm；第2处狭窄位于食管与左主支气管交叉处，距中切牙约25cm；第3处狭窄为穿膈肌处，距中切牙约40cm。这些狭窄处容易滞留异物，也是肿瘤好发部位。临床进行插管时，要注意这些狭窄处，避免损伤食管（图3-21）。

（三）食管壁的微细结构

食管空虚时，黏膜表面形成7～10条纵行皱襞；当食物通过时，管腔扩张，黏膜皱襞展平。食管壁由黏膜、黏膜下膜、肌层和外膜4层构成（图3-22）。

1. 黏膜　上皮为复层扁平上皮，具有保护功能。食管下端的复层扁平上皮与胃贲门部的单层柱状上皮骤然相接，是食管癌的易发部位。

2. 黏膜下层　含大量的食管腺，其分泌的黏液润滑食管，有利于食团通过。

3. 肌层　肌纤维的排列呈内环外纵行。食管上1/3为骨骼肌，下1/3为平滑肌，中1/3为骨骼肌和平滑肌相混合。

4. 外膜　为疏松结缔组织构成的纤维膜。

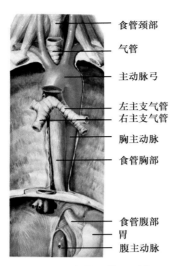

食管颈部
气管
主动脉弓
左主支气管
右主支气管
胸主动脉
食管胸部
食管腹部
胃
腹主动脉

图 3-20　食管的位置毗邻

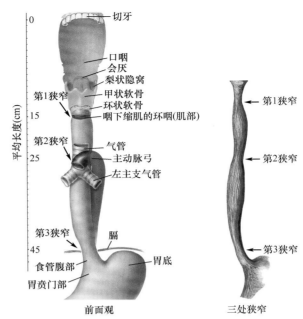

切牙
口咽
会厌
梨状隐窝
甲状软骨
第1狭窄　环状软骨
咽下缩肌的环咽(肌部)
平均长度(cm)
15
第2狭窄　气管
25　　　主动脉弓
左主支气管
第3狭窄　膈
45
食管腹部　胃底
胃贲门部
前面观

第1狭窄
第2狭窄
第3狭窄
三处狭窄

图 3-21　食管的起始及狭窄

四　胃

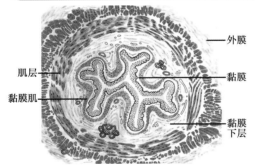

外膜
肌层
黏膜
黏膜肌
黏膜下层

图 3-22　食管的微细结构图（低倍镜）

胃是消化管最膨大的部分，上接食管，下续十二指肠。胃具有容纳食物、分泌胃液和对食物进行初步消化的功能。成人胃容量约 1500ml，新生儿约 50ml。

（一）形态与分部

胃有前后 2 壁、上下 2 缘和出入 2 口。胃前壁朝向前上方，胃后壁朝向后下方。上缘称为胃小弯，呈凹向右上方的弧形，其最低处形成一切迹称角切迹，下缘称为胃大弯，为凸向左下方的弧形。胃入口为贲门，上接食管，出口为幽门，与十二指肠相续。

胃分为四部分：①贲门部，在贲门附近，与其他部分无明显界线；②胃底，贲门平面以上，向左上方膨出的部分；③胃体，胃底与角切迹之间的部分；④幽门部，角切迹向右至幽门部分，临床上常称为胃窦。幽门的大弯侧有一不明显的浅沟，称中间沟，把幽门部又分为左侧的幽门窦和右侧的幽门管。胃溃疡和胃癌多发生于幽门窦近胃小弯处（图 3-23）。

（二）位置和毗邻

胃的位置随体形、体位和充盈程度的不同有较大变化。中等充盈时，胃大部分位于左季肋区，小部分位于腹上区。

胃前壁的右侧部与肝左叶相邻，左侧部与膈相邻，中间部在剑突下方直接与腹前壁相贴，是临床上胃的触诊部位。胃后壁隔网膜囊与横结肠、胰、脾、左肾和左肾上腺等器官相邻（图 3-24）。

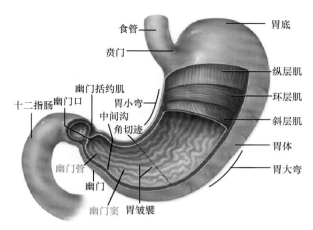

图 3-23　胃的形态和分部

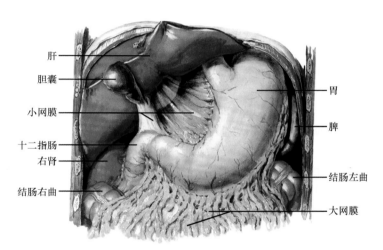

图 3-24　胃的位置及毗邻

（三）胃壁的微细结构特点

胃壁由黏膜、黏膜下层、肌层和浆膜构成（图 3-25、图 3-26）。

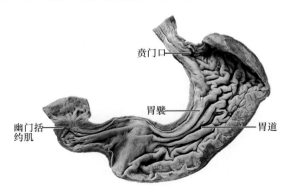

图 3-25　胃壁（肉眼观）

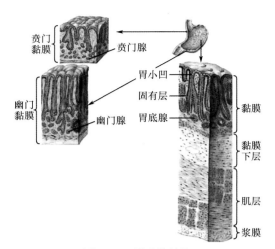

图 3-26　胃壁的结构

1. 黏膜　活体胃黏膜柔软，血供丰富，淡红色。空虚时，形成许多皱襞。在胃小弯处，有 4～5 条恒定的纵行皱襞。胃充盈时，皱襞大多展平消失，以增加胃腔表面积。在幽门括约肌表面，胃黏膜突入管腔内形成环形皱襞，称幽门瓣。胃黏膜表面密集的针孔状的小窝，称胃小凹，是胃腺管的开口（图 3-25）。

（1）上皮：为单层柱状上皮细胞，能分泌大量黏液。黏液覆盖于胃黏膜表面，上皮细胞间的紧密连接和细胞表面的黏液层构成胃黏膜屏障，可防止胃液对黏膜自身的侵蚀和消化（图 3-27）。

（2）固有层：由结缔组织构成，内含很多管状的胃腺（图 3-26）。根据胃腺所在部位不同，可分为贲门腺、幽门腺和胃底腺。贲门腺和幽门腺分别位于贲门部和幽门部，主要分泌黏液和溶菌酶等；胃底腺位于胃底和胃体，是分泌胃液的主要腺体。胃底腺的主要细胞：①壁细胞：又称盐酸细胞，主要分泌盐酸和内因子，盐酸有激活胃蛋白酶原和杀菌作用，内因子能促进回肠对维生素 B_{12} 的吸收。②主细胞：又称胃酶细胞，主要分泌胃蛋白酶原，胃蛋白酶原经盐酸激活后，参与蛋白质的消化分解（图 3-28、图 3-29）。

2. 黏膜下层　由疏松结缔组织构成，含有淋巴细胞、肥大细胞及神经丛、血管和淋巴管。

3. 肌层　较厚，由内斜行、中环行和外纵行 3 层平滑肌组成。环行肌在幽门处增厚形成幽门括约肌，有延缓胃内容物排空，防止肠内容物逆流至胃的作用。在婴儿如果幽门括约肌肥厚，可造成先天性幽门梗阻（图 3-23）。

4. 外膜　为一层浆膜，由间皮和少量的结缔组织构成。

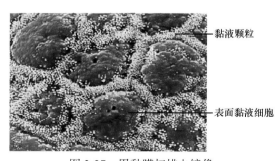

图 3-27　胃黏膜扫描电镜像

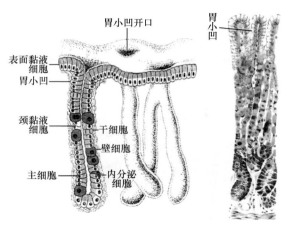

图 3-28 胃底腺的模式图及组织切片图

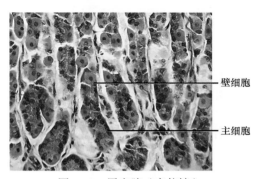

图 3-29 胃底腺（高倍镜）

链接

胃 管

胃管（鼻胃管，鼻饲管），由鼻孔插入，经咽、食管到达胃部，将胃肠道聚集的液体和气体吸出，以降低胃肠道内压力，或往胃里注入液体提供给患者必需的食物和营养。护理时应注意避免胃管污染，以及胃管脱出，导致误吸等发生。

● 案例 3-3

患者，男，68 岁，反复发作性上腹部隐痛伴反酸十余年。今突发持续性上腹部剧痛，如刀割样，伴有恶心、呕吐，急诊入院。体检：痛苦面容，脉细数，血压下降，全腹压痛反跳痛。经腹部 X 线平片确诊为十二指肠溃疡穿孔。

问题：1. 溃疡穿孔多发生在十二指肠的哪一部分？

2. 穿过消化管壁的哪几层？

五 小肠

小肠是消化管中最长的部分，成人全长为 5 ～ 7m，盘曲在腹腔的中、下部，上接幽门，下续盲肠，包括十二指肠、空肠和回肠三部分。小肠是消化食物和吸收营养的主要器官。

（一）十二指肠

十二指肠为小肠的起始部，介于胃与空肠之间，长约25cm。大部分紧贴腹后壁，位置较深，几乎无活动度。十二指肠呈"C"形从右侧包绕胰头，分为上部、降部、水平部和升部四部分（图3-30）。

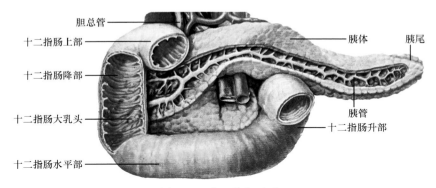

图3-30　十二指肠及胰

1. 上部　约5cm，于第1腰椎的右侧起自胃的幽门，走向右后方，至胆囊颈的后下方，急转向下移行为降部。上部近幽门处肠管，管壁较薄，黏膜较光滑，无皱襞，称十二指肠球，是十二指肠溃疡及穿孔的好发部位。

2. 降部　为7～8cm，沿着第1～3腰椎的右侧下降，至第3腰椎下缘水平，转向左侧移行为水平部。此部的黏膜有许多环状襞，在其后内侧壁上有一纵行隆起，称十二指肠纵襞。纵襞的下端为圆形隆起，称十二指肠大乳头，是胆总管和胰管的共同开口。

3. 水平部　约10cm，横行向左，越过下腔静脉，至腹主动脉前方移行为升部。

4. 升部　最短，为2～3cm，自第3腰椎体斜向左上方，至第2腰椎左侧，再向前下方弯曲续于空肠，此弯曲称十二指肠空肠曲。此曲由十二指肠悬肌固定于腹后壁。十二指肠悬肌和包绕其表面的腹膜共同构成十二指肠悬韧带（Treitz韧带），是手术时确认空肠的重要标志。

（二）空肠和回肠

空肠始于十二指肠空肠曲，回肠在右髂窝续盲肠。空肠、回肠全长被腹膜包被，并由腹膜形成的小肠系膜固定于腹后壁，活动度较大。空肠、回肠盘曲在腹腔的中下部，形成迂曲的小肠袢，二者分界不明显。空肠、回肠主要特征比较如下（表3-1、图3-31）。

表3-1　空肠和回肠比较

项目	空肠	回肠
位置	腹腔的左上部	腹腔的右下部
长度	近端2/5	远端3/5
管径	较粗	较细
管壁	较厚	较薄
血管	丰富，颜色较红	较少，颜色较浅
环状皱襞	高而密	低而疏
淋巴滤泡	孤立淋巴滤泡	孤立/集合淋巴滤泡

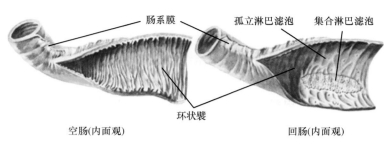

图 3-31　空肠与回肠的比较

（三）小肠黏膜的结构特点

小肠壁由内向外依次为黏膜、黏膜下层、肌层、外膜。其结构特点是肠腔面有环状襞，黏膜表面有许多细小的肠绒毛，上皮细胞游离面有大量的微绒毛，这 3 种结构扩大了小肠的吸收面积，利于营养物质的消化吸收（图 3-32）。

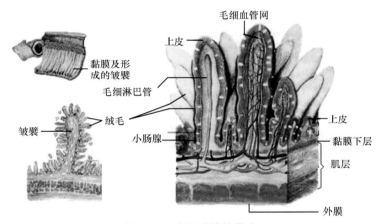

图 3-32　小肠壁结构模式

1. 环状襞　由黏膜和黏膜下层向肠腔突出而成，从空肠到回肠，环状襞由高而密逐渐过渡到低而疏（图 3-31）。

2. 肠绒毛　是小肠表面许多细小的指状突起，是小肠特有的结构，由黏膜的上皮和固有层向肠腔突出形成（图 3-33）。

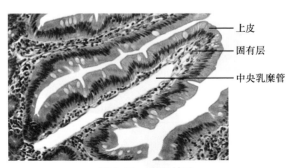

图 3-33　小肠绒毛

（1）上皮：单层柱状上皮，包括吸收细胞和杯状细胞。吸收细胞游离面有明显的微绒毛形成的纹状缘，使游离面面积扩大 30 倍。吸收细胞主要对糖、蛋白质、脂类进行消化吸收，其中脂类物质被加工成乳糜颗粒。杯状细胞分泌黏液，起润滑保护作用。

（2）固有层：形成绒毛的中轴，由结缔组织构成，其中央有 1 ～ 2 条纵行毛细淋巴管，称中央乳糜管，可收集和转运脂类物质。中央乳糜管周围有丰富的毛细血管，氨基酸、单糖经此入血；其周围还有少量平滑肌，收缩使绒毛变短，利于血液和淋巴运行。

环状皱襞、绒毛、纹状缘扩大了小肠表面积约 600 倍，使小肠黏膜表面积达 200 ～ 400m^2。

3. 肠腺　由小肠上皮下陷到固有层形成的管状腺（图 3-32）。腺体开口于相邻绒毛根部之间。肠腺主要由吸收细胞、潘氏细胞和杯状细胞构成。吸收细胞最多，分泌多种消化酶；潘氏细胞聚集在肠腺的底部，分泌溶菌酶；杯状细胞分泌黏液。

4. 淋巴组织　是小肠壁主要的防御结构。固有层内除了散在分布的淋巴细胞外，尚有孤立淋巴滤泡和集合淋巴滤泡。

● 案例 3-4 ---

患者，女，3 周岁，体型较胖，一天突然大哭不止，叫嚷肚子痛，大便时发现有血迹，立即送往医院检查，医生诊断为急性肠扭转。

问题：最可能发生扭转的是哪段肠管？为什么？

六　大肠

大肠起于回肠末端，终于肛门，长约 1.5m。大肠的主要功能是吸收水分、维生素、无机盐，分泌黏液，形成粪便。大肠分为盲肠、阑尾、结肠、直肠和肛管（图 3-34）。

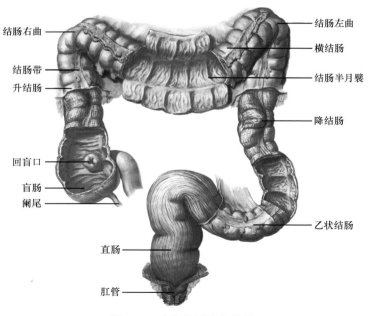

图 3-34　大肠的形态与分部

除阑尾、直肠、肛管外，盲肠和结肠外形有 3 种特征性结构。①结肠带：由肠壁纵行肌增厚形成，共 3 条；②结肠袋：由肠壁呈袋状向外膨出的部分；③肠脂垂：附于结肠带边缘，由大小不等的脂肪突起构成（图 3-35）。

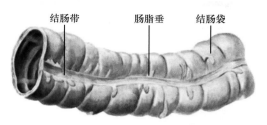

结肠带　　肠脂垂　　结肠袋

图 3-35　盲肠结肠外形结构特征

● 案例 3-5 --

患者，女，26 岁，转移性右下腹疼痛伴恶心、呕吐 1 天。体检：麦氏点明显压痛和反跳痛，白细胞及中性粒细胞均升高。初步诊断为急性单纯性阑尾炎。

问题：医生考虑阑尾切除术，切口应选择在何处？需依次经过腹壁哪些层次？

（一）盲肠和阑尾

盲肠为大肠起始部的膨大盲端，长 6 ～ 8cm，位于右髂窝内，左接回肠，上续升结肠。回肠末端开口于盲肠内侧壁，开口处上下各有一唇状皱襞，称回盲瓣，此瓣既可控制回肠内容物进入盲肠的速度，又可防止大肠内容物逆流入小肠。回盲瓣下方有阑尾口（图 3-36）。

阑尾为蚓状盲管，位于右髂窝内，长 6 ～ 8cm，直径 0.6 ～ 0.8cm。阑尾末端游离，位置变化很大，有回肠前位、后位、盆位、盲肠后位等。其根部位置较恒定，在盲肠末端 3 条结肠带的交汇处，故结肠带是手术中寻找阑尾的标志。阑尾根部体表的投影，在脐和右髂前上棘连线的中、外 1/3 交点处，临床上称麦氏点（McBurney 点）。急性阑尾炎时该处有压痛和反跳痛，阑尾手术切口常选择此处（图 3-37、图 3-38）。

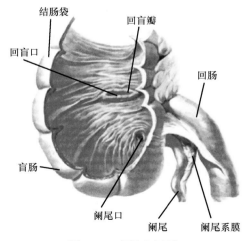

结肠袋

回盲瓣

回盲口

回肠

盲肠

阑尾口

阑尾

阑尾系膜

图 3-36　盲肠和阑尾

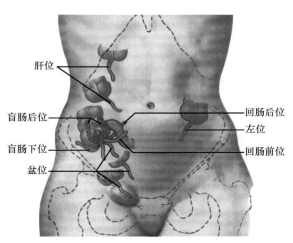

肝位

盲肠后位

盲肠下位

盆位

回肠后位

左位

回肠前位

图 3-37　阑尾的位置

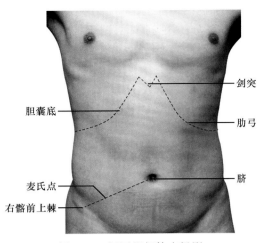

剑突

胆囊底

肋弓

脐

麦氏点

右髂前上棘

图 3-38　阑尾根部体表投影

（二）结肠

结肠起于盲肠，续接直肠，呈方框状包绕在空肠、回肠周围，分为升结肠、横结肠、降结肠和乙状结肠四部分（图 3-34）。

1. 升结肠　是盲肠向上延续部分，自右髂窝沿腹后壁的右侧上升，至肝右叶下方向左弯形成结肠右曲（肝曲），移行于横结肠。升结肠后面借结缔组织附于腹后壁，活动性较小。

2. 横结肠　起自结肠右曲，向左横行至脾处再向下弯形成结肠左曲（脾曲），移行于降结肠。横结肠全部被腹膜包被，并借横结肠系膜连于腹后壁，活动度较大。

3. 降结肠　起自结肠左曲，沿腹后壁的左侧下降，至左髂嵴处移行于乙状结肠。降结肠后面借结缔组织附着于腹后壁，活动性较小。

4. 乙状结肠　自左髂嵴处于续降结肠，呈"乙"字形弯曲，至第 3 骶椎前面移行为直肠。乙状结肠全部被腹膜包被，借乙状结肠系膜连于左髂窝和小骨盆后壁，其活动度较大，老年人易引起肠扭转。

● 案例 3-6 --

患者，男，60 岁，发现脓血便月余就诊。患者自述近半年来，大便习惯改变，便秘与腹泻交替发生，有时脓血便，体重减轻。医生怀疑直肠癌。

问题：直肠指检、直肠镜和病理学检查可以确诊直肠癌吗？确诊后如何治疗？

（三）直肠

直肠长 10 ～ 14cm，位于盆腔内，在第 3 骶椎平面起自乙状结肠，沿骶尾骨的前面下行，穿盆膈移行于肛管。直肠不直，在矢状面上有两个弯曲：上段与骶骨前面的曲度一致，凸向后形成骶曲；下段绕过尾骨尖，形成凸向前的会阴曲。临床上进行乙状结肠镜检查时，顺应直肠两个弯曲的方向，以免损伤肠壁。直肠的下段膨大，称为直肠壶腹，其腔面上有 2 ～ 3 条半月状的直肠横襞，其中中间的直肠横襞最大，位置恒定，位于右前侧壁距肛门约 7cm，可作为乙状肠镜检查和直肠指检的定位标志（图 3-39、图 3-40）。

直肠的毗邻男女不同，男性直肠前方有膀胱、前列腺、精囊；女性直肠的前方有子宫、阴道。直肠指检可触及这些器官。

● 案例 3-7 --

患者，男，57 岁，发现大便后经常有鲜血数滴，或在粪便上黏有血迹，后疼痛，并且肛门边缘有些赘生物，如豆粒大。医生诊断内、外痔。

问题：如何鉴别内、外痔？手术时应注意避免损伤肛门周围哪些结构？为什么？

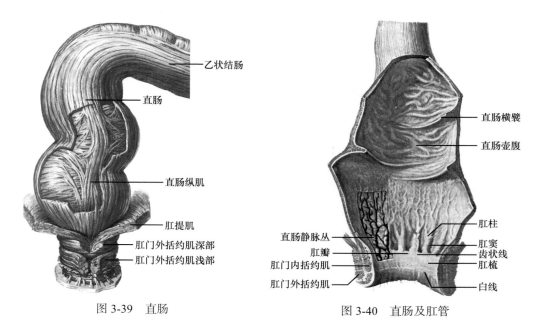

图 3-39　直肠　　　　　　　　图 3-40　直肠及肛管

（四）肛管

　　肛管长 3 ～ 4cm，上接直肠，末端终于肛门。肛管被肛门括约肌包绕，平时处于收缩状态，有控制排便的作用。

　　肛管内面黏膜形成 6 ～ 10 条纵行皱襞，称为肛柱。各肛柱的下端有半月形的皱襞相连，称为肛瓣。肛瓣与相邻肛柱下端围成的小隐窝，称肛窦，易积存粪块，感染可引起肛窦炎，严重者发展为肛瘘。

　　各肛瓣与肛柱下端，连成锯齿状的环形线，称为齿状线（肛皮线），为皮肤和黏膜相互移行的分界线。齿状线以上的管腔面为黏膜，上皮为单层柱状上皮；齿状线以下为皮肤，是复层扁平上皮。齿状线上下部分的肠管在动脉来源、静脉回流、淋巴引流、神经分布等都不相同。

　　齿状线以下光滑而略有光泽的环形区域，称为肛梳（痔环）。肛梳下缘有环形浅沟，称为白线，为肛门内外括约肌的分界（图 3-40），活体指检可触及。肛管下口是肛门。

　　肛柱的黏膜下层和肛梳的皮下组织有丰富的静脉丛，此丛如淤血扩张而突起形成痔，齿状线以上者称为内痔，以下者称为外痔，上下均有者称为混合痔。因神经分布不同，内痔不疼，外痔常感疼痛。

　　直肠周围有肛门内、外括约肌围绕。肛门内括约肌由直肠壁环行平滑肌增厚而成，收缩时能协助排便，但无括约肛门作用；肛门外括约肌是位于肛门内括约肌周围的环行骨骼肌，受意识支配，有较强的控制排便功能。

第 3 节　消　化　腺

　　消化腺包括大消化腺（唾液腺、肝脏、胰腺）和小消化腺（胃腺、肠腺），其主要功能是分泌消化液，参与对食物的消化。唾液腺已于口腔讲述，本节只讲述肝脏和胰腺。

案例3-8 --

小李因长期不吃早餐，饮食不规律且经常过度饮酒，而导致胆囊炎、胆结石疾病。手术切除胆囊后，医生嘱咐小李以后要少食多餐，以避免消化不良。

问题：1. 胆囊在哪里？

2. 其功能是什么？

一 肝

肝是人体最大的消化腺，血运丰富，色泽红褐，质地脆弱。主要功能是分泌胆汁，参与代谢、解毒、防御等，胚胎时期还有造血的功能。

（一）肝的位置

肝大部分位于右季肋区和腹上区，小部分位于左季肋区。肝上界与膈穹隆一致，其最高点在右侧相当于右锁骨中线与第5肋相交点处，左侧相当于左锁骨中线与第5肋间隙相交处。肝下界即肝前缘，在右锁骨中线与右肋弓大体一致。在腹上区，肝前缘在剑突下约3cm。7岁以下儿童，由于腹腔的容积较小，肝的体积却相对较大，故肝下界常低于右肋弓下1.5～2.0cm。平静呼吸时，肝的上、下移动范围为2～3cm。

（二）肝的形态

肝呈不规则的楔形，分上、下两面，前、后两缘。

1. 上面　肝的上面隆凸，与膈相邻，又称膈面，以矢状位的镰状韧带为界分为左、右2叶（图3-41）。

2. 下面　肝的下面又称脏面，由"H"形的3条沟（即左纵沟、右纵沟和横沟）将其分为左叶、右叶、方叶和尾状叶（图3-41）。

（1）左纵沟：前有肝圆韧带，后有静脉韧带。

（2）右纵沟：前为胆囊窝，后有下腔静脉通过。

（3）横沟：又称肝门，是肝左/右管、肝固有动脉、肝门静脉、神经、淋巴管等出入的部位。

3. 前缘　较薄，右叶前缘与右锁骨中线交叉处附近即是胆囊底的位置所在。

4. 后缘　厚而圆钝，贴腔静脉处称"第二肝门"，肝静脉血由此注入下腔静脉。

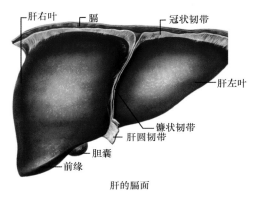

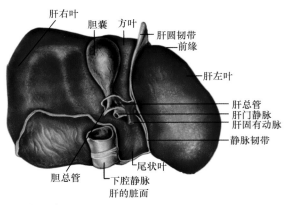

图 3-41　肝的形态

（三）肝的微细结构

肝的表面被覆致密结缔组织被膜，被膜在肝门处随肝固有动脉、肝门静脉和肝管伸入肝内，将肝实质分隔成许多肝小叶。肝小叶间有肝门管区（图3-42）。

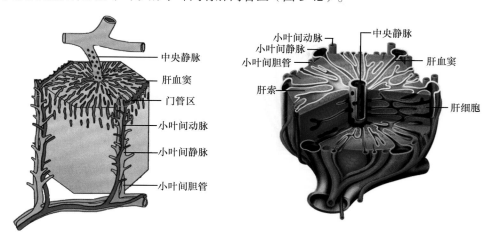

图 3-42　肝小叶立体结构模式图

1. 肝小叶　是肝的基本结构和功能单位，呈多面棱柱形（图3-42），成人肝有50万～100万个肝小叶。每个肝小叶中央有1条纵行的中央静脉，肝细胞以此为中心放射状排列形成肝板，肝板的横切面称为肝索。肝索由肝细胞构成，肝细胞体积较大，呈多边形。细胞核圆形，1个或2个，位于细胞中央，核仁明显。肝索与肝索之间的空隙称肝血窦。肝血窦内有肝巨噬细胞，体积较大，形态不规则，具有很强的吞噬功能。肝血窦的内皮细胞与肝细胞之间狭窄的间隙，称窦周隙，它

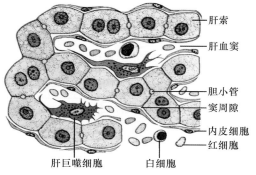

图 3-43　肝索与肝血窦和窦周隙关系模式图

是肝细胞与血液之间进行物质交换的场所（图3-43）。相邻的肝细胞之间形成胆小管。肝细胞分泌的胆汁直接流入胆小管，并循胆小管从肝小叶的中央流向周边，汇入小叶间胆管。

2. 肝门管区　在相邻的几个肝小叶之间有较多的结缔组织，内有小叶间动脉、小叶间静脉和小叶间胆管，此区域称肝门管区。小叶间胆管的管腔小，管壁由单层立方上皮构成，细胞核圆形，染成紫蓝色。小叶间动脉管腔小而圆，管壁厚，有少量染成红色的环行平滑肌。小叶间静脉管腔大而不规则，管壁薄，着色较浅。

3. 肝内血液循环　肝的血液有两个来源。①肝固有动脉：属于肝的营养性血管；②肝门静脉：属于肝的功能性血管。两者入肝后反复分支，分别形成小叶间动脉和小叶间静脉，血液均进入肝血窦。故肝血窦内的血液为混合血，血液由肝小叶的周边流向中央汇入中央静脉，若干中央静脉离开肝小叶汇合成小叶下静脉。小叶下静脉独立走行于小叶间结缔组织内，最后汇合成肝静脉出肝。

（四）胆囊和输胆管道

1. 胆囊　位于右季肋区、肝下面的胆囊窝内，稍露于肝前缘下方。其容积为40～60ml。

胆囊形似梨形，分为胆囊底、胆囊体、胆囊颈、胆囊管四部分。其功能为暂时储存和浓缩胆汁（图3-44）。胆囊底的体表投影：在右锁骨中线与右肋弓交点处的稍下方。胆囊患者被触诊此处时有墨菲征（Murphy征）阳性表现。

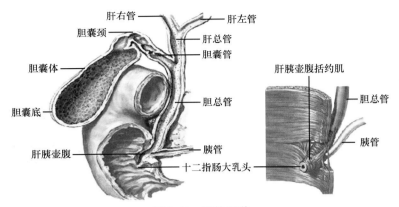

图3-44　肝外胆道

2.输胆管道　是将胆汁自肝细胞输送至十二指肠肠腔的一系列管道，分肝内和肝外两部分。肝内的胆小管汇入小叶间胆管，小叶间胆管逐渐汇合成肝左管、肝右管，二管出肝门后汇合成肝总管，肝总管与胆囊管汇合成胆总管。胆总管与胰管汇合成略膨大的肝胰壶腹，开口于十二指肠大乳头。肝胰壶腹周围环行增厚的平滑肌称肝胰壶腹括约肌，可控制胆汁和胰液的排出。胆汁的分泌和排出途径（图3-45）。

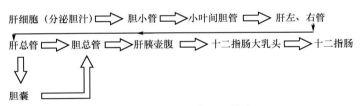

图3-45　胆汁的分泌和排出

 胰

胰是人体第二大消化腺，在消化过程中起重要作用。

（一）胰的位置和形态

胰的位置较深，位于胃的后方，相当于第1、2腰椎水平横贴于腹后壁，其前面被有腹膜，质软，灰红色（图3-46）。胰分为胰头、胰体、胰尾三部分，胰的右端膨大称胰头，被十二指肠环抱，胰头后上与胆囊管、肝门静脉相邻，中部呈三棱柱状，为胰体，左端较细，伸向脾门，称胰尾。在胰实质内有一条自胰尾向胰头走行的管道，称胰管。胰管沿途收纳各级小管，最后在十二指肠降部的后内侧壁与胆总管汇合成肝胰壶腹后，开口于十二指肠大乳头。

（二）胰的微细结构

胰表面的结缔组织被膜伸入实质内，将其分隔为许多胰小叶。胰实质由外分泌部和内分泌部组成。外分泌部分泌胰液，由胰管开口于十二指肠；内分泌部分泌胰岛素、胰高血糖素，调节血糖（图3-47）。

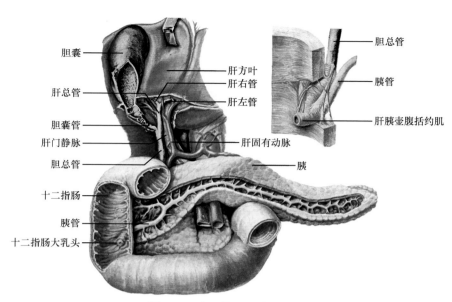

图 3-46　十二指肠、胰和胆道

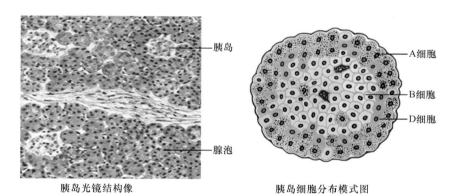

胰岛光镜结构像　　　　　　　胰岛细胞分布模式图

图 3-47　人胰腺微细结构模式图

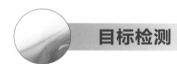

一、名词解释

1. 肝小叶　　2. 门管区　　3. 肝血窦
4. 胰岛

二、填空题

1. 消化管除口腔与咽外，其管壁结构由内到外依次分为_____、_____、

_____和_____四层。

2. 根据分布部位和结构的不同，胃腺可分为_____、_____和_____。

3. 组成胃底腺的细胞主要是_____、_____和_____三种。

4. 胃蛋白酶原由_____细胞分泌，盐酸和内因子由_____细胞分泌。

5. 胰岛素是胰岛内_____细胞分泌，它的生理功能是_____。

6. 肝小叶是肝的基本_____单位，呈_____状，它主要由_____、_____、_____和_____组成。

7. 相邻几个肝小叶之间的结缔组织区，称_____。其中有_____、_____和_____三管并行。

三、选择题

A₁型题

1. 腹部九分法中的下横线通过（　　　）
   A. 左右肋弓最低点
   B. 左右髂结节
   C. 左右腹股沟韧带中点
   D. 左右髂前上棘
   E. 左右大转子

2. 腮腺导管在颊黏膜的开口平对（　　　）
   A. 上颌第一前磨牙牙冠
   B. 上颌第二前磨牙牙冠
   C. 上颌第一磨牙牙冠
   D. 上颌第二磨牙牙冠
   E. 上颌第三磨牙牙冠

3. 腭扁桃体位于（　　　）
   A. 咽隐窝　　　　B. 梨状隐窝
   C. 舌根黏膜　　　D. 下颌窝
   E. 扁桃体窝

4. 牙露于口腔内的部分为（　　　）
   A. 牙冠　　　　B. 牙颈
   C. 牙根　　　　D. 牙质
   E. 牙腔

5. 牙式6表示（　　　）
   A. 左上第一磨牙　　B. 左下第一磨牙
   C. 右上第一磨牙　　D. 右下第一磨牙
   E. 右上第三磨牙

6. 与口咽部直接相通的为（　　　）
   A. 鼻腔　　　　B. 中耳鼓室
   C. 口腔　　　　D. 喉腔
   E. 食管

7. 鼻咽癌的好发部位是（　　　）
   A. 蝶筛隐窝　　　　B. 咽隐窝
   C. 扁桃体窝　　　　D. 梨状隐窝
   E. 蝶窦

8. 关于食管第二狭窄正确的是（　　　）
   A. 食管起始处
   B. 与主动脉弓交叉处
   C. 与左主支气管交叉处
   D. 与右主支气管交叉处
   E. 穿膈处

9. 食管的上皮为（　　　）
   A. 单层扁平上皮
   B. 单层立方上皮
   C. 单层柱状上皮
   D. 假复层纤毛柱状上皮
   E. 复层扁平上皮

10. 胃最高的部分为（　　　）
    A. 贲门部　　　　B. 胃底
    C. 胃体　　　　　D. 幽门窦
    E. 幽门管

11. 胃能分泌胃蛋白酶原的细胞为（　　　）
    A. 单层柱状上皮细胞
    B. 颈黏液细胞
    C. 主细胞
    D. 壁细胞
    E. 平滑肌细胞

12. 十二指肠溃疡好发部位为（　　　）
    A. 上部　　B. 球部　　　C. 降部
    D. 水平部　E. 升部

13. 十二指肠大乳头位于（　　　）
    A. 上部　　B. 球部　　　C. 降部
    D. 水平部　E. 升部

14. 确认空肠起始处的标志为（　　　）
    A. 食管裂孔　　　　B. 角切迹
    C. 中间沟　　　　　D. 十二指肠大乳头
    E. 十二指肠悬韧带

15. 阑尾连接于（　　　）
    A. 盲肠　　　　B. 升结肠
    C. 横结肠　　　D. 降结肠

E. 乙状结肠

16. 具有肠脂垂的器官为（　　　）

    A. 回肠　　　B. 阑尾　　　　C. 盲肠

    D. 直肠　　　E. 肛管

17. 肛管内面的纵行皱襞为（　　　）

    A. 肛柱　　　B. 肛瓣　　　　C. 肛窦

    D. 肛梳　　　E. 直肠横襞

18. 以下选项中不是消化腺的是（　　　）

    A. 肝脏　　　B. 胰腺　　　　C. 腮腺

    D. 胸腺　　　E. 肠腺

19. 肝脏分叶不正确的是（　　　）

    A. 肝右叶　　　　　B. 肝左叶

    C. 后叶　　　　　　D. 方叶

    E. 尾状叶

20. 以下对胆囊分部叙述不正确的是（　　　）

    A. 胆囊底　　　　　B. 胆囊体

    C. 胆囊颈　　　　　D. 胆囊窝

    E. 胆囊管

A₂ 型题

（21～24 题共用选项）

    A. 肝圆韧带裂

    B. 静脉韧带裂

    C. 胆囊窝

    D. 腔静脉沟

    E. 肝门静脉

21. 肝右侧纵沟后部是（　　　）

22. 肝左侧纵沟前部是（　　　）

23. 肝左侧纵沟后部是（　　　）

24. 肝右侧纵沟前部是（　　　）

四、简答题

1. 简述肝小叶的微细结构。

2. 胃黏膜屏障是如何构成的，有何功能意义？

3. 胰岛主要由几种细胞组成？每种细胞分泌何种激素？有何功能？

（管永福）

第4章 呼吸系统

呼吸系统由呼吸道和肺组成（图4-1）。呼吸道包括鼻、咽、喉、气管和各级支气管，临床上通常把鼻、咽、喉称为上呼吸道；把气管和各级支气管称下呼吸道。肺由肺实质和肺间质组成，前者包括肺内各级支气管及肺泡，后者包括肺内血管、淋巴管、神经及结缔组织等。

呼吸道是输送气体的一系列管道，肺是进行气体交换的器官。呼吸系统的主要功能是实现人体与外界环境之间的气体交换。通过呼吸运动，人体不断地吸入外界的新鲜空气，呼出体内多余的二氧化碳，从而保证人体新陈代谢活动的正常进行。同时，鼻又是嗅觉器官，喉还是发音器官。

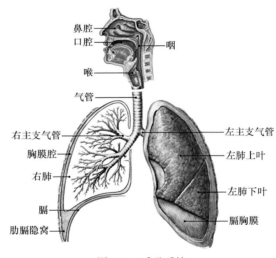

图 4-1　呼吸系统

第1节　呼　吸　道

● 案例 4-1 ------------------------------------

患者，女，10岁，晨起自述鼻塞、头痛、打喷嚏、流清水样鼻涕。体检可见鼻腔黏膜充血、水肿、有分泌物，咽部轻度充血，腭扁桃体不大。诊断为上呼吸道感染。

问题： 1. 鼻腔由哪两部分组成？鼻腔黏膜区是如何划分的？
2. 何谓上、下呼吸道？

 鼻

鼻分三部分，包括外鼻、鼻腔和鼻旁窦。它是呼吸道的起始部，又是嗅觉器官，并辅助发音。

（一）外鼻

外鼻位于面部中央，上窄下宽。它以鼻骨和鼻软骨为支架，外被皮肤和少量皮下组织。外鼻上端与额部相连，称鼻根；下端明显向前突隆，称鼻尖；鼻根与鼻尖之间的隆嵴称鼻背；鼻尖两侧的隆起部分称鼻翼，患者呼吸困难时，可出现鼻翼扇动的症状；鼻翼下方的开口称鼻孔。鼻翼外下方至口角的浅沟称鼻唇沟，面肌瘫痪时，患侧可出现鼻唇沟变浅或消失（图4-2）。

鼻根和鼻背部皮肤较薄而松弛；鼻翼和鼻尖部皮肤则较厚，含丰富的皮脂腺和汗腺，是疖肿和痤疮的好发部位。

（二）鼻腔

鼻腔是由骨和软骨为支架所围成的不规则腔隙，内面衬以皮肤和黏膜。鼻腔被一纵行的鼻中隔分为左、右两部分。鼻中隔由犁骨、筛骨垂直板和鼻中隔软骨被以黏膜而成。鼻中隔的位置常略偏向一侧，故两侧鼻腔大小和形态多不对称。每侧鼻腔向前下经鼻孔通外界，向后经鼻后孔通鼻咽。每侧鼻腔又以鼻阈为界，分为前部的鼻前庭和后部的固有鼻腔两部分（图4-3）。

1. 鼻前庭　为鼻腔前下部、鼻翼内面的宽大部分。内衬以皮肤，生有鼻毛，有过滤空气、阻挡尘埃的作用。鼻前庭缺乏皮下组织，当炎症或疖肿时疼痛较为剧烈。

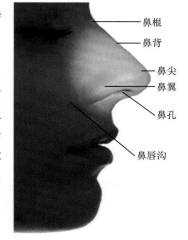

图 4-2　外鼻

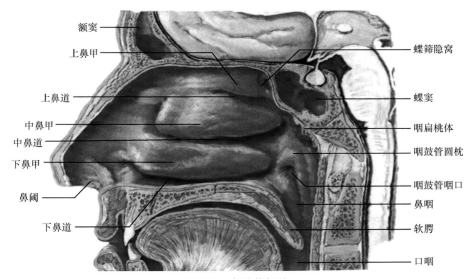

图 4-3　鼻腔外侧壁

2.固有鼻腔 是鼻腔的主要部分，由骨性鼻腔被覆黏膜而成。鼻腔外侧壁形态复杂，自上而下有上、中、下三个鼻甲突向鼻腔，分别称上鼻甲、中鼻甲和下鼻甲。三个鼻甲的下方各有一裂隙，分别称上鼻道、中鼻道和下鼻道。在上鼻甲的后上方与鼻腔顶壁之间有一凹陷，称蝶筛隐窝。

3.鼻黏膜的结构特点 鼻黏膜因结构和功能不同，分为嗅区和呼吸区两部分。

（1）嗅区：位于上鼻甲内侧面、与其相对应的鼻中隔部分及二者上方鼻腔顶部黏膜，活体呈苍白或淡黄色。该部上皮为假复层柱状，或称嗅上皮，由嗅细胞、支持细胞和基细胞组成，无杯状细胞。内部的嗅细胞（图4-4），有感受嗅觉的功能。

（2）呼吸区：范围较大，是固有鼻腔黏膜除嗅区以外的部分，活体呈粉红色，表面被覆假复层纤毛柱状上皮，杯状细胞较多（图4-5），固有层中有混合腺及丰富的静脉丛，有对吸入的空气起加温、湿润和净化尘埃及细菌的作用。鼻中隔前下部的黏膜较薄，血管丰富而表浅，易引起出血，故称此区为易出血区（或Little区）。

鼻炎时静脉丛异常充血，黏膜肿胀，分泌物增多，鼻道变窄，影响通气。鼻旁窦黏膜与呼吸部黏膜相延续，鼻黏膜慢性炎症时，可影响鼻旁窦黏膜。

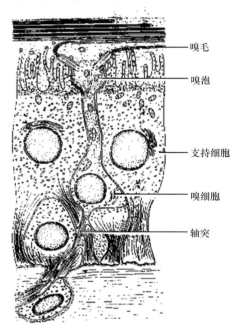

嗅毛
嗅泡
支持细胞
嗅细胞
轴突

图4-4 嗅黏膜上皮细胞超微结构图

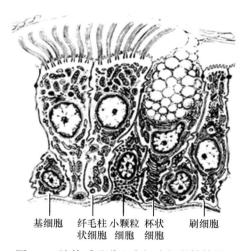

基细胞　纤毛柱　小颗粒　杯状　刷细胞
　　　　状细胞　细胞　　细胞

图4-5 肺外呼吸道上皮细胞超微结构图

（三）鼻旁窦

鼻旁窦为骨性副鼻窦，内衬黏膜，均开口于鼻腔，能温暖和湿润空气，对发音产生共鸣作用。鼻旁窦包括上颌窦、额窦、筛窦和蝶窦4对，左右对称分布，分别位于同名的颅骨内（图4-6、图4-7）。

1.额窦 位于两侧眉弓的深面，额骨额鳞下部的两层骨板之间，底向下，尖向上，左、右两侧多不对称，窦的大小和形态也不一样。额窦开口于中鼻道。

2.筛窦 位于筛骨迷路内，是众多相互连通的含气小房。每一侧的筛窦可分为前、中、后三群。其中前群和中群开口于中鼻道，后群开口于上鼻道。

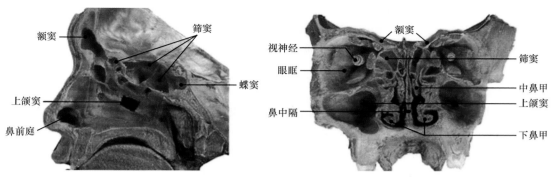

图 4-6 鼻旁窦

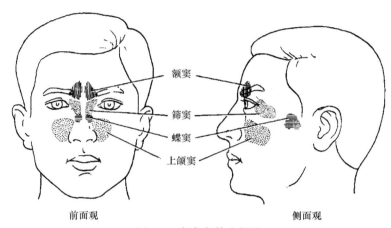

前面观   侧面观

图 4-7 鼻旁窦体表投影

3. 蝶窦 位于蝶骨体内，常被薄骨板分隔为左、右不对称的两腔隙，分别经其前壁的窦口开口于蝶筛隐窝。

4. 上颌窦 位于上颌骨体内，是鼻旁窦中最大的一对。上颌窦的上壁与眶腔相邻，二者之间仅隔较薄的骨板，上颌窦炎症或肿瘤时，可经此壁侵入眶；下壁为上颌骨牙槽突，邻近上颌第二前磨牙和第一、二磨牙的牙根，二者之间仅隔薄层骨质，上颌牙根的感染极易蔓延至上颌窦内；前壁（又称面壁）中央部骨质较薄，是上颌窦根治手术的入路之一，上颌窦炎症时，该处可有压痛；上颌窦内侧壁即为鼻腔外侧壁的一部分，相当于中、下鼻道的外侧部分。在靠近下鼻甲骨附着处的下方，骨质较薄，是上颌窦穿刺的进针部位。上颌窦开口于中鼻道。其开口部位高于窦底，不易引流，是上颌窦易患炎症的原因之一，临床上慢性鼻窦炎中，以慢性上颌窦炎最为多见。

> **链接**
>
> **脑脊液鼻漏**
>
> 临床上脑脊液鼻漏常由颅前窝骨折所致，亦可由筛板缺损引起，此时脑膜膨出突入腔内，称自发性脑脊液鼻漏。由骨折引起的脑脊液鼻漏，称创伤性脑脊液鼻漏，通常在6～8周后消失而自行痊愈。

二 喉

喉既是呼吸管道，又是发音器官，喉主要是由喉软骨和喉肌为基础，借韧带、关节和肌肉等构成的管状器官。

（一）喉的位置与毗邻

喉位于颈前部中份，成年人的喉相当于第 5 ~ 6 颈椎高度，上借甲状舌骨膜与舌骨相连，向下与气管相续。

小儿喉的位置比成年人的高，随着年龄的增长，喉的位置逐渐降低；成年女性喉的位置一般比成年男性的略高。喉的活动较大，可随吞咽或发音而上、下移动。

喉的前面被舌骨下肌群覆盖，后面紧邻喉咽，其两侧为颈部的大血管、神经和甲状腺侧叶。

（二）喉软骨

喉软骨构成喉的支架，主要有成对的杓状软骨和不成对的甲状软骨、环状软骨和会厌软骨（图 4-8）。

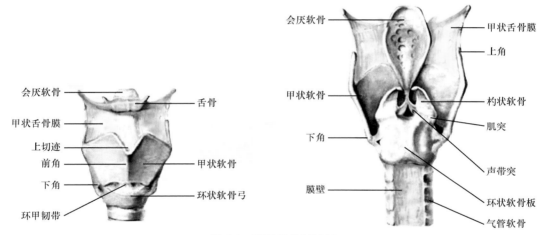

图 4-8 喉软骨及其连结

1. 甲状软骨 是喉软骨中最大的一块，位于甲状舌骨膜与环状软骨之间，并构成喉的前外侧壁。甲状软骨由左、右两块近似方形的软骨板在前方正中线处愈合而成，愈合部的上端向前突出，称喉结，成年男性喉结尤为明显。两软骨板的后缘游离，并向上、下各伸出一对突起，分别称上角和下角。上角借韧带连舌骨大角，下角与环状软骨相关节。

2. 环状软骨 位于甲状软骨下方，向下接气管，形如指环，是喉软骨中唯一呈完整环形的软骨，对保持呼吸道的畅通具有重要作用，损伤后易致喉腔狭窄。

环状软骨分为环状软骨弓和环状软骨板两部分。环状软骨弓居前方，低而窄呈弓状，平对第 6 颈椎，是颈部的重要标志之一。环状软骨板位于后方，高而宽呈板状，其上缘两侧各有一对与杓状软骨相关节的关节面。在环状软骨板与环状软骨弓的移行部两侧，各有一与甲状软骨下角相关节的关节面。

3. 会厌软骨 位于甲状软骨的后上方，呈上宽下窄形似树叶状。会厌软骨上缘游离，下端借韧带连于甲状软骨上切迹的后下方。会厌软骨表面被以黏膜，构成会厌。吞咽时，喉上提，会厌盖住喉口，阻止食物进入喉腔。

4. 杓状软骨　位于环状软骨后部上缘，左右各一，呈锥体形，有一尖、一底、两突起。底朝下与环状软骨板上缘关节面构成环杓关节。由底向前伸出的突起，称声带突，有声韧带附着；由底向外侧伸出的突起，称肌突，有肌附着。

（三）喉的连结

喉的连结包括喉软骨之间的连结及喉与舌骨、喉与气管之间的连结（图4-8）。

1. 环甲关节　由环状软骨外侧的关节面与甲状软骨下角构成，属联合关节。甲状软骨在冠状轴上做前倾和复位运动，使声带紧张或松弛。

2. 环杓关节　由环状软骨板上缘的关节面与杓状软骨底构成。杓状软骨可沿此关节的垂直轴做旋转运动，使声带突向内、外侧转动，使声门开大或缩小。同时，杓状软骨亦能向侧方滑动。

3. 弹性圆锥　又称环甲膜，为弹性纤维构成的膜状结构（图4-9）。自甲状软骨前角的后面，向后下附着于环状软骨上缘和杓状软骨声带突。此膜上缘游离，紧张于甲状软骨前角与杓状软骨声带突之间，称声韧带，是构成声带的基础。弹性圆锥的前部较厚，张于甲状软骨下缘与环状软骨弓上缘之间，称环甲正中韧带。当急性喉阻塞时，为抢救患者生命，可在环甲正中韧带处施行穿刺术，以建立暂时的通气道。

4. 甲状舌骨膜　是连于甲状软骨上缘与舌骨之间的结缔组织膜。其中部增厚称甲状舌骨正中韧带。

5. 方形膜　是连于甲状软骨前角后面和会厌软骨两侧缘，其后附着于杓状软骨前内侧缘。下缘游离称前庭韧带，形成前庭襞的支架。

6. 环气管韧带　是自环状软骨下缘连于第一气管软骨环之间的结缔组织膜。

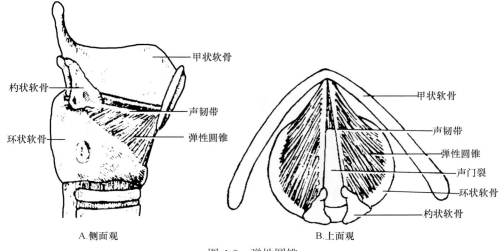

A.侧面观　　　　　　　　　　　　　　B.上面观

图 4-9　弹性圆锥

（四）喉肌

喉肌属于骨骼肌，附着于喉软骨的内、外侧面。按其功能可分为两群：外侧群主要有环甲肌，主要作用于环甲关节，使声带紧张或松弛。内侧群作用于环杓关节，使声门开大或缩小。其主要有环杓后肌、环杓侧肌、甲杓肌、杓横肌和杓斜肌等（图4-10）。

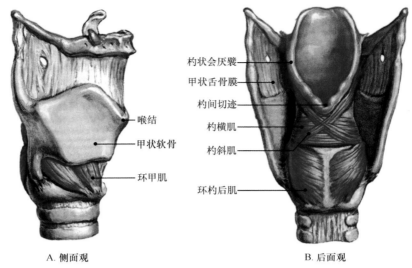

A. 侧面观　　　　　　　　　　B. 后面观

图 4-10　喉肌

（五）喉腔

喉腔向上经喉口通咽，向下与气管相续，其入口称喉口（图 4-11）。

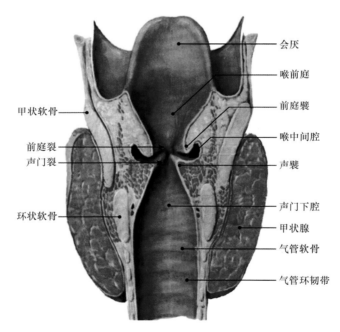

图 4-11　喉腔

1.喉口　朝向后上方，由会厌上缘、杓状会厌襞和杓间切迹围成。喉腔内衬黏膜，在其中部的侧壁上，有两对自外侧壁呈前后方向突入喉腔中的黏膜皱襞，上方的一对称前庭襞，活体呈粉红色。在左、右前庭襞之间有呈前窄后宽的裂隙，称前庭裂；下方的一对称声襞，在活体上颜色较浅，较前庭襞更为突向喉腔。两声襞及杓状软骨基底部之间的裂隙，称声门裂，是喉腔中最狭窄的部位。通常所称的声带是由声襞及其襞内的声韧带和声带肌构成，是发音的结构。声带是声带息肉、声带小结和癌肿的易发部位。

2.喉腔　借两对黏膜皱襞分为三部分。

（1）从喉口至前庭裂之间的部分称喉前庭。

（2）前庭裂与声门裂之间的部分称喉中间腔，在喉腔三部分中其容积最小。喉中间腔向两侧突至前庭襞与声襞之间的隐窝，称喉室。

（3）声门裂至环状软骨下缘之间的部分，称声门下腔，此腔呈上窄下宽，且黏膜下组织疏松，炎症时易引起水肿，特别是婴幼儿因喉腔较窄小，水肿时易引起喉阻塞而导致呼吸困难。

> **链接**
>
> ### 声带麻痹
>
> 　　声带麻痹是由于神经损伤所致。双侧外展声带肌的瘫痪是单侧的两倍。亦有人认为单侧声带肌瘫痪者多于双侧，左侧多于右侧。单侧者可因心脏、肺或食管的病变和产伤所致。双侧者可由于产伤、颅内出血、脑膜膨出、大脑发育不全等所致。

三 气管及主支气管

（一）气管

1.气管的形态和结构　气管近似圆筒状，后壁略扁，全长为 10 ～ 12cm，由 16 ～ 20 个呈 "C" 字形的软骨环，以及各软骨环之间的环状韧带和平滑肌、结缔组织所构成。气管腔面衬贴有黏膜。气管软骨环呈 "C" 形，为透明软骨，后壁的缺口由平滑肌和结缔组织构成的膜壁所封闭。

2.气管的位置和分部　气管位于颈前正中食管的前方，上端平第 6 颈椎体下缘接环状软骨，向下入胸腔，至胸骨角平面分为左、右主支气管，其分叉处称气管杈。在气管杈的底壁上偏左，有一上凸的半月形软骨隆嵴，称气管隆嵴，是支气管镜检查的定位标志。按气管的位置和行程，可分为气管颈部和气管胸部两部分。

气管颈部位于颈前正中，较短，位置表浅，可在体表触到。两侧邻甲状腺侧叶和颈部大血管、神经；后面与食管相贴；在第 2 ～ 4 气管软骨环前面有甲状腺峡。临床上急性喉阻塞时，常在第 3 ～ 5 气管软骨环处，施行气管切开术（图 4-12）。

气管胸部位于胸腔内，较长，前面有大血管和胸腺，后面与食管相贴。

（二）主支气管

主支气管是气管的第一级分支，即左、右主支气管（图 4-12）。

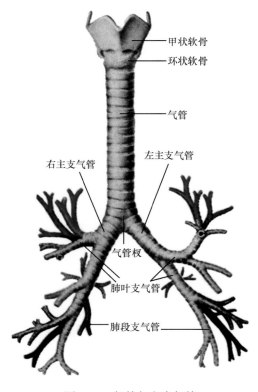

甲状软骨
环状软骨
气管
右主支气管
左主支气管
气管杈
肺叶支气管
肺段支气管

图 4-12　气管与主支气管

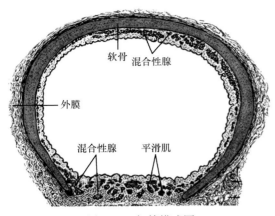

图 4-13　气管模式图

右主支气管平均长 2 ～ 3cm，粗、短，走向陡直，与气管中线延长线形成 22°～ 25° 夹角，又因右肺通气量较左肺通气量大，故气管内异物多坠入右主支气管或右肺内。

左主支气管平均长 4 ～ 5cm，细、长，走向倾斜，与气管中线的延长线形成 35°～ 40° 夹角。

（三）气管与支气管的结构特点

气管与支气管内腔面有一黏液层，其中含有溶菌酶和分泌性免疫球蛋白（sIgA）等。气管与支气管管壁结构相似，由内向外分为黏膜、黏膜下层和外膜三层（图 4-13、图 4-14）。

1. 黏膜　由上皮和固有层构成。上皮为假复层纤毛柱状上皮，杯状细胞较多，基底膜较厚。固有层的结缔组织内含较多的弹性纤维、小血管、腺导管及散在的浆细胞和淋巴组织，浆细胞及腺上皮或黏膜上皮产生 sIgA 排至黏膜腔面。

2. 黏膜下层　为疏松结缔组织，内有较多的小血管、淋巴管和气管腺（混合腺），气管下端，黏膜层和黏膜下层之间亦出现平滑肌束。

3. 外膜　较厚，为疏松结缔组织，内有"C"形透明软骨环，软骨环之间有以弹性纤维构成的膜性韧带相连接，形成管壁的支架，有利于气管通畅并保持一定的弹性。软骨缺口朝向背侧，缺口由结缔组织封闭，内有混合腺和平滑肌束，共同构成气管膜部。从支气管下端起，软骨环逐渐变成间断不规则的骨片。平滑肌束逐渐增多，肌肉收缩有利于分泌物的排出。

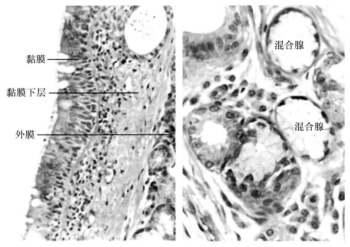

图 4-14　气管壁与混合腺

第 2 节　肺

● 案例 4-2 --

患者，男，37 岁。受凉后出现高热 2 天，体温 39 ～ 40℃，伴有头痛、寒战、咳嗽、咳血痰，恶心伴呕吐 3 次，查体：急性病容，神清皮肤和黏膜可见散在出血点，口角见单纯性疱疹，颈有抵抗，右下肺叩诊呈浊音，可闻及支气管呼吸音和湿啰音。双侧病理反射未引出。X 线检查：显示肺部多种形态浸润影，肺门附近向外延伸。初步诊断：肺炎链球菌肺炎。

问题：1.什么是肺门？肺门内有哪些结构通过？
　　　2.肺的体表投影在何处？

一　肺的位置和形态

肺左、右各一，居胸腔内，纵隔的两侧，膈的上方。因右侧膈下有肝及心脏位置偏左，故右肺宽短，左肺狭长。

肺质软，呈海绵状，富有弹性。表面被覆有脏胸膜，光滑润泽，透过脏胸膜可见多边形的肺小叶轮廓。肺表面的颜色可随年龄和职业的不同而异，幼儿的肺呈淡红色；成人由于吸入空气中的尘埃沉积于肺内，肺呈深灰色或蓝黑色，部分呈棕黑色，吸烟者为甚。肺内含有空气，相对密度小于 1.0，故入水不沉。而未经呼吸的肺，质实而重，入水则沉。法医常借此特点判断死婴系出生前死亡或出生后死亡。

肺的形态呈半圆锥形，左肺因心偏左而狭长，右肺因肝相邻而宽短。肺具有一尖、一底、两面、三缘（图 4-15）。

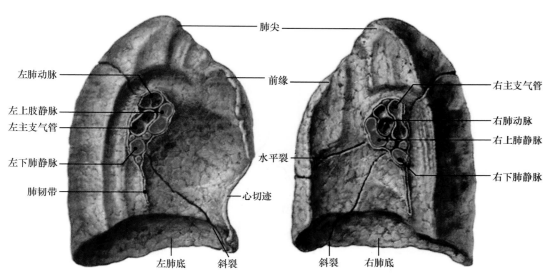

图 4-15　左右肺内侧面

肺尖钝圆，经胸廓上口突至颈根部，高出锁骨内侧 1/3 上方 2～3cm；肺底（又称膈面）贴于膈肌上面，因受膈肌压迫，肺底呈半月形凹陷；肋面圆凸，邻近肋和肋间隙；纵隔面（又称内侧面）与纵隔相邻，其中央有一椭圆形的凹陷，称肺门，是主支气管、肺动脉、肺静脉、神经和淋巴管等出入肺的部位。这些出入肺门的结构被结缔组织包绕构成肺根。肺根内的结构由前向后依次为肺静脉、肺动脉和主支气管。自上而下，左肺根内各结构的排列为肺动脉、左主支气管、肺静脉；右肺根为右肺上叶支气管、肺动脉、肺静脉。在肺门处还有数个大小不等的肺门淋巴结；肺前缘薄而锐利。右肺前缘近于垂直，左肺前缘下部有心切迹，在心切迹下方有一舌状突起，称肺小舌。肺后缘圆钝；肺的下缘较薄，并随呼吸而上下移动。

每侧肺都有深入其内的肺裂，并借肺裂分为肺叶。左肺借由后上斜向前下的斜裂分为上、下两叶；右肺除有斜裂外，还有一起自斜裂的水平裂，将右肺分为上、中、下三叶。

二 肺内支气管和支气管肺段

左、右主支气管在肺门附近分出肺叶支气管，左肺有上、下肺叶支气管，右肺有上、中、下肺叶支气管。各肺叶支气管及其分支和它们所属的肺组织，称为一个肺叶。各肺叶支气管在相应的肺叶内再分出 2～5 支肺段支气管。每一肺段支气管及其分支和它们所属的肺组织，称支气管肺段（简称肺段）。

肺段呈圆锥形，尖朝向肺门，底朝向肺表面。按肺段支气管的分支分布，左、右肺各分为 10 个肺段（图 4-16）。各相邻肺段之间有薄层结缔组织间隔，肺段支气管的分支与肺动脉的分支伴行，肺静脉的分支走行于相邻肺段之间。因此，每个肺段构成了肺的形态学和功能学上的基本单位。由于支气管肺段在结构和功能上的相对独立性，临床上常以支气管肺段为单位施行定位诊断或肺段切除。

左、右主支气管入肺后反复分支，形成树枝状结构，称支气管树（图 4-16）。

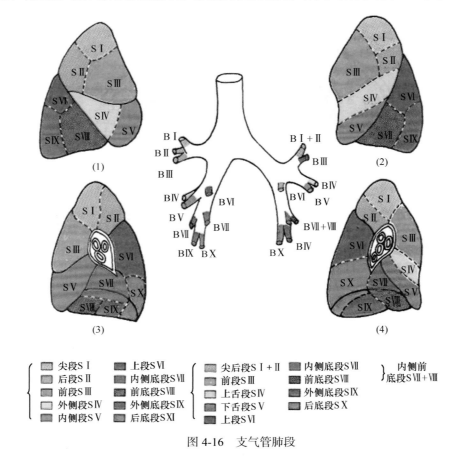

图 4-16　支气管肺段

三 肺的微细结构

肺表面覆以浆膜，为胸膜脏层。肺实质由肺内导气部和呼吸部构成（图 4-17）。肺间质包括肺内结缔组织、血管、淋巴管和神经等，肺间质将肺分隔成若干叶和小叶。

支气管分支进入每个肺叶，称肺叶支气管，肺叶支气管分支出数个肺段支气管。肺段支气管以下的多次分支，统称小支气管。其管径在 1mm 以下时称细支气管。细支气管继续分支至直径 0.5mm 时称终末细支气管。每个细支气管及其各级分支和所属肺泡构成一个肺小叶（图 4-18）。

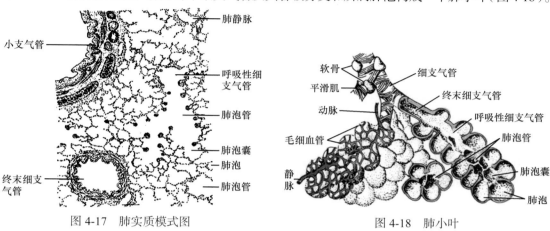

图 4-17 肺实质模式图

图 4-18 肺小叶

（一）导气部

肺导气部随着支气管的反复分支，其管径逐渐由大变小，管壁逐渐由厚变薄，结构渐趋简单。

1. 肺叶支气管至小支气管　管壁结构的变化如下所述。

（1）上皮均为假复层纤毛柱状上皮，但逐渐变薄，杯状细胞也逐渐减少。

（2）腺体逐渐减少。

（3）软骨呈片状，并逐渐减少。

（4）平滑肌逐渐增多，形成环形肌束围绕管壁。

2. 细支气管　起始段与小支气管相似，但分层不明显，黏膜可见皱襞，上皮较薄，杯状细胞、腺体和软骨更少乃至消失，环形平滑肌则相对增多。

3. 终末细支气管　为细支气管的末端分支。管壁薄，分层更不明显，黏膜皱襞明显，上皮为单层纤毛柱状，无杯状细胞、腺体和软骨，平滑肌增多形成完整的环形肌层（图 4-17）。

电镜下，可见细支气管和终末细支气管的上皮内，有一种分泌细胞，称 Clara 细胞，呈高柱状，顶部凸向管腔，胞核卵圆形，位于细胞中部，顶部胞质中含有许多分泌颗粒（图 4-19），其分泌物中含有蛋白酶和黏液溶解酶等，可分解管腔内的细胞碎片和黏液，保

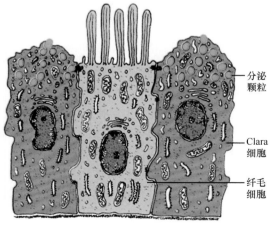

图 4-19 Clara 细胞

持气道畅通。上皮再生时，Clara 细胞可转变为纤毛柱状细胞和刷细胞。

由于细支气管和终末细支气管失去软骨支撑，故管壁环行平滑肌的收缩或舒张可改变管径，以调节肺泡内的空气流量。在某些病理情况下，终末细支气管平滑肌发生痉挛性收缩，使出入肺泡的气流量减少，引起呼吸困难，如支气管哮喘。

（二）呼吸部

1. 呼吸性细支气管　是终末细支气管的分支。管壁上皮由单层柱状移行为单层立方，上皮内也可见 Clara 细胞，上皮下的结缔组织内有少量平滑肌。由于呼吸性细支气管上有肺泡开口，故具有气体交换功能（图 4-17）。

2. 肺泡管　是呼吸性细支气管的分支，管壁上有许多肺泡和肺泡囊的开口，在相邻肺泡开口之间，表面为单层立方或扁平上皮，上皮下有薄层结缔组织和少量环形平滑肌，故肺泡管断面上，在肺泡开口处的肺泡隔末端呈结节状膨大（图 4-17）。

3. 肺泡囊　与肺泡管相连续，为数个肺泡共同开口的管腔。在相邻肺泡开口处的壁中无平滑肌，故无结节状膨大（图 4-17）。

4. 肺泡　是多面形薄壁囊泡，开口于肺泡囊、肺泡管或呼吸性细支气管，是气体交换的场所。成人肺内有肺泡 3 亿～4 亿个，总面积可达 70～80m²。肺泡内表面覆以肺泡上皮及其基底膜，相邻肺泡间属肺泡隔成分。肺泡上皮由 I 型肺泡细胞和 II 型肺泡细胞组成（图 4-20，图 4-21）。

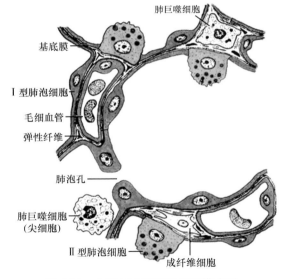

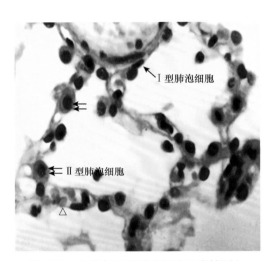

图 4-20　I 型与 II 型肺泡细胞模式图　　图 4-21　I 型与 II 型肺泡细胞（光镜图）

（1）I 型肺泡细胞：肺泡表面大部分由 I 型肺泡细胞覆盖，细胞扁平，胞核扁圆形，细胞含核部分略厚，其余部分很薄，仅 0.2μm，细胞质内可见少量细胞器及大量吞饮小泡，相邻细胞之间有紧密连接。I 型肺泡细胞是气体交换的部位。

（2）II 型肺泡细胞：较少，细胞呈圆形或立方形，位于 I 型肺泡细胞之间，凸向肺泡腔，胞核圆形，胞质着色浅，呈泡沫状。电镜下，可见胞质内有高电子密度的圆形板层结构，其表面有膜包被，称嗜锇性板层小体（图 4-22），主要含有二棕榈酰卵磷脂。细胞以胞吐方式将其排至肺泡表面，形成一层薄膜，称表面活性物质。该物质能降低肺泡表面张力，防止肺泡塌陷及肺泡过度扩张，起到稳定肺泡形态的作用。

创伤、休克、中毒或感染时，肺泡表面活性物质的合成与分泌受到抑制或破坏，可引起肺泡塌陷，影响肺泡的气体交换功能。Ⅱ型肺泡细胞还有增殖分化能力，可修复受损的Ⅰ型肺泡细胞。

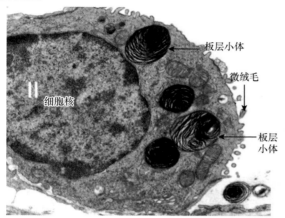

图 4-22　嗜锇性板层小体

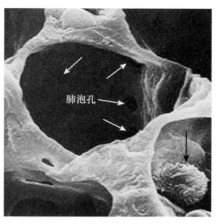

图 4-23　肺泡孔

5.肺泡孔　相邻肺泡之间有小孔相通，称肺泡孔（图 4-20，图 4-23）。它是肺泡间气体通路，当细支气管阻塞时，可通过肺泡孔与邻近肺泡建立侧支通气，有利于气体交换，但肺部发炎时，病菌也可经此孔扩散而造成感染蔓延。

6.肺泡隔　是相邻肺泡之间的间质，其内含有丰富的毛细血管网、大量的弹性纤维及成纤维细胞、肺泡细胞和肥大细胞等多种细胞（图 4-20）。

肺泡隔中的毛细血管网紧贴肺泡上皮，两者在血液与肺泡内气体交换中具有重要作用。

肺泡隔内的大量弹性纤维与吸气后肺泡的弹性回缩有关。当肺泡弹性纤维变性时，可使肺泡弹性降低，肺泡扩大，导致肺气肿。

肺泡隔内的肺巨噬细胞是构成机体防御体系的重要成分之一，该细胞体积较大，形状不一，能吞噬吸入的灰尘、细菌、异物及渗出的红细胞等。吞噬灰尘后的巨噬细胞又称尘细胞（图 4-24，图 4-25）。肺巨噬细胞除位于肺泡隔，也可积存于肺间质的其他部位及肺门淋巴结内，还可进入肺泡腔，随呼吸道分泌物排出。

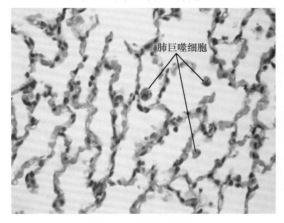

图 4-24　肺巨噬细胞

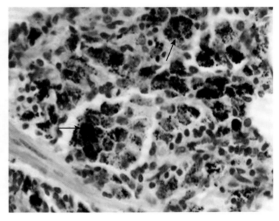

图 4-25　尘细胞

气 - 血屏障：是肺泡与血液间气体交换所通过的结构，包括肺泡表面液体层、Ⅰ型肺泡细胞及其基底膜、连续型毛细血管的基底膜及内皮。在两层基底膜之间有些部位存在薄层结缔组织,但大部分区域两层基底膜直接相贴而融合在一起。气 - 血屏障很薄,其厚度仅 0.2 ～ 0.5μm（图 4-26）。屏障中任何部分发生病理改变,均会影响气体交换。

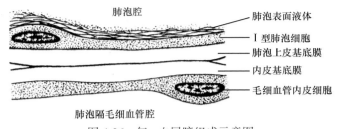

肺泡腔

肺泡表面液体
Ⅰ型肺泡细胞
肺泡上皮基底膜
内皮基底膜
毛细血管内皮细胞

肺泡隔毛细血管腔

图 4-26　气 - 血屏障组成示意图

链接

哭比笑不好吗?

　　婴儿时期,适当地让孩子哭一下也并非坏事。这样可以使孩子更多的肺泡得到充分的膨胀,锻炼肺泡的舒张能力,还能增加婴儿的肺活量,增强机体的抵抗力。那些哭声嘹亮的婴儿大多身体健康,很少发生疾病。但这并非有意识地让孩子哭,也不要让孩子哭起来没完。

　　婴儿的啼哭有许多原因,如饥饿时、找人时、冷热时、身体不舒服时、大便时或受惊吓时等,这需要家长细心观察,发现规律,使孩子健康成长。

（三）肺的血管

肺有两套血管。

1.肺动脉与肺静脉　肺动脉是肺的功能性血管,入肺后不断分支与各级支气管伴行,直至肺泡,在肺泡隔内形成密集的毛细血管网,然后毛细血管再逐渐汇集成肺静脉。

2.支气管动脉与支气管静脉　支气管动脉是肺的营养性血管,与支气管伴行入肺,其终末支至呼吸性细支气管时,一部分毛细血管网与肺动脉的毛细血管网吻合,汇入肺静脉;另一部分汇成支气管静脉,与支气管伴行,经肺门出肺（图 4-27）。

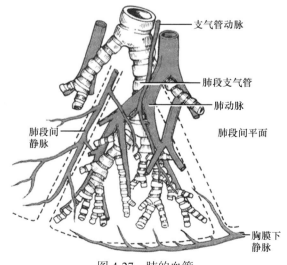

支气管动脉

肺段支气管
肺动脉

肺段间平面

肺段间静脉

胸膜下静脉

图 4-27　肺的血管

（四）肺的其他功能

肺不仅是气体交换器官，而且参与体内物质的代谢。肺血管内皮细胞含有多种酶，参与 5- 羟色胺、前列腺素的生成与灭活，去甲肾上腺素和缓激肽等的灭活及血管紧张素的转化等。肺在生成与灭活上述生物活性物质时不仅维持肺的正常生理活动，而且还调节血流中这些物质的水平，从而参与全身的生理动态平衡。此外，肺导气部上皮内有内分泌细胞，分泌 5- 羟色胺和肽类物质。

链接

肺的非呼吸功能

研究证实肺具有非呼吸功能，包括代谢功能、免疫功能、分泌激素和神经递质功能等。

肺具有广泛的代谢功能，参与糖、蛋白质、脂肪的代谢，以及肺泡表面活性物质、血管活性物质、凝血酶等的合成、释放、激活和代谢。肺组织内散在地存在着神经内分泌细胞，具有广泛的内分泌功能。

肺内存在着特异性免疫系统和非特异性免疫防御装置。非特异性免疫防御装置主要包括纤毛 – 黏液排送系统和肺泡巨噬细胞的吞噬作用。特异性免疫系统有体液免疫和细胞免疫。体液免疫包括终末细支气管以上分泌的 IgA、IgE 等免疫球蛋白，终末细支气管以下分泌的 IgG、IgM 等。参与细胞免疫的细胞有巨噬细胞、少量的淋巴细胞。

肺产生的激素和神经递质有儿茶酚胺、组胺、缓激肽、5- 羟色胺和前列腺素等。肺毛细血管内皮细胞，可将血管紧张素 I 激活成高活性的血管紧张素 II。肺能灭活 5- 羟色胺、前列腺素、去甲肾上腺素、乙酰胆碱和缓激肽等。肺通过产生和灭活双重机制来维持体内某些激素和递质的动态平衡。

第 3 节 胸 膜

● 案例 4-3 -

患者，男，30 岁，右颈下部刺伤，伤口位于锁骨内侧 1/3 上方约 2.5cm 处，简单止血后，患者开始出现呼吸急促，随后给氧。检查发现患者心尖搏动向左移位，右胸呼吸音弱。初步诊断为气胸，需行胸腔穿刺术。

　　问题：1. 右颈下部刺伤可能损伤哪些结构？

　　　　　2. 胸膜腔是如何构成的？

- -

一 胸膜与胸膜腔的概念

胸腔由胸廓与膈围成，上界为胸廓上口，并与颈相连；下界为膈，分隔腹腔。胸腔内有中间的纵隔及左右两侧的肺和胸膜腔（图 4-28）。

胸膜是一层薄而光滑的浆膜，可分为脏胸膜与壁胸膜两部分。脏胸膜被覆于肺的表面；壁胸膜衬贴在胸壁的内面、膈的胸腔面和纵隔的两侧。胸膜具有分泌和吸收浆液的功能（图 4-28，图 4-29）。

胸膜腔是由脏胸膜与壁胸膜在肺根处相互移行所构成的密闭的潜在浆膜腔（图 4-29）。

左右各一，互不相通，腔内呈负压，内含少量的浆液。脏、壁两层胸膜在肺根下方相互移行重叠，形成三角形的皱襞，称肺韧带。肺韧带呈额状位，连于肺与纵隔之间，有固定肺的作用。

胸膜腔的存在，使肺可随胸廓、膈的运动而扩张和缩小，完成气体的吸入和呼出。病理情况下，气胸、胸膜炎或胸腔积液都可影响肺的呼吸功能。

二　胸膜分部及胸膜隐窝

（一）胸膜分部

1. 脏胸膜　紧贴肺表面，并深入肺叶间裂内。

2. 壁胸膜　按其贴附部位不同可分为四部分（图4-28，图4-29）。

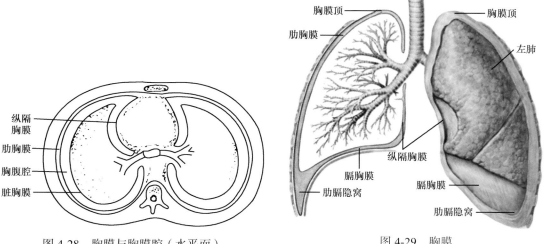

图 4-28　胸膜与胸膜腔（水平面）　　　　　图 4-29　胸膜

（1）胸膜顶：是肋胸膜与纵隔胸膜向上延续的移行部，突出胸廓上口，覆盖在肺尖上方，高出锁骨内侧 1/3 上方 2～3cm。

（2）肋胸膜：衬贴于肋与肋间肌的内面，由于肋胸膜与肋间肌之间有胸内筋膜存在，故易剥离。

（3）纵隔胸膜：贴附于纵隔的两侧面，其中部向外侧包绕肺根移行于脏胸膜，在肺根下方前后两层重叠，构成肺韧带，有固定肺的作用，亦是肺手术的标志。

（4）膈胸膜：贴附于膈的胸腔面，与膈紧密相连，不易剥离。

（二）胸膜隐窝

在壁胸膜各部相互转折处，相邻的壁胸膜之间形成的潜在间隙，即使在深吸气时肺缘也不能伸入其内，此处的胸膜腔称胸膜隐窝（又称胸膜窦）。其中最大、最重要的一对是位于左、右侧肋胸膜与膈胸膜转折处的半环形间隙，称肋膈隐窝（肋膈窦）。肋膈隐窝是胸膜腔的最低部位，胸腔积液首先积聚于此，同时，也是易发生粘连的部位。

三　胸膜与肺的体表投影

（一）胸膜的体表投影

胸膜的体表投影是指壁胸膜各部相互移行形成的反折线在体表的投影位置，标志着胸膜腔的范围（图4-30）。

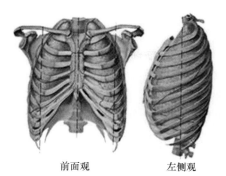

前面观　　　　　左侧观　　　　　后面观　　　　　右侧面观

图 4-30　肺与胸膜的体表投影

1.胸膜前界　是肋胸膜与纵隔胸膜之间的返折线。两侧都起自胸膜顶，斜向内下经胸锁关节后方至第 2 胸肋关节水平，左右两侧靠拢，再沿正中线两侧垂直下降，右侧至第 6 胸肋关节处移行为下界；左侧降至第 4 胸肋关节处斜向外下，沿胸骨左缘外侧 2 ～ 2.5cm 处下行，至第 6 肋软骨后方移行为下界。由于两侧胸膜前界上、下两端彼此相互分开，在胸骨后面形成上、下两个三角形间隙，上方为胸腺区，内有胸腺或胸腺遗迹和结缔组织；下方为心包区，其间显露心包和心。

2.胸膜下界　是肋胸膜与膈胸膜的返折线。右侧起自第 6 胸肋关节处，左侧起自第 6 肋软骨中点的后方，两侧均斜行向外下方，在锁骨中线与第 8 肋相交，在腋中线与第 10 肋相交，在肩胛线与第 11 肋相交，在脊柱旁平对第 12 胸椎棘突高度。

（二）肺的体表投影

肺尖、肺前界的体表投影与胸膜顶及前界大致相似；肺下界体表投影比胸膜下界约高出 2 个肋骨，即在锁骨中线与第 6 肋相交，在腋中线与第 8 肋相交，在肩胛线与第 10 肋相交，在脊柱旁平对第 10 胸椎棘突。在深呼吸时，肺下界可上、下移动 3.0cm（表 4-1）。

表 4-1　肺与胸膜下界的体表投影

	锁骨中线	腋中线	肩胛线	脊柱旁
肺下界	第 6 肋	第 8 肋	第 10 肋	第 10 胸椎棘突
胸膜下界	第 8 肋	第 10 肋	第 11 肋	第 12 胸椎棘突

链接

胸膜腔穿刺的临床应用

胸膜腔穿刺引流，以排出腔内气体或积液，维持胸膜腔的负压，使肺处于扩张状态。穿刺部位可根据引流物的不同而有所选择，如气胸，通常在锁骨中线第 2 肋间隙进行。此处伤及胸廓内血管和肺根结构的可能性甚小。血胸、脓胸或胸腔积液等，多选择在腋后线或肩胛线的第 7 ～ 8 肋间隙进行。胸膜腔穿刺应注意勿伤胸壁的血管神经，还需避免针刺过深而伤及肺组织造成气胸。

第4节 纵　　隔

纵隔是左、右两侧纵隔胸膜之间所有器官和组织的总称。

纵隔稍偏左，为上窄下宽、前短后长。纵隔的前界为胸骨；后界为脊柱胸段；两侧为纵隔胸膜；上界为胸廓上口；下界为膈。

纵隔通常以胸骨角与第4胸椎体下缘之间的连线为界，分为上纵隔和下纵隔两部分。下纵隔又以心包为界，分为前纵隔、中纵隔和后纵隔三部分（图4-31）。

上纵隔内自前向后主要有胸腺、左右头臂静脉、上腔静脉、左右膈神经、迷走神经、喉返神经、主动脉弓及其三大分支、食管、气管、胸导管和淋巴管等。

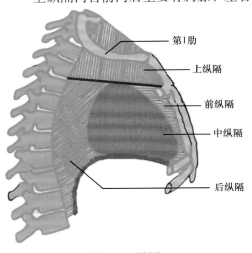

图4-31　纵隔

前纵隔位居胸骨体与心包之间，其内有胸腺的下部或部分胸腺遗迹、纵隔前淋巴结、胸廓内血管及疏松结缔组织等。前纵隔是胸腺瘤、皮样囊肿和淋巴瘤的好发部位。

中纵隔位居前纵隔、后纵隔之间，其内有心包、心脏及出入心的大血管根部、奇静脉弓、膈神经、心包膈血管和淋巴结等。

后纵隔位居心包后面与脊柱胸部之间，内有主支气管、食管、胸主动脉、胸导管、奇静脉、半奇静脉、胸交感干及淋巴结等。后纵隔为支气管囊肿、神经瘤、主动脉瘤及膈疝的好发部位。

目标检测

一、名词解释

1.上呼吸道　2.声门裂　3.肺门　4.胸膜腔

二、填空题

1. 呼吸系统由_____和_____两部分组成，前者的功能是_____，后者的功能是_____。

2. 鼻腔黏膜嗅部位于_____。

3. 鼻旁窦包括_____、_____、_____和_____四对，窦腔最大且易患炎症的是_____。

4. 喉腔被_____和_____分为三部分，从上到下依次是_____、_____和_____。喉腔最狭窄的部位是_____。

5. 喉的软骨主要有_____、_____、_____及一对_____。

6. 肺的上端较圆钝，称_____，可高出锁骨内侧1/3约_____cm。

7. 肺内侧面中央有一凹陷称_____，它是_____、_____、_____等进出肺的部位。

8. 右肺被_____和_____分为上、中、下三叶，左肺被_____分为上、下两叶。

9. 壁胸膜依其所在的部位可分_____、_____、_____和_____四部分。

10. 胸膜腔最低位置在_____和_____转折处，此处称_____（又称_____）。

三、选择题

1. 上鼻甲平面以上及其对应的鼻中隔黏膜称为（　　）
   A. 嗅区　　　B. 呼吸区　　　C. 出血区
   D. 味觉区　　E. 以上都不对

2. 开口于上鼻甲后方的是（　　）
   A. 蝶窦　　　　　　B. 筛窦前小房
   C. 筛窦中小房　　　D. 筛窦后小房
   E. 上颌窦

3. 窦口高于窦底的鼻旁窦是（　　）
   A. 蝶窦　　　B. 筛窦　　　C. 额窦
   D. 上颌窦　　E. 以上都正确

4. 开口于中鼻道的鼻旁窦是（　　）
   A. 上颌窦　　　　　B. 蝶窦
   C. 筛窦的后群　　　D. 鼻泪管
   E. 以上都正确

5. 关于喉的描述，不正确的是（　　）
   A. 是呼吸道又是发音器官
   B. 吞咽时可上下移动
   C. 向下与气管相延续
   D. 两侧有甲状腺峡叶
   E. 喉结是体表标志

6. 成对的喉软骨是（　　）
   A. 甲状软骨　　　B. 环状软骨
   C. 杓状软骨　　　D. 会厌软骨
   E. 以上都正确

7. 小儿喉腔炎症时，易发生水肿的部位是（　　）
   A. 喉前庭　　　　　B. 喉口
   C. 喉中间腔　　　　D. 声门下腔
   E. 以上都不对

8. 喉腔最狭窄的部位是（　　）
   A. 前庭裂　　B. 声门裂　　C. 喉口
   D. 喉前庭　　E. 喉中间腔

9. 关于气管与主支气管的描述,错误的是(　　)
   A. 位于喉与肺之间
   B. 左主支气管细长、右主支气管粗短
   C. 气管后方邻食管
   D. 在胸骨角平面与喉相连
   E. 气管分叉处称为气管杈

10. 右主支气管的特点是（　　）
    A. 细而长　　　　　B. 细而短
    C. 粗而长　　　　　D. 粗而短
    E. 走行较水平

11. 气管切开的部位常选在（　　）
    A. 第2～3气管软骨处
    B. 第3～5气管软骨处
    C. 第5～6气管软骨处
    D. 第6～7气管软骨处
    E. 以上都不是

12. 气管杈平对（　　）
    A. 颈静脉切迹　　　B. 胸骨柄
    C. 胸骨角　　　　　D. 剑突
    E. 第5胸椎体下缘

13. 进出肺门的结构不包括（　　）
    A. 主支气管　　　　B. 胸导管
    C. 肺静脉　　　　　D. 肺动脉
    E. 神经

14. 关于肺的描述，正确的是（　　）
    A. 位于胸膜腔内
    B. 右肺较左肺窄而长
    C. 右肺有肺小舌
    D. 肺尖高出锁骨内侧段上方2～3cm
    E. 左肺分三叶、右肺分二叶

15. 肺的下界体表投影，在锁骨中线处平（　　）
    A. 第6肋　　B. 第8肋　　C. 第9肋
    D. 第10肋　　E. 第11肋

四、简答题

1. 简述鼻旁窦的开口部位，为什么上颌窦易发生慢性炎症？

2. 简述左、右主支气管的形态特点，有什么临床意义？

3. 肋膈隐窝的位置和临床意义是什么？

五、论述题

简述肺和胸膜下界的体表投影。

（崔　娟）

第5章 泌尿系统

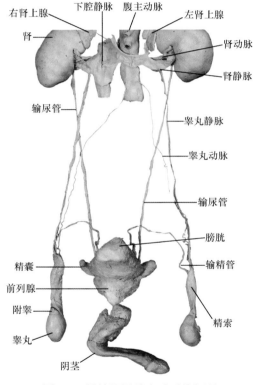

右肾上腺　下腔静脉　腹主动脉

肾

左肾上腺

肾动脉

肾静脉

输尿管

睾丸静脉

睾丸动脉

输尿管

膀胱

精囊

输精管

前列腺

附睾

精索

睾丸

阴茎

图 5-1　男性泌尿及生殖系统概观

泌尿系统由肾、输尿管、膀胱和尿道组成（图5-1），主要功能是通过尿液的形成和排出，将机体新陈代谢产生的废物、多余的水和无机盐排出体外，以维持机体内环境的相对平衡。尿液由肾产生，经输尿管流入膀胱暂时储存，最后经尿道排出体外。

第 1 节　肾

● 案例 5-1 ----------------------------

患者，男，33岁，发作性腰痛伴尿急、尿频2年半，偶有尿液混浊和终末血尿。本次因腰痛、发热并尿痛3天入院。查体：T38℃，BP 138/88mmHg。尿检：尿蛋白（＋），红细胞（＋），白细胞（＋＋＋）。B超显示左肾区可见钙化灶。诊断为肾结核。

问题：1. 肾有什么功能？

2. 肾位于什么位置？其形态和结构有何特点？

一　肾的形态和位置

肾呈红褐色，形如蚕豆，左右各一，为实质性器官。成人肾重134～148g。肾分为上、下两端，前、后两面，内、外侧两缘。肾后面较平坦，紧贴腹后壁；内侧缘中部凹陷为肾门，有肾动脉、肾静脉、肾盂、神经和淋巴管等出入，这些结构被结缔组织包裹形成肾蒂。右侧肾蒂较左侧短。肾门向肾实质内凹陷所形成的腔隙称肾窦，内含肾动脉的分支、肾静脉的属支、肾小盏、肾大盏、肾盂、神经、淋巴管和脂肪组织等（图5-2）。

肾位于脊柱腰段两侧，在腹膜后方紧贴腹后壁上部，右肾略低于左肾。左肾上端平第 11 胸椎体下缘，下端平第 2、3 腰椎间盘之间，第 12 肋斜过其后面中份。右肾上端平第 12 胸椎体上缘，下端平第 3 腰椎体上缘，第 12 肋斜过其后面上部。肾门约平第 1 腰椎体，在腹后壁位于竖脊肌的外侧缘与第 12 肋之间形成的夹角处，临床上称此区域为肾区，当肾有疾患时，此区常有叩痛或压痛。肾的位置还受性别和年龄影响，女性略低于男性，儿童低于成人，新生儿位置最低（图 5-3）。

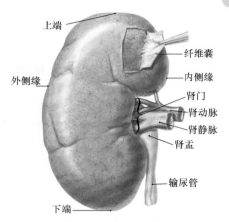

图 5-2　肾的形态

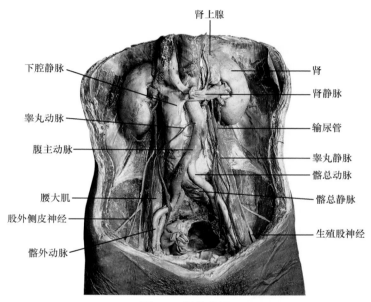

图 5-3　肾的位置

肾的正常位置依赖于肾的被膜、血管、腹膜及邻近器官等多种因素的维持，当这些因素发生病变或不健全时，可形成肾下垂或游走肾。

二　肾的被膜

肾的表面由内向外依次有纤维囊、脂肪囊和肾筋膜 3 层被膜（图 5-4）。

1.纤维囊　紧贴肾表面，为一层内含少量弹性纤维的致密结缔组织薄膜，肾破裂或部分肾切除时需缝合此膜。

2.脂肪囊　又称肾床，包被于纤维囊外面，并经肾门延伸至肾窦内，与肾窦内的脂肪组织相续，对肾有保护作用。临床上行肾囊封闭时，药物即经腹后壁注入此囊内。

3.肾筋膜　位于脂肪囊外面，分前、后两层，包被肾和肾上腺。前层与对侧前层相连续，后层与腰大肌筋膜相融合。前、后两层在肾的外侧和上方相融合，下方分开，有输尿管通过。

肾筋膜深面发出许多结缔组织小束，穿过脂肪囊和纤维囊相连，对肾起固定作用。

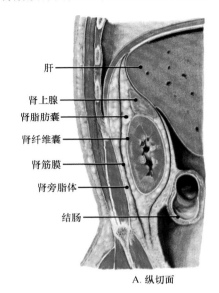
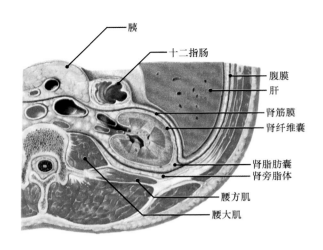

A. 纵切面　　　　　　　　　　　B. 横切面

图 5-4　肾的被膜

三　肾的构造

肾实质分为浅层的肾皮质和深层的肾髓质两个部分（图 5-5）。在肾的冠状切面上可见肾皮质呈红褐色，其深入肾髓质内的部分称肾柱。肾髓质位于深部，颜色较淡，由 15 ～ 20 个肾锥体组成。肾锥体的尖端称肾乳头，有许多乳头孔，尿液由此流入肾小盏内。

在肾窦内，肾小盏呈漏斗状包绕肾乳头。2 ～ 3 个肾小盏汇合成一个肾大盏。有 2 ～ 3 个肾大盏汇合成 1 个肾盂，肾盂出肾门后，逐渐变细，移行为输尿管。肾盂是炎症和结石的好发部位。

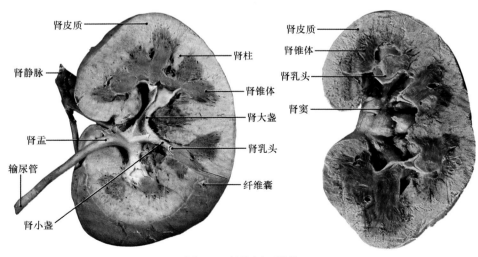

图 5-5　肾的剖面结构

四 肾的微细结构

肾实质主要由大量的泌尿小管构成,其间有少量的结缔组织、血管、淋巴管和神经等结构。泌尿小管是形成尿的主要结构,包括肾单位和集合小管两部分(图 5-6)。

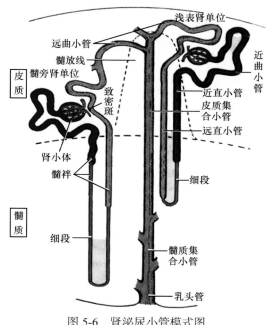

图 5-6 肾泌尿小管模式图

（一）肾单位

肾单位是肾结构和功能的基本单位,每侧肾有 100 万～ 400 万个肾单位,每个肾单位由肾小体和肾小管两部分组成。

> **链接**
>
> **血液透析疗法**
>
> 当患者急、慢性肾衰竭,急性药物或毒物中毒等情况时,可采用血液透析的方法予以治疗。血液透析疗法是将患者的血液和透析液同时引进透析器(两者的流动方向相反),利用透析器(又称为人工肾)的半透膜,将血中蓄积毒素、水分等清除体外,并补充碱基以纠正酸中毒,调整电解质紊乱,替代肾脏的排泄功能。

1. 肾小体 位于肾皮质内,呈球形,又称肾小球,由血管球和肾小囊构成(图 5-7)。

（1）血管球:为位于入球微动脉与出球微动脉之间盘曲成球状的毛细血管,管壁由有孔内皮细胞及其外面的基底膜构成。由于入球微动脉较出球微动脉粗,故血管球毛细血管内的压力较高,利于血浆的滤过形成原尿。

（2）肾小囊:为肾小管起始部膨大并凹陷而成的双层盲囊。两层囊壁之间的腔隙称肾小囊腔。肾小囊的外层称肾小囊壁层,由单层扁平上皮构成,与近端小管的上皮相延续;内层称肾小囊脏层,由足细胞构成,贴附于血管球毛细血管基底膜周围(图 5-8)。足细胞发出初级突起和次级突起,相邻次级突起相互穿插嵌合,其间有裂孔,为裂孔膜所覆盖。当血液流

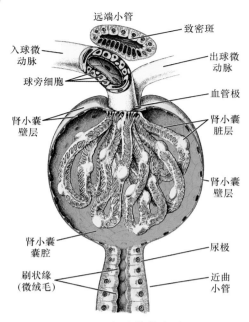

图 5-7　肾小体模式图

经血管球时，血浆中除大分子的蛋白质外，均可经有孔的内皮细胞、基底膜和裂孔膜滤入肾小囊腔，这 3 层结构称滤过屏障或滤过膜（图 5-9）。若滤过屏障受损，蛋白质甚至血细胞都有可能漏入肾小囊腔，出现蛋白尿或血尿。

2. 肾小管　由近端小管、细段和远端小管组成，管壁为单层上皮，与肾小囊外层相连续（图 5-6）。

（1）近端小管：为肾小管起始段，分为近端小管曲部和近端小管直部，管壁均由单层立方或锥形上皮构成。

近端小管曲部又称近曲小管，为肾小管起始部，始端与肾小囊腔相通，终端和近端小管直部相续，盘曲于肾小体附近。管壁上皮细胞游离面有由微绒毛构成的刷状缘，有利于近端小管对水、无机盐等物质的重吸收（图 5-10）。

近端小管直部又称近直小管，位于近曲小管和细段之间，结构与曲部相似，重吸收功能较曲部弱。

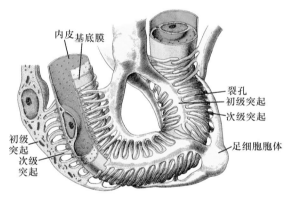

图 5-8　足细胞与毛细血管超微结构模式图

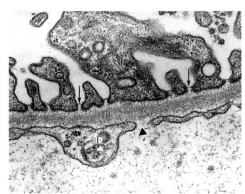

图 5-9　滤过屏障结构

▲内皮细胞孔；↓裂孔；BL：基底膜；P：足细胞；
E：内皮细胞

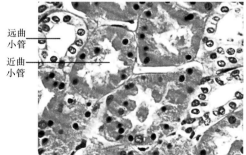

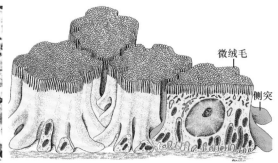

图 5-10　近曲小管微细结构

（2）细段：为肾小管中管径最细的部分（图5-6）。

（3）远端小管：包括远端小管直部和远端小管曲部，管壁均由单层立方上皮构成。

远端小管直部又称远直小管，始端与细段相续，终端与曲部相连，管壁结构与近端小管直部相似（图5-11）。近端小管直部、细段和远端小管直部共同构成"U"形髓袢（肾单位袢），能减缓肾小管内液体流速、吸收水和部分无机盐（图5-6）。

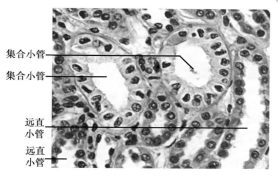

图 5-11　肾髓质光镜结构图

远端小管曲部又称远曲小管，盘曲于肾小体附近，管壁上皮细胞为单层立方上皮，微绒毛短而少（图5-10）。

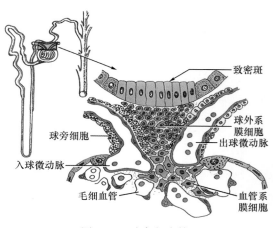

图 5-12　球旁复合体

（二）集合小管

集合小管由相邻肾单位远曲小管末段汇合而成，由肾皮质行向肾髓质，陆续与其他集合小管汇合成乳头管，开口于肾乳头。集合小管由单层立方上皮构成，有重吸收水和无机盐的功能（图5-6，图5-11）。

（三）球旁复合体

球旁复合体又称血管球旁器，由球旁细胞、致密斑和球外系膜细胞组成（图5-12）。

1. 球旁细胞　位于入球微动脉近血管球处，由入球微动脉管壁平滑肌细胞分化形成。细胞体积较大，能分泌肾素。肾素为一种蛋白水解酶，能将血浆中血管紧张素原转变成血管紧张素Ⅰ，血管紧张素Ⅰ通过相应物质的作用后转变为血管紧张素Ⅱ和血管紧张素Ⅲ，与血压及血容量的调节等功能有关。

2. 致密斑　为远端小管曲部接近肾小球处管壁的上皮细胞变高、紧密排列而成，呈椭圆状斑块状隆起。致密斑是 Na^+ 感受器，有调节球旁细胞分泌肾素的功能。

3. 球外系膜细胞　在致密斑与入球微动脉、出球微动脉之间的三角形区域内，也称为极垫细胞，可能有传递信息的作用。

五　肾的血液循环

肾的血液循环兼有营养肾组织和参与生成尿的双重作用，具有如下特点：①肾动脉粗短，血压高，流速快，每4～5分钟流经肾的血量，约与全身的血量相当；②入球微动脉粗短，出球微动脉细长，使血管球内形成较高的压强，利于肾小球的滤过；③动脉两次形成毛细血管网，第1次是入球微动脉分支形成血管球，有利于原尿的形成；第2次是出球微动脉分支于肾小管周围形成毛细血管网，有利于肾小管对原尿中水分和无机盐的重吸收。

第2节 输 尿 管

● 案例 5-2

患者，男，61 岁，右侧肾结石，双侧输尿管上段结石，伴双肾积水入院，医生该采取的治疗原则是先处理梗阻重的一侧输尿管，行输尿管切开取石手术。

问题：1. 输尿管有何功能？其通联关系怎样？

2. 输尿管的三处狭窄分别位于什么部位？

输尿管为肌性管道，长 20 ～ 30cm，左右各一，管径 0.5 ～ 1.0cm。输尿管起自肾盂，在腹膜后沿腰大肌前面下行，于小骨盆上口处跨髂总动脉分叉处前方入盆腔，斜穿膀胱底外上角的膀胱壁，开口于膀胱底内面的输尿管口（图 5-1，图 5-13）。

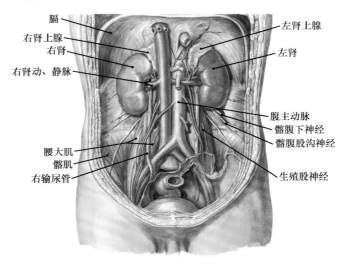

图 5-13 输尿管

一 输尿管的分部

输尿管分为腹部、盆部和壁内部 3 段。输尿管腹部介于肾盂末端和小骨盆入口处之间；盆部介于小骨盆入口和膀胱底之间；壁内部为输尿管斜穿膀胱壁的部分。当膀胱充盈时，由于内压增高，输尿管壁内部被挤压而闭合，可防止尿液反流入输尿管。

二 输尿管的狭窄

输尿管有 3 个生理性狭窄，分别位于输尿管起始部、跨越小骨盆上口处和穿膀胱壁处，为尿路结石易于嵌顿之处。

链接

尿 路 结 石

尿路结石又称为尿石症，包括肾结石、输尿管结石、膀胱结石和尿道结石，为常见的泌尿外科疾病，我国古代称其为"石淋""砂淋"或"淋"。尿路结石的产生机制到目前为止尚不十分清楚，可能为多种原因共同作用所致。目前 90% 以上的尿路结石可不采用开放式手术进行治疗。

≡ 输尿管的微细结构

输尿管壁由内向外依次包括黏膜、肌层和外膜 3 层，黏膜上皮为变移上皮，肌层为平滑肌，外膜为疏松结缔组织。

第 3 节 膀 胱

● 案例 5-3 ---

患者，女，47 岁，肉眼血尿，膀胱镜检查可见膀胱右侧壁有一 1.5cm×1cm 大小乳头状增生物，有蒂，病理检查分期为 T_1 期，诊断为膀胱肿瘤，入院后医生首选电切治疗。

问题：1. 膀胱位于什么位置？有何功能？

2. 何为膀胱三角？有什么临床意义？

一 膀胱的形态

膀胱为囊状贮尿器官，其形态、大小、位置等随年龄、性别及尿液充盈程度而变化。成人膀胱容量 300 ～ 500ml，最大可达 800ml；新生儿膀胱容量平均约 50ml。

膀胱空虚时呈锥体形（图 5-14），尖朝向前上方，称膀胱尖；底朝向后下方，略呈三角形，称膀胱底；底、尖之间的部分称膀胱体；膀胱的最下部称膀胱颈，其下端有尿道内口通尿道。膀胱充盈时略呈卵圆形。

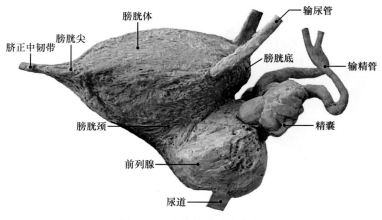

图 5-14 膀胱的形态和分部

二 膀胱的位置和毗邻

成年人膀胱位于小骨盆腔的前部，耻骨联合后方。膀胱空虚时全部位于盆腔内，膀胱尖不超过耻骨联合上缘（图5-13）。膀胱充盈时，膀胱尖高出耻骨联合之上，腹前壁折向其上的腹膜也随之上移，返折线可达耻骨联合上约2cm，使膀胱前壁直接与腹前壁接触。因此，临床上常在膀胱充盈的情况下，经耻骨联合上方做膀胱穿刺或手术时不经过腹膜腔，可避免损伤腹膜及腹膜腔的污染。

男性膀胱的后方与精囊、输精管壶腹和直肠相邻；在女性则与阴道和子宫相邻。男性的膀胱颈与前列腺紧密相接；女性则贴附在尿生殖膈上（图5-14，图5-15）。

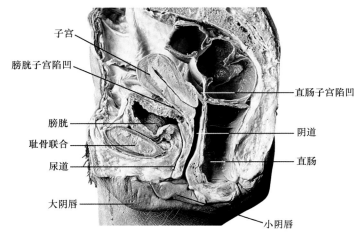

图5-15 女性盆腔正中矢状切面

三 膀胱壁的结构

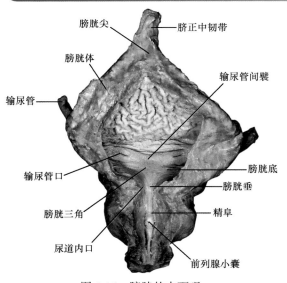

图5-16 膀胱的内面观

膀胱壁由内向外依次由黏膜、肌层和外膜3层组成。膀胱空虚时，内面可形成许多黏膜皱襞；充盈时皱襞展平、减少或消失。在膀胱底部，两侧输尿管口和尿道内口之间的三角形区域称膀胱三角，无论膀胱充盈或空虚，其黏膜皆平滑无皱襞，是膀胱肿瘤、结核和炎症的好发部位。在两侧输尿管口之间有1条输尿管间襞，可作为膀胱镜检查时寻找输尿管口的标志（图5-16）。

第4节 尿 道

尿道起于膀胱通向体外。男性尿道兼有

排精和排尿的功能，故在男性生殖系统中叙述。

与男性尿道相比，女性尿道较短、宽、直，长 3 ～ 5cm，起自尿道内口，经耻骨联合与阴道之间下行，穿过尿生殖膈，以尿道外口开口于阴道前庭，易引起逆行性尿路感染。在通过尿生殖膈时，在尿道和阴道周围有尿道阴道括约肌环绕，此肌为骨骼肌，可受意识支配而控制排尿（图 5-15）。

链接

导 尿 术

导尿术是在严格无菌操作下，用导尿管经尿道插入膀胱引出尿液的临床诊疗技术，其目的是为了解除尿潴留、协助临床诊断和膀胱疾病（如膀胱炎、膀胱癌）治疗的配合等。

目标检测

一、选择题

A₁ 型题

1. 肾被膜的最外层是（　　）

　　A. 纤维囊　　B. 壁胸膜　　　C. 脂肪囊

　　D. 脏腹膜　　E. 肾筋膜

2. 输尿管的第 1 处狭窄位于（　　）

　　A. 与左主支气管交叉处

　　B. 跨越小骨盆入口处

　　C. 输尿管起始处

　　D. 穿膀胱壁处

　　E. 以上均不对

3. 膀胱充盈时，行膀胱穿刺术穿刺进针部位常选择在（　　）

　　A. 耻骨联合上缘　　B. 耻骨联合下缘

　　C. 尿生殖膈　　　　D. 耻骨联合处

　　E. 脐区

4. 女性尿道易引起逆行性感染主要原因是女性尿道（　　）

　　A. 兼有排尿和排出月经的功能

　　B. 较短、宽、直

　　C. 尿道外口较大

　　D. 紧贴阴道

　　E. 走行较水平

5. 肾门约平对（　　）

　　A. 第 12 胸椎　　　　B. 第 1 腰椎

　　C. 第 2 腰椎　　　　D. 第 3 腰椎

　　E. 以上都是

B 型题

（6 ～ 8 题共用答案）

　　A. 肾蒂　　　　　　B. 肾锥体

　　C. 纤维囊　　　　　D. 肾柱

　　E. 输尿管

6. 属于肾皮质的结构是（　　）

7. 与肾盂相连的结构是（　　）

8. 属于肾髓质的结构是（　　）

二、简答题

1. 膀胱充盈时，为什么能在耻骨联合上缘进行膀胱穿刺？

2. 出入肾门的结构有哪些？

三、综合思考题

用箭头表示尿液的产生、输送及排出途径。

（范光忠）

第6章 生殖系统

生殖系统分为男性生殖系统和女性生殖系统。男、女性生殖系统根据器官所在部位均可分为内生殖器和外生殖器两部分（表6-1）。内生殖器多位于盆腔内，包括生殖腺、生殖管道和附属腺体。外生殖器露于体表。

生殖系统主要有产生生殖细胞、分泌性激素、繁殖后代等功能。

第1节 男性生殖系统

● 案例6-1

患者，男，29岁，左侧阴囊有坠胀感，持续半年；结婚2年，性生活正常，未采取任何避孕措施，女方未怀孕。体格检查：左侧阴囊下垂，扪及迂曲柔软的团块。精液常规检查：射精量2ml，精子计数 3.9×10^6/ml，活动率35%，活动度低。临床诊断：精索静脉曲张、少精症。

问题：1. 说出睾丸的位置及精液的组成。
　　　2. 什么是精索？

男性内生殖器由生殖腺（睾丸）、生殖管道（附睾、输精管、射精管、男性尿道）和附属腺（精囊、前列腺、尿道球腺）组成（图6-1，图6-2）。男性外生殖器包括阴囊和阴茎，前者容纳睾丸、附睾等，后者是男性的性交器官。

一　男性内生殖器

（一）睾丸

睾丸是男性生殖腺，可产生精子和分泌雄激素。

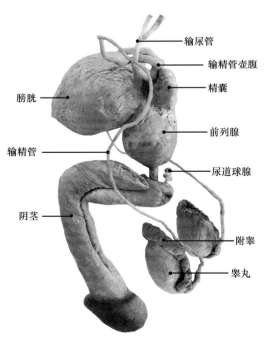

图6-1 男性生殖系统概观

输尿管
输精管壶腹
精囊
膀胱
前列腺
输精管
尿道球腺
阴茎
附睾
睾丸

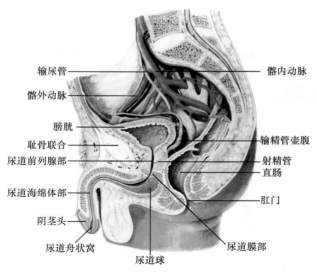

图 6-2　男性盆腔正中矢状切面

1.睾丸的位置和形态　睾丸位于阴囊内,左右各一。睾丸表面光滑,呈微扁的椭圆形,分内、外侧面,上、下端和前、后缘。内侧面较平坦,外侧面较隆凸。下端及前缘游离,上端及后缘有附睾相连,并有血管、淋巴管、神经在后缘出入(图 6-3)。在性成熟期以前睾丸发育较慢,至性成熟期发育迅速,老年人睾丸萎缩变小。

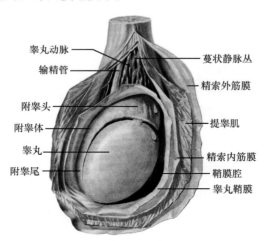

图 6-3　睾丸、附睾与精索

链接

睾 丸 下 降

胚胎早期,睾丸位于腹后壁、肾的下方,以后逐渐下降;胚胎第 3 个月时可下降至髂窝,胚胎第 7 个月可下降至腹股沟管深环,胚胎第 9 个月降入阴囊。出生 2 个月后,如果单侧或双侧睾丸没有下降到阴囊内,仍停留在腹腔或腹股沟管内,临床上统称为隐睾症。由于精子发生须在低于体温 2～3℃的环境中进行,故隐睾症患者常因精子发生障碍而不育。

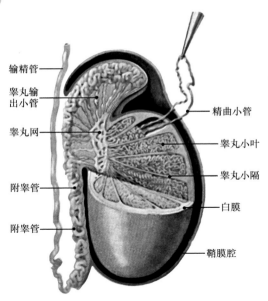

输精管
睾丸输出小管
睾丸网
附睾管
附睾管

精曲小管
睾丸小叶
睾丸小隔
白膜
鞘膜腔

图 6-4　睾丸与附睾结构模式图

2. 睾丸的组织结构　睾丸表面有一层致密结缔组织构成的白膜（图 6-4）。白膜在睾丸后缘增厚形成睾丸纵隔，后者发出睾丸小隔将睾丸分成约 250 个锥形的睾丸小叶。每个睾丸小叶内有 1～4 条细长而弯曲的生精小管。生精小管在接近睾丸纵隔处变为短而直的精直小管，后者进入睾丸纵隔后相互吻合形成睾丸网，随后汇合成 8～12 条睾丸输出小管进入附睾头部。生精小管之间的疏松结缔组织称为睾丸间质。

（1）生精小管：是产生精子的场所，主要由生精上皮构成（图 6-5）。生精上皮由支持细胞和 5～8 层生精细胞组成（图 6-6）。

1）支持细胞：呈不规则长锥体形，基部紧贴基底膜，顶部伸达腔面，侧面和腔面镶嵌着各级生精细胞。支持细胞对生精细胞起支持、营养、保护等作用，还能合成、分泌雄激素结合蛋白，以保持生精小管内较高的雄激素水平，促进精子发生。

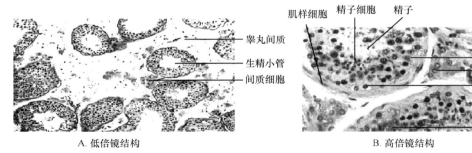

睾丸间质
生精小管
间质细胞

肌样细胞　精子细胞　精子
支持细胞
间质细胞
精原细胞
初级精母细胞

A. 低倍镜结构　　　　　　　B. 高倍镜结构

图 6-5　睾丸生精小管

2）生精细胞：生精小管管壁内可见不同发育阶段的生精细胞，从基底膜到管腔依次为精原细胞、初级精母细胞、次级精母细胞、精子细胞和精子。从精原细胞到精子形成的过程称为精子发生，需要（64±4.5）天才能完成。①精原细胞，是最幼稚的生精细胞，紧贴基底膜排列，细胞呈圆形或椭圆形，直径约 12μm，细胞核染色较深。精原细胞分为 A、B 两型，A 型精原细胞是生精细胞中的干细胞，不断分裂增殖，

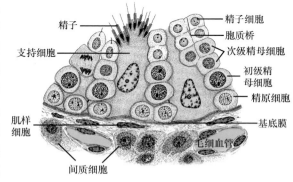

精子
支持细胞
肌样细胞
间质细胞

精子细胞
胞质桥
次级精母细胞
初级精母细胞
精原细胞
基底膜
毛细血管

图 6-6　支持细胞和生精细胞模式图

一部分细胞继续作为干细胞，另一部分细胞转化为 B 型精原细胞；B 型精原细胞经过数次分裂后，分化成初级精母细胞，并向腔面移动。②初级精母细胞，位于精原细胞的近腔侧，细胞呈圆形，体积较大，直径约 18μm。细胞核大而圆，核型为 46，XY。初级精母细

胞经 DNA 复制后进行第一次减数分裂，形成两个次级精母细胞。③次级精母细胞，位于初级精母细胞的近腔侧，细胞直径约 12μm。细胞核圆形，染色较深，核型为 23，X 或 23，Y。次级精母细胞未经 DNA 复制，迅速进行第二次减数分裂，产生两个精子细胞。④精子细胞，位于近腔面，细胞直径约 8μm。细胞核圆形，核型为 23，X 或 23，Y。精子细胞不再分裂。⑤精子，形似蝌蚪，长约 60μm，分头、尾两部，由精子细胞经过复杂的形态变化而成。由精子细胞变形形成精子的过程称为精子形成。精子头部嵌附于支持细胞的顶部，精子尾部游离于生精小管腔内（图 6-6）。精子头部主要是高度浓缩的细胞核，核的前 2/3 被顶体覆盖。顶体内含多种水解酶，在受精过程中发挥重要作用。精子尾部细长，能摆动，是精子的运动装置。

（2）睾丸间质：是位于生精小管之间的富含血管、神经、淋巴管的疏松结缔组织，其中有成群分布的睾丸间质细胞（图 6-5，图 6-6）。睾丸间质细胞，又称 Leydig 细胞，呈圆形或多边形，细胞核圆形，细胞质呈嗜酸性。从青春期开始，睾丸间质细胞分泌雄激素。雄激素有促进精子发生和男性生殖器官发育、维持男性第二性征和性功能、促进红细胞生成等作用。

血 - 睾屏障位于睾丸间质的毛细血管与生精小管之间，也叫血 - 生精小管屏障，由毛细血管内皮及其基底膜、结缔组织、生精上皮基底膜和支持细胞的紧密连接等构成。它能阻挡血液中某些物质接触生精上皮，形成并维持有利于精子发生的微环境，能防止精子抗原物质逸出到生精小管外而引发的自身免疫反应。

（二）生殖管道

男性生殖管道包括附睾、输精管、射精管、男性尿道 4 部分。

1. 附睾　紧贴于睾丸的上端和后缘，呈新月形，主要由睾丸输出小管和附睾管组成（图 6-3，图 6-4）。上端膨大为附睾头，中部为附睾体，下端缩细为附睾尾。附睾尾向上返折移行为输精管。附睾具有分泌、储存精子并促进精子进一步成熟的功能。若附睾功能异常，会影响精子的成熟，导致男性不育。

2. 输精管　是输送精子的肌性管道（图 6-1，图 6-2）。活体触摸时呈坚实的细索状。输精管依行程分为 4 部。

（1）睾丸部：最短，起于附睾尾，沿睾丸后缘、附睾内侧上行至睾丸上端。

（2）精索部：介于睾丸上端与腹股沟管浅环之间，此段位置表浅，易于触及。临床上常在此部行输精管结扎术。

（3）腹股沟管部：位于腹股沟管内。

（4）盆部：为输精管最长的一段，起自腹股沟管深环，沿盆腔侧壁行向后下，绕行至膀胱底的后方形成膨大的输精管壶腹（图 6-7）。输精管壶腹的末端变细，与精囊的排泄管汇合成射精管。

精索是位于睾丸上端至腹股沟管深环之间的柔软的圆索状结构，主要由输精管、睾丸动脉、蔓状静脉丛、淋巴管和神经等构成。精索表面包

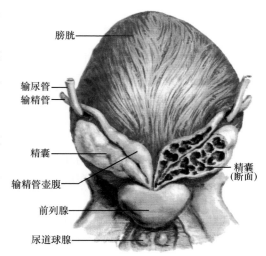

图 6-7　尿道球腺、前列腺、精囊和输精管壶腹

膀胱

输尿管

输精管

精囊

精囊（断面）

输精管壶腹

前列腺

尿道球腺

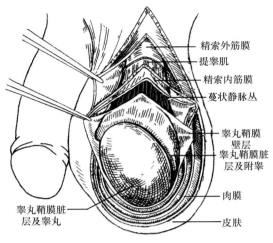

图 6-8　精索的被膜及阴囊结构

有 3 层被膜，从外向内依次为精索外筋膜、提睾肌和精索内筋膜（图 6-8）。

3. 射精管　是由输精管的末端与精囊的排泄管汇合成，长约 2cm，向前下穿过前列腺实质，开口于尿道前列腺部（图 6-2，图 6-7）。射精管管壁有平滑肌纤维，能产生有力的收缩，协助精液排出。

4. 男性尿道　详见本节第三部分。

（三）附属腺

附属腺包括精囊、前列腺、尿道球腺。

1. 精囊　又称精囊腺，是 1 对长椭圆形的囊状器官，位于膀胱底的后方，输精管壶腹的外侧，其排泄管与输精管的末端汇合成射精管（图 6-1，图 6-7）。精囊分泌液体参与精液的组成。

2. 前列腺　是单一的实质性器官，位于膀胱颈与尿生殖膈之间，其前方为耻骨联合，后方为直肠壶腹（图 6-1，图 6-2，图 6-7）。前列腺呈前后稍扁的栗子形，上端宽大，下端尖细，后面正中有一纵行浅沟称前列腺沟。尿道前列腺部纵向穿过前列腺。前列腺的排泄管直接开口于尿道前列腺部，其分泌物参与精液的组成。

前列腺由腺组织和平滑肌组织等构成。前列腺一般可分为 5 叶，即前叶、中叶、后叶和两侧叶（图 6-9）。前叶位于尿道前方和左、右侧叶之间；中叶位于尿道和射精管之间；左、右侧叶分别位于尿道、中叶、前叶的两侧；后叶位于中叶和侧叶的后方，是前列腺肿瘤的易发部位。

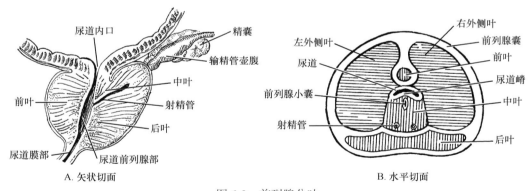

A. 矢状切面　　　　　　　　　　　　　　　　　B. 水平切面

图 6-9　前列腺分叶

小儿前列腺较小；自青春期开始，前列腺迅速增大，分泌活动增强；老年时前列腺组织退化，结缔组织增生，形成前列腺增生。前列腺增生多发生在中叶和侧叶，可压迫尿道，引起排尿困难甚至尿潴留。

3. 尿道球腺　是 1 对豌豆大小的球形器官，位于会阴深横肌内，其排泄管开口于尿道球部，分泌物参与精液的组成（图 6-1，图 6-7）。

精液由男性生殖管道、附属腺的分泌物和睾丸产生的精子混合而成，为乳白色呈弱碱性液体。成年男性 1 次射精量 2 ～ 5ml，含 3 亿～ 5 亿个精子。

精子的产生及精液排出途径可表示为：

精囊（分泌物）
↓

睾丸生精小管（精子）→ 附睾 → 输精管 → 射精管 → 男性尿道 → 体外

↗ ↑
前列腺（分泌物）尿道球腺（分泌物）

二 男性外生殖器

（一）阴囊

阴囊为位于阴茎后下方的皮肤囊袋，由皮肤和肉膜组成（图 6-8，图 6-10），被阴囊中隔分为左、右两腔，分别容纳同侧的睾丸、附睾等。阴囊的皮肤薄而柔软，颜色深暗，有少量阴毛；肉膜为浅筋膜，内含平滑肌纤维，可随外界环境温度的变化而舒缩，从而调节阴囊内的温度，有利于精子的生存和发育。

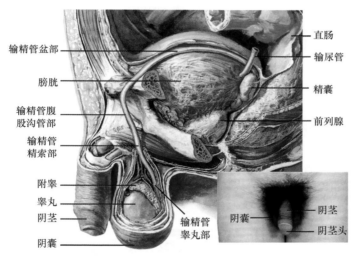

图 6-10 阴囊和阴茎

阴囊深面有包被睾丸和精索的被膜，由外向内有以下四部分（图 6-8）。①精索外筋膜：为腹外斜肌腱膜的延续；②提睾肌：来自腹内斜肌和腹横肌的肌纤维束，可反射性地提起睾丸；③精索内筋膜：为腹横筋膜的延续；④睾丸鞘膜：来源于腹膜，分为壁层和脏层，壁层紧贴精索内筋膜内面，脏层包贴睾丸和附睾表面。睾丸鞘膜的脏层和壁层在睾丸后缘处相互移行，围成密闭的鞘膜腔，内有少量浆液，起润滑作用。

（二）阴茎

阴茎是男性的性交和排尿器官，分阴茎头、阴茎体和阴茎根 3 部分（图 6-10，图 6-11）。阴茎前端膨大为阴茎头；中部为圆柱形阴茎体，以韧带悬于耻骨联合的前下方；后端为阴茎根，藏于阴囊和会阴部皮肤的深面。

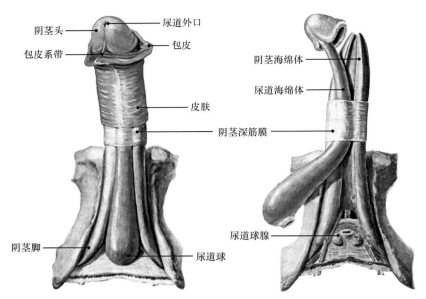

图 6-11　阴茎的构造

阴茎由背侧的 2 条阴茎海绵体和腹侧的 1 条尿道海绵体外被筋膜和皮肤构成（图 6-11 ～图 6-13）。2 条阴茎海绵体紧密相连，前端嵌入阴茎头后面的凹陷内；后端称阴茎脚，分别附着于两侧的坐骨支和耻骨下支。尿道海绵体内有尿道纵向贯穿其全长。尿道海绵体的前端膨大，即阴茎头，有呈矢状位的尿道外口；后端膨大，称尿道球，位于两侧的阴茎脚之间，固定在尿生殖膈的下面。海绵体内部是由与血管相通的腔隙和许多海绵体小梁组成的，当腔隙充血时，阴茎变粗变硬而勃起。阴茎的皮肤薄而柔软，富有伸展性，在阴茎体的前端形成双层游离的环形皱襞包绕阴茎头，称为阴茎包皮。在阴茎头腹侧，连于尿道外口下端与包皮之间的皮肤皱襞，称为包皮系带。临床上做包皮环切时应注意切勿伤及包皮系带，以免影响阴茎的正常勃起。

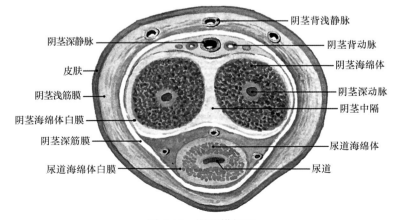

图 6-12　阴茎横切面

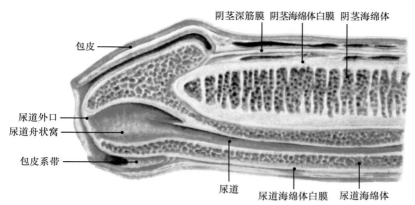

图 6-13 阴茎纵切面

链接

阴 茎 包 皮

　　幼儿的阴茎包皮较长，包着整个阴茎头，有保护作用。随着年龄的增长，阴茎的发育，阴茎包皮逐渐向后退缩，包皮口逐渐扩大，阴茎头显露于外。成年后，阴茎包皮不能退缩完全暴露阴茎头，称为包皮过长；若阴茎包皮口过小，阴茎包皮完全包着阴茎头，称为包茎，应行包皮环切。由于包皮过长或包茎，阴茎包皮下可积聚许多皮脂腺的分泌物，形成包皮垢，长期刺激，可引起阴茎头感染甚至可诱发阴茎癌。

三 男性尿道

（一）男性尿道的分部

　　男性尿道兼有排尿和排精的双重功能，始于尿道内口，终于尿道外口。成年男性尿道长16～22cm，依行程分为前列腺部、膜部、海绵体部 3 部分（图 6-2，图 6-14）。

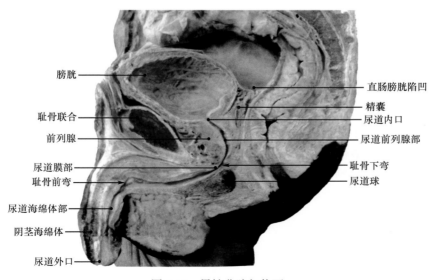

图 6-14 男性盆腔矢状面

1. 前列腺部　为尿道穿过前列腺的部分，长约 3cm，其后壁有前列腺排泄管及射精管的开口。

2. 膜部　为尿道穿过尿生殖膈的部分，长约 1.5cm，其周围有尿道括约肌环绕，该肌是骨骼肌，有控制排尿的功能。膜部位置较固定，骨盆骨折时，易损伤此部。

3. 海绵体部　为尿道穿过尿道海绵体的部分，长 12～17cm。尿道球内的尿道称为尿道球部，尿道球腺开口于此。阴茎头内尿道扩大，称尿道舟状窝。

临床上把尿道海绵体部称为前尿道，把尿道膜部和前列腺部合称为后尿道。

（二）男性尿道的形态特点

男性尿道全长有三处狭窄、三处扩大和两个弯曲。三处狭窄分别是尿道内口、尿道膜部、尿道外口，其中尿道外口是最狭窄的，尿道结石易嵌顿在狭窄处。三处扩大分别位于前列腺部、尿道球部和尿道舟状窝，其中前列腺部是尿道的最宽阔处。两个弯曲分别是耻骨下弯和耻骨前弯。耻骨下弯位于耻骨联合的后下方，凹面向前上方，由尿道的前列腺部、膜部和海绵体部的起始段形成，此弯曲固定，不能变直。耻骨前弯位于耻骨联合前下方，凹面向后下方，由尿道海绵体部的中段构成，阴茎勃起或将阴茎拉向腹壁时，此弯可变直而消失。临床上行膀胱镜检查或导尿时应注意这些解剖特点。

> **链接**
>
> ### 男性导尿应用解剖
>
> 男性导尿是将导尿管从尿道外口插入，依次经过男性尿道的海绵体部、膜部和前列腺部，最后经尿道内口插入膀胱（图 6-2），共约 20cm，见有尿液流出，再插入 2cm 即可。操作时，提起患者的阴茎，使之与腹壁间成 60° 角，使男性尿道的耻骨前弯消失，从而形成一个凹面向上的大弯，以减少导尿管插入的阻力。在男性尿道的三个狭窄处，动作要更加轻柔、缓慢，边插边顺时针或逆时针、或左右转动导尿管，以利于导尿管顺利插入，防止导尿管在尿道内蜷缩，切忌用力过猛造成尿道黏膜损伤。如遇患者阴茎勃起、尿道海绵体充血，插管困难，可让患者休息一会儿，待其恢复常态后再操作。

第 2 节　女性生殖系统

● 案例 6-2

患者，女，53 岁，因左侧乳房发现一肿块 2 个月而就诊。自述 2 个月前于洗澡时无意中发现左侧乳房有一小肿块，因无疼痛，就没有在意。近来发现肿块不断增大，乳房皮肤肿胀，急来就诊。体格检查：患者左侧乳房皮肤出现局部下陷及橘皮样改变，触诊可扪及 4.5cm×4cm×3cm 大小的肿块，质地坚硬，表面不光滑，与周围组织分界不清楚，活动度差，无压痛。左侧腋窝可触到多个较硬的淋巴结，无触痛。取活检病理检查报告为乳腺癌。临床诊断：乳腺癌。

问题：1. 说出女性乳房的结构。

2. 用解剖知识分析乳房皮肤呈橘皮样改变的原因。

女性内生殖器由生殖腺（卵巢）、生殖管道（输卵管、子宫、阴道）和附属腺（前庭大腺）组成。外生殖器即女阴（图 6-15～图 6-17）。乳房、会阴与生殖系统关系密切，也在本节叙述。

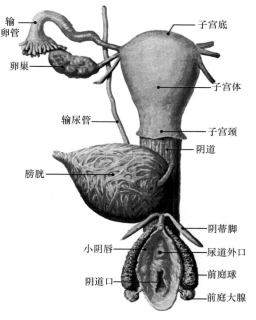

图 6-15　女性生殖系统模式图

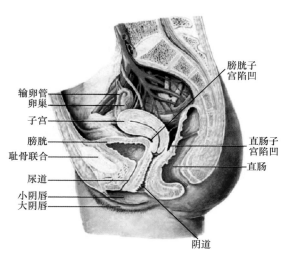

图 6-16　女性盆腔正中矢状面

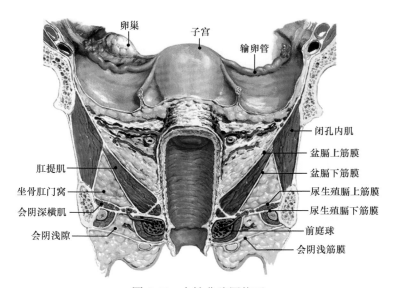

图 6-17　女性盆腔冠状面

一　女性内生殖器

（一）卵巢

卵巢是女性生殖腺，有产生卵细胞，分泌雌激素、孕激素等功能。

1. 卵巢的位置和形态　卵巢左右各一，位于盆腔侧壁、髂总血管分叉处的卵巢窝内（图 6-16，图 6-17）。卵巢呈扁卵圆形，分内、外侧面，上、下端和前、后缘。内侧面稍凸朝向盆腔；外侧面平坦贴于盆腔侧壁。上端与输卵管末端相接触，借卵巢悬韧带连于盆壁；下端借卵巢固有韧带连于子宫。前缘借卵巢系膜连于子宫阔韧带，称卵巢系膜缘，其中部有血管、淋巴管、神经等出入，称卵巢门；后缘游离，称独立缘。幼女的卵巢较小，表面光滑；性成熟期卵巢最大，后由于多次排卵，卵巢表面凹凸不平。35～40岁后，卵巢开始缩小；绝经以后卵巢逐渐萎缩。

2. 卵巢的组织结构　卵巢表面覆盖有单层扁平上皮或单层立方上皮，上皮的深面为致密结缔组织构成的白膜。卵巢的实质分为浅层的皮质和深层的髓质。皮质含有不同发育阶段的卵泡、黄体等，髓质由疏松结缔组织、血管、淋巴管和神经等构成（图 6-18）。

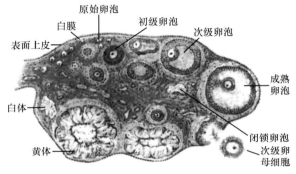

图 6-18　卵巢的组织结构模式图

（1）卵泡的发育：新生儿两侧卵巢有 70 万～200 万个原始卵泡，青春期开始时仅存约 4 万个。从青春期开始，卵巢在垂体促性腺激素作用下，每隔 28 天左右有 15～20 个原始卵泡同时开始生长发育，但通常只有 1 个优势卵泡发育成熟并排卵。女子一生中两侧卵巢共排卵约 400 个，其余卵泡都在不同发育阶段退化为闭锁卵泡。卵泡的发育，一般依次经过原始卵泡、生长卵泡、成熟卵泡 3 个阶段（图 6-19，图 6-20）。

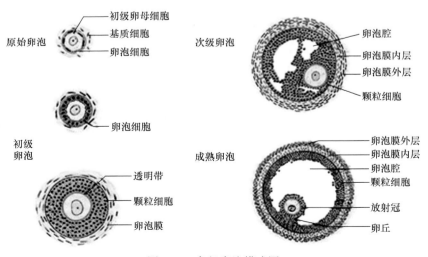

图 6-19　各级卵泡模式图

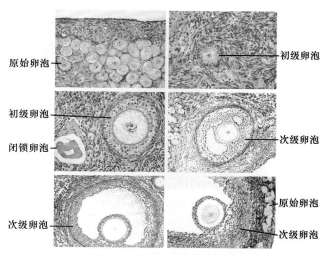

原始卵泡　　初级卵泡

初级卵泡　　次级卵泡

闭锁卵泡

次级卵泡　　原始卵泡

　　　　　　次级卵泡

图 6-20　各级发育阶段的卵泡

原始卵泡位于皮质浅层，体积小，数量多，由一个初级卵母细胞和围绕其周围的一层扁平的卵泡细胞构成。初级卵母细胞是胚胎时期卵原细胞分裂分化形成，并长期停滞在第一次减数分裂前期，直至排卵前才完成第一次减数分裂。卵泡细胞对初级卵母细胞起支持和营养作用。

自青春期开始，在垂体分泌的卵泡刺激素的作用下，部分原始卵泡开始生长发育而成为生长卵泡。生长卵泡包括初级卵泡和次级卵泡两个阶段。①初级卵泡阶段，初级卵泡细胞由扁平变成立方形或柱状，由 1 层增殖为多层；初级卵母细胞体积逐渐增大，并在其表面出现一层厚度均匀的嗜酸性膜，称透明带。随着初级卵泡的生长，其周围的结缔组织分化形成卵泡膜。②次级卵泡阶段，随着初级卵泡细胞的不断增殖，初级卵泡细胞之间出现一些大小不等的腔隙，此时的卵泡称为次级卵泡，多个小腔隙逐渐融合成一个大的卵泡腔，其内充满卵泡液。由于卵泡液不断增多，卵泡腔不断扩大，使初级卵母细胞、透明带及其周围的卵泡细胞逐渐居于卵泡腔的一侧，形成一个圆形隆起突入卵泡腔，称卵丘。紧靠透明带的一层高柱状卵泡细胞呈放射状排列，称放射冠。分布在卵泡腔周围的卵泡细胞排列紧密，称颗粒层，构成卵泡壁，卵泡细胞改称为颗粒细胞。随着次级卵泡的生长，卵泡膜分化成内、外两层，内层有多边形或梭形的膜细胞及毛细血管。颗粒细胞和膜细胞能协同合成雌激素。雌激素有激发并维持女性第二性征、促进女性生殖器官发育特别是促使子宫内膜增生等作用。

成熟卵泡是卵泡发育的最后阶段。由于卵泡液急剧增多，卵泡腔变大，卵泡体积显著增大，直径可达 2cm 以上，占据皮质全层并凸出卵巢表面。在排卵前 36 ～ 48 小时，初级卵母细胞完成第 1 次减数分裂，形成 1 个很大的次级卵母细胞和 1 个很小的第 1 极体，后者位于次级卵母细胞与透明带之间的间隙内。接着次级卵母细胞迅速开始第 2 次减数分裂，并停滞在分裂中期。

（2）排卵：在月经周期的第 14 天左右，成熟卵泡的卵泡壁破裂，次级卵母细胞连同透明带、放射冠与卵泡液一起脱离卵巢进入腹膜腔的过程称排卵（图 6-21）。一般情况下，左右卵巢交替排卵。次级卵母细胞在排卵后 24 小时内未能受精，则退化消失；若受精，则继续完成第 2 次减数分裂，形成 1 个卵细胞（23，X）和 1 个第 2 极体。

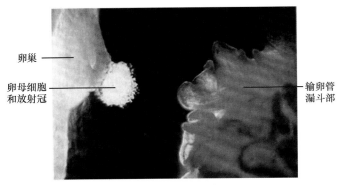

图 6-21　卵巢排卵

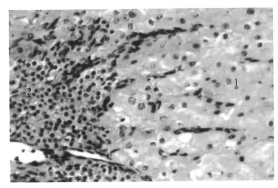

图 6-22　黄体

1.颗粒黄体；2.膜黄体

（3）黄体的形成与退化：排卵后，残留在卵巢内的颗粒层和卵泡膜向卵泡腔内塌陷，在黄体生成素的作用下，逐渐发育成 1 个体积较大而又富有血管的内分泌细胞团，新鲜时呈黄色，称黄体（图 6-22）。黄体能分泌孕激素及少量的雌激素。孕激素有促进子宫内膜增生、子宫腺分泌、乳腺发育和抑制子宫平滑肌收缩等作用。黄体的发育，取决于排出的卵是否受精。如卵受精，黄体继续发育增大，可维持约 6 个月，称妊娠黄体；如卵未受精，黄体维持约 14 天即退化，称月经黄体。两种黄体最终都退化消失，逐渐被结缔组织取代成为白体。

（二）输卵管

输卵管是女性输送生殖细胞的肌性管道，长 10～14cm，左、右各一，位于子宫底的两侧，包藏在子宫阔韧带的上缘内，其外侧端借输卵管腹腔口与腹膜腔相通，内侧端借输卵管子宫口与子宫腔相通（图 6-23）。输卵管由外侧到内侧分为输卵管漏斗部、输卵管壶腹部、输卵管峡部和输卵管子宫部 4 个部分。

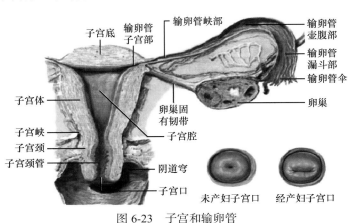

图 6-23　子宫和输卵管

1.输卵管漏斗部　是输卵管外侧端的膨大部分，其中央有输卵管腹腔口，开口于腹膜腔；其游离缘有许多细长的指状突起，称输卵管伞，覆于卵巢表面，有引导卵细胞进入输卵管的作用，也可作为手术中识别输卵管的标志。

2.输卵管壶腹部　约占输卵管全长的2/3,管径粗而弯曲,血供较丰富。卵细胞多在此部受精。

3. 输卵管峡部　短直且腔窄，管壁厚，血管较少。输卵管炎易造成此部堵塞、狭窄而导致不孕。临床常在此部进行输卵管结扎术。

4.输卵管子宫部　是输卵管穿过子宫壁的部分，经输卵管子宫口与子宫腔相通。

临床上将卵巢和输卵管统称为子宫附件。

输卵管的管壁由黏膜、肌层和浆膜组成（图 6-24）。黏膜的上皮为单层柱状上皮，由分泌细胞和纤毛细胞组成。肌层由内环行和外纵行的两层平滑肌构成。纤毛的规律性定向摆动和平滑肌的节律性收缩均有助于卵细胞或受精卵向子宫腔方向运送。

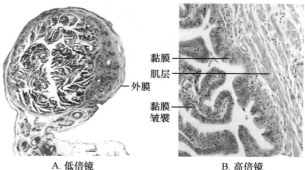

A. 低倍镜　　　　　B. 高倍镜

图 6-24　输卵管的组织结构

（三）子宫

子宫是一个壁厚、腔小的肌性器官，是孕育胎儿、产生月经的场所。

1. 子宫的形态和分部　成人未产妇的子宫呈前后略扁的倒置梨形，长 7～8cm，宽约4cm，厚 2～3cm。子宫分为子宫底、子宫体和子宫颈 3 部分（图 6-15，图 6-23）。子宫底为输卵管子宫口水平以上隆凸的部分。子宫颈为子宫下端呈细圆柱状的部分，成人长 2.5～3.0cm，是肿瘤的好发部位，它由突入阴道内的子宫颈阴道部和阴道以上的子宫颈阴道上部组成。子宫底与子宫颈之间的部分为子宫体。在子宫颈上端与子宫体相接处的较狭窄部分称子宫峡。在未妊娠期，子宫峡不明显，长约 1cm；在妊娠期，子宫峡逐渐伸展拉长变薄，形成子宫下段，妊娠末期可伸展至 7～11cm，产科常在此处行剖宫产术。未孕子宫内的腔隙较为狭窄，由位于子宫体内的子宫腔和位于子宫颈内的子宫颈管两部分组成。子宫腔呈底在上的前后略扁的三角形，两端通输卵管，尖端向下通子宫颈管。子宫颈管呈梭形，下借子宫口通阴道。未产妇，子宫口呈圆形；经产妇，子宫口为横裂状（图 6-23）。

2. 子宫的位置和固定装置

（1）子宫的位置：子宫位于盆腔中央，膀胱与直肠之间，下端突入阴道，两侧连有输卵管、子宫阔韧带等结构（图 6-16，图 6-17）。当膀胱空虚时，成年女性的子宫呈前倾前屈位。前倾是指整个子宫向前倾斜，子宫的长轴与阴道的长轴形成向前开放的钝角，稍大于 90°；前屈是指子宫体和子宫颈之间形成一个向前开放的钝角，约为 170°。膀胱和直肠的充盈程度可影响子宫的位置（图 6-25）。子宫后倾、后屈等子宫位置异常是女性不孕的原因之一。

（2）子宫的固定装置：子宫主要依靠盆底肌、阴道的承托和韧带的牵引固定等多种因素共同作用维持其正常位置（图 6-26）。重要的韧带有 4 对。

1）子宫阔韧带：由子宫前后面的两层腹膜向两侧延伸至盆壁构成，主要功能是限制子宫向两侧移动。子宫阔韧带两层间包有输卵管、卵巢、卵巢固有韧带、子宫圆韧带、血管、淋巴管、神经等。

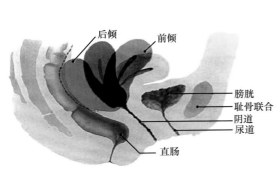

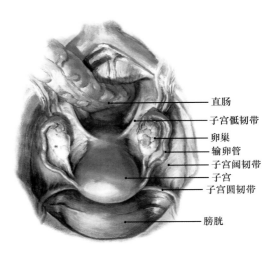

图 6-25　子宫的位置　　　　　　　　　图 6-26　子宫的固定装置

2）子宫圆韧带：由平滑肌和结缔组织构成的圆索状结构，起自子宫与输卵管交界处下方，经腹股沟管，止于阴阜和大阴唇的皮下，是维持子宫前倾的主要结构。

3）子宫骶韧带：由平滑肌和结缔组织构成，起自子宫颈后外侧，向后绕过直肠的两侧，止于骶骨的前面，向后上方牵引子宫颈，对维持子宫前屈位有重要作用。

4）子宫主韧带：由平滑肌和结缔组织构成，连于子宫颈两侧缘与盆侧壁之间，是维持子宫颈正常位置、防止子宫脱垂的重要结构。

3.子宫壁的组织结构　子宫壁由内向外依次分为内膜、肌层和外膜（图 6-27）。

（1）内膜：由单层柱状上皮和固有层构成。固有层较厚，内含子宫腺、螺旋动脉等血管及大量分化程度低而增殖能力强的基质细胞。子宫底和子宫体的内膜，根据其结构和功能特点可分为功能层和基底层（图 6-28）。功能层较厚，位于浅层，每次月经来潮时发生脱落；妊娠时，胚泡植入此层。基底层较薄，位于深层，在月经和分娩时均不脱落，有增生、修复功能层的作用。

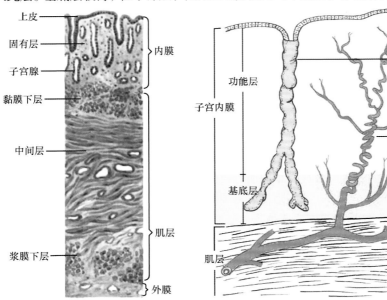

图 6-27　子宫壁的组织结构　　　　　　　图 6-28　子宫壁简易模式图

（2）肌层：肌层肥厚，由分层排列的平滑肌构成。妊娠时，在雌激素、孕激素等作用下，平滑肌细胞增生肥大并分裂增殖，使肌层显著增厚。分娩后，平滑肌细胞迅速恢复正常大小，部分平滑肌细胞凋亡。

（3）外膜：大部分为浆膜，只有子宫颈部分为纤维膜。

链接

人工流产

据国家卫生和计划生育委员会2016年有关调查显示"我国是世界上人工流产率最高的国家之一，25岁以下女性占47.5%，未婚女性占49.7%。我国也是世界上重复流产率最高的国家之一，接受人工流产手术的女性中，流产次数大于两次的占55.9%。"这着实令人忧心。人工流产主要靠医生凭经验通过负压吸引术吸除子宫内膜功能层（包括胚胎），以终止14周以内的妊娠。若吸除过度，轻者破坏子宫内膜基底层，导致子宫内膜不能正常修复，重者导致深部血管破裂出血，甚至子宫穿孔；若吸除不全，导致妊娠组织残留，术后流血不止，需再次手术。人工流产还可造成子宫颈管粘连、子宫腔粘连、慢性盆腔炎、月经不调、继发性不孕。

---

4. 子宫内膜的周期性变化　自青春期开始，在卵巢分泌的雌激素和孕激素的周期性作用下，子宫底和子宫体的内膜功能层发生周期性变化，即每28天左右发生1次内膜剥脱、出血、增生、修复的过程，称月经周期。每个月经周期是从月经来潮的第1天起至下次月经来潮的前1天止，分为月经期、增生期和分泌期3个时期（图6-29）。

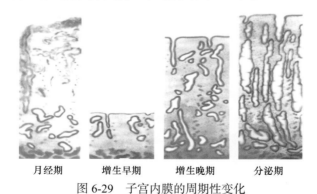

月经期　　　增生早期　　　增生晚期　　　分泌期

图6-29　子宫内膜的周期性变化

（1）月经期：月经周期的第1～4天。由于排卵后卵未受精，月经黄体退化，血液中孕激素和雌激素急剧减少，引起子宫内膜功能层中的螺旋动脉持续收缩，导致功能层缺血坏死。随后螺旋动脉又骤然短暂地扩张，毛细血管破裂，血液涌入功能层，与坏死脱落的功能层经阴道流出体外，成为月经。月经期末子宫内膜功能层全部脱落。

（2）增生期：月经周期的第5～14天。卵巢内又有一批卵泡开始向成熟卵泡发育，雌激素分泌量逐渐增多。在雌激素的作用下，子宫内膜逐渐增厚，子宫腺和螺旋动脉均逐渐增长而出现轻度弯曲。增生期末，通常卵巢有1个卵泡发育成熟并排卵。

（3）分泌期：月经周期第15～28天。卵巢内黄体逐渐形成，孕激素分泌量逐渐增多。在孕激素和雌激素的共同作用下，子宫内膜继续增厚，螺旋动脉增长变得更弯曲，子宫腺变得肥大而弯曲，并处于分泌状态，固有层内组织液增多。子宫内膜的这些变化，为胚泡的植入和发育做了准备。若排出的卵已受精，妊娠黄体继续分泌孕激素和雌激素，子宫内膜继续增厚，发育为蜕膜；否则，又转入下一个月经周期。

（四）阴道

阴道连接子宫和外生殖器，为前后略扁且富有伸展性的肌性管道，是女性的性交器官和排出月经、娩出胎儿的通道（图6-15，图6-16）。

1. 阴道的位置　阴道位于小骨盆中央，前邻膀胱和尿道，后邻直肠，阴道下部穿经尿生殖膈。尿生殖膈内的尿道阴道括约肌、肛提肌等对阴道有括约作用。

2. 阴道的形态　阴道有前壁、后壁和两个侧壁，前壁较短，后壁较长，前、后壁常处于相贴状态。阴道上端宽阔，包绕子宫颈阴道部，在两者之间形成的环状凹陷，称阴道穹，可分为相互通连的前部、后部和两个侧部，其中后部最深。阴道下端较窄，以阴道口开口于阴道前庭。处女的阴道口周围附有黏膜皱襞称处女膜，一般呈环状、唇状或筛状；处女膜破裂后，阴道口周围留有处女膜痕（图6-30）。

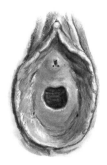 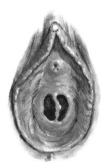 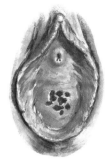 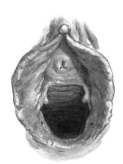

A.环状处女膜　　　　B.唇状处女膜　　　　C.筛状处女膜　　　　D.处女膜痕

图6-30　处女膜的形状

链接

阴道后穹穿刺术应用

阴道后穹穿刺术是妇产科常用操作技术之一。操作时，选择在患者的阴道后穹中央部进针，穿刺进针方向应与子宫颈管方向平行，针依次经阴道后壁、腹膜进入直肠子宫陷凹（图6-16）。当针穿过阴道壁后失去阻力、有落空感时表示到达直肠子宫陷凹，抽取积液以作进一步处理。穿刺时，穿刺深度及方向要适宜，避免损伤直肠、子宫。穿刺前嘱咐患者排尿排便，因当膀胱充盈直肠空虚时，子宫底可能被推向后，朝向骶骨，使子宫倾斜度减小，变成直立位甚至后倾位，此时穿刺易伤及子宫；当直肠充盈时，直肠子宫陷凹容积变小，此时穿刺易刺入直肠。

3. 阴道的组织结构　阴道是由黏膜、肌层和外膜构成的。阴道黏膜形成许多横形皱襞，其上皮为复层扁平上皮，上皮的形态随月经周期发生变化。在雌激素作用下，阴道上皮细胞合成糖原增加，乳酸含量增多，使阴道pH下降，不利于致病菌生长，有利于防止感染。

（五）前庭大腺

前庭大腺形如豌豆，左右各一，位于前庭球的后方、阴道口后外侧的深面，其导管开口于阴道前庭，分泌物有润滑阴道口的作用（图6-15，图6-31）。

二 女性外生殖器

女性外生殖器，即女阴，包括阴阜、大阴唇、小阴唇、阴道前庭、阴蒂和前庭球等（图6-15，图6-16，图6-31，图6-32）。

（一）阴阜

阴阜是耻骨联合前面的皮肤隆起，皮下富含脂肪，青春期后长有阴毛。

（二）大阴唇

大阴唇为1对纵行隆起的皮肤皱襞，位于阴阜的后下方，青春期后长有阴毛。大阴唇的前端和后端左右互相连合，形成唇前连合和唇后连合。

（三）小阴唇

小阴唇是一对较薄的皮肤皱襞，位于大阴唇内侧，表面光滑无毛。两侧小阴唇向前端延伸形成阴蒂包皮和阴蒂系带，后端汇合形成阴唇系带。阴唇系带在产妇分娩时易造成撕裂，应注意保护。

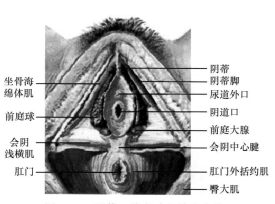

图 6-31　阴蒂、前庭球和前庭大腺

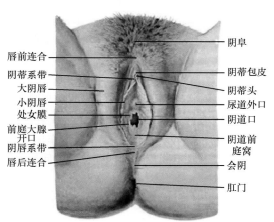

图 6-32　女性外生殖器

（四）阴道前庭

阴道前庭是位于两侧小阴唇之间的裂隙。前部有尿道外口，后部有阴道口，阴道口两侧各有一个前庭大腺导管的开口。

（五）阴蒂

阴蒂位于唇前连合的后方，由两个阴蒂海绵体构成，后者与男性的阴茎海绵体是同源体。阴蒂脚附着于耻骨下支和坐骨支，两侧阴蒂脚向前汇合形成阴蒂体，表面覆盖阴蒂包皮。露出阴蒂包皮的部分为阴蒂头，含有丰富的神经末梢，感觉十分敏锐。

（六）前庭球

前庭球与男性的尿道海绵体是同源体，呈蹄铁形，分为较细小的中间部和较大的外侧部。中间部位于尿道外口与阴蒂体之间的皮下，外侧部位于大阴唇的皮下。

三 乳房

乳房是人和哺乳动物特有的器官。人的乳房左右各一。男性乳房不发达，其乳头的位置较恒定，多位于第 4 肋间隙与锁骨中线相交处，常作为定位标志。女性乳房于青春期开始发育生长，妊娠期和哺乳期有分泌活动（图 6-33）。下面重点叙述女性乳房。

（一）乳房的位置

乳房位于胸大肌和胸肌筋膜的表面，上起第 2～3 肋，下至第 6～7 肋，内侧缘至胸骨旁线，外侧缘可达腋中线。

（二）乳房的形态

成年未哺乳女性的乳房呈半球形，紧张而富有弹性，乳房表面中央的突起为乳头，通常位于第 4 肋间隙或第 5 肋与锁骨中线相交处。乳头的顶端有输乳管的开口，乳头周围有颜色较深的皮肤环形区称乳晕（图 6-33）。乳头和乳晕的皮肤薄弱，易损伤而感染，在哺乳期尤应注意。

（三）乳房的结构

乳房由皮肤、乳腺和脂肪组织等构成。乳腺被结缔组织分隔成 15～20 个乳腺叶（图 6-34，图 6-35）。每个乳腺叶有一条输乳管，在近乳头处膨大为输乳管窦，其末端变细开口于乳头。乳腺叶和输乳管都是以乳头为

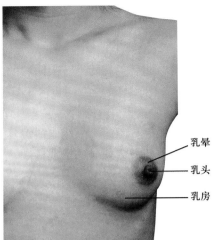

图 6-33　乳房

中心呈放射状排列的，乳房手术时应尽量采取放射切口，以减少对乳腺叶和输乳管的损伤。在乳腺内有许多结缔组织纤维束连于乳房皮肤和乳腺深面的胸肌筋膜之间，称乳房悬韧带或 Cooper 韧带，对乳房起支持和固定作用。乳腺癌时，纤维组织增生，乳房悬韧带变短，牵引局部皮肤形成不同程度的凹陷；淋巴回流受阻引起皮肤淋巴水肿，使局部皮肤呈橘皮样改变。

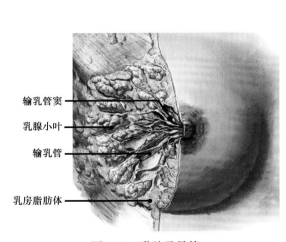

图 6-34　乳腺及导管

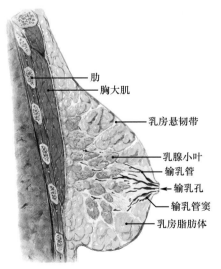

图 6-35　乳房矢状切面

四　会阴

（一）会阴的概念

会阴有狭义和广义之分（图 6-36）。

狭义的会阴是指肛门与外生殖器之间的软组织。在男性是指阴囊根部与肛门之间的软组织；在女性是指阴道前庭后端与肛门之间的软组织，临床上常称为产科会阴。产科会阴在分娩时伸展扩张较大，结构变薄，助产时应注意保护，避免撕裂。

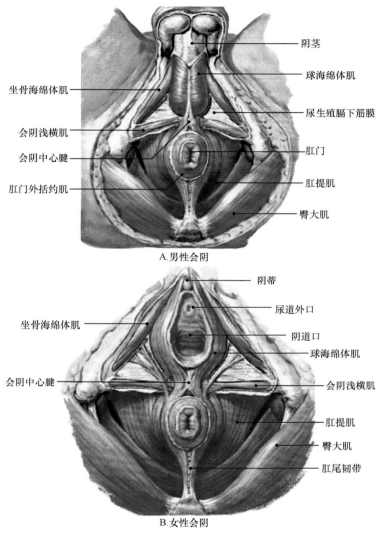

A.男性会阴

B.女性会阴

图 6-36　男性会阴和女性会阴

广义会阴是指盆膈以下封闭骨盆下口的全部软组织。其境界呈菱形，前界为耻骨联合下缘，后界为尾骨尖，两侧为耻骨下支、坐骨支、坐骨结节和骶结节韧带。

（二）会阴的分区

通常以两侧坐骨结节之间的连线为界，把广义会阴分为尿生殖区和肛区。尿生殖区，又称为尿生殖三角，即两侧坐骨结节连线向前与耻骨联合下缘中点围成的三角区，男性有尿道通过，女性有尿道和阴道通过；肛区，又称为肛三角，即两侧坐骨结节连线向后与尾骨尖围成的三角区，中央有肛管通过。

链接

女性会阴擦洗应用解剖

女性会阴擦洗是妇产科常用护理技术之一。操作时，要正确辨认尿道外口、阴道口和肛门的位置关系，注意擦洗顺序。会阴擦洗一般擦洗3遍。第1遍按自上而下、由外向内的顺序用棉球初步擦净会阴部的污垢、血迹等，先擦净一侧后换一个棉球擦净对侧，再用另一个棉球擦净中间，最后擦洗肛周和肛门。具体擦洗顺序为①阴阜→②大阴唇→③小阴唇→④尿道外口→⑤阴道口→⑥肛门（图6-32）。第2遍的顺序以阴道口或伤口为中心，自内向外擦洗，最后擦洗肛门，防止尿道外口、阴道口或伤口被污染。第3遍顺序同第2遍。

目标检测

一、名词解释

1. 血－睾屏障　2. 精索　3. 排卵　4. 子宫峡
5. 阴道穹　6. 产科会阴

二、填空题

1. 男性的生殖腺是_____，女性的生殖腺是_____。

2. 男性尿道分为_____、_____和_____三部分，其3个狭窄分别位于_____、_____和_____。

3. 输卵管由外向内可分为_____、_____、_____和_____。

4. 子宫可分为_____、_____和_____三部分，子宫内腔可分为_____和_____两部分。

5. 子宫内膜周期性变化分为_____、_____和_____3个时期。

6. 维持子宫正常位置的韧带有_____、_____、_____和_____。

三、选择题

1. 射精管开口于（　　　）
   A. 尿道球　　　　　B. 尿道膜部
   C. 尿道前列腺部　　D. 尿道海绵体部

E. 输精管

2. 包皮环切术中应注意避免损伤（　　　）
   A. 阴茎包皮　　　　B. 皮肤
   C. 阴茎筋膜　　　　D. 包皮系带
   E. 以上都不是

3. 男性直肠指检可明显触及的器官是（　　　）
   A. 输尿管　　　　　B. 阑尾
   C. 尿道球腺　　　　D. 精囊
   E. 前列腺

4. 精索内不含有（　　　）
   A. 射精管　　　　　B. 神经
   C. 蔓状静脉丛　　　D. 淋巴管
   E. 睾丸动脉

5. 男性尿道最狭窄的部位在（　　　）
   A. 前列腺部　　　　B. 尿道外口
   C. 尿道膜部　　　　D. 海绵体部
   E. 尿道内口

6. 关于前列腺的描述，错误的是（　　　）
   A. 为实质性器官
   B. 由腺组织和平滑肌组成
   C. 前面有前列腺沟
   D. 不成对
   E. 一般可分为5叶

7. 临床上所说的前尿道是指（　　　）

A. 膜部 　　　　　 B. 尿道球部

C. 前列腺部 　　　　 D. 海绵体部

E. 海绵体部和膜部

8. 不成对的男性生殖器官是（ 　　 ）

A. 精囊 　　　　　 B. 睾丸

C. 附睾 　　　　　 D. 尿道球腺

E. 前列腺

9. 不属于女性内生殖器的是（ 　　 ）

A. 阴蒂 　　　　　 B. 输卵管

C. 子宫 　　　　　 D. 卵巢

E. 阴道

10. 子宫峡位于（ 　　 ）

A. 子宫腔内

B. 子宫体与子宫颈之间

C. 子宫体与子宫底之间

D. 子宫与输卵管之间

E. 子宫颈与阴道之间

11. 防止子宫下垂的主要韧带是（ 　　 ）

A. 子宫骶韧带 　　 B. 卵巢悬韧带

C. 子宫主韧带 　　 D. 子宫圆韧带

E. 子宫阔韧带

12. 乳腺手术应采用放射状切口，是因为（ 　　 ）

A. 可避免切断悬韧带

B. 有利于伤口的愈合

C. 容易找到发病部位

D. 可减少对输乳管损伤

E. 便于延长切口

13. 输卵管腹腔口开口于（ 　　 ）

A. 子宫 　　　　　 B. 腹腔

C. 阴道 　　　　　 D. 卵巢

E. 腹膜腔

四、简答题

1. 说出男性尿道的分部、狭窄、扩大和弯曲。

2. 说出子宫的形态、分部、位置及固定装置。

3. 一个成年男性患者肾盂结石，经治疗后结石排出体外，请结合解剖学知识说出结石经过哪些狭窄和弯曲排出体外。

（万爱军）

第7章 腹 膜

● 案例 7-1 --

　　患者，女，9 岁，发热 39℃，咳嗽 5 天，伴腹痛 2 天，腹胀，有广泛压痛、反跳痛及肌紧张，肠鸣音弱，腹部穿刺抽出稀薄无臭味脓汁。

　　问题：1. 应首先考虑是什么病？

　　　　　2. 该患者主要的护理要点是什么？

一　腹膜与腹膜腔

　　腹膜是全身面积最大、配布最复杂的浆膜，由间皮细胞及少量结缔组织构成。腹膜薄而光滑，呈半透明状。衬于腹、盆腔壁内表面的腹膜称为壁腹膜或壁薄层；覆盖于腹、盆腔内各器官表面的部分称为脏腹膜或腹膜脏层。脏腹膜与壁腹膜互相延续、移行，共同围成一个不规则的潜在性腔隙，称为腹膜腔。腹膜腔内有少量浆液，在脏器活动时可减少摩擦。病理情况下，腹膜渗出液增加，可形成腹水。腹膜腔和腹腔在解剖学上是两个不相同而又相关的概念。腹腔是指膈以下、盆膈以上、腹前壁与腹后壁之间的腔，腔内容纳所有腹盆腔脏器，而这些脏器全部在腹膜腔之外。男性腹膜腔为一完全封闭的腔隙，与外界不相通。女性腹膜腔则经输卵管腹腔口、输卵管、子宫、阴道与外界相通，故女性生殖道感染可扩散至腹膜腔（图 7-1）。

　　壁腹膜较厚，与腹、盆壁之间还存有一层疏松结缔组织，称为腹膜外组织。在腹后壁及腹前壁下部的腹膜外组织中含有较多脂肪。脏腹膜紧贴覆于脏器表面，从组织结构和功能方面都可视为器官的一部分，如胃、肠壁最外层的浆膜即为脏腹膜。腹膜广阔的

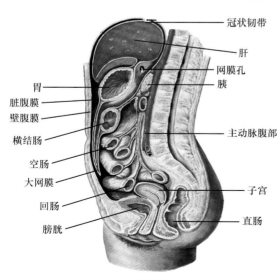

　冠状韧带

　肝

　网膜孔

　胰

　主动脉腹部

　子宫

　直肠

胃

脏腹膜

壁腹膜

横结肠

空肠

大网膜

回肠

膀胱

图 7-1　女性腹腔正中腹腔矢状面（腹膜垂直分布）

表面，具有较强的吸收能力，特别是上腹部腹膜的吸收能力更强（图 7-2），故腹膜炎或手术后的患者多采取半卧位，以减少对毒素的吸收。腹膜对腹腔还具有支持、固定、修复及防御功能。

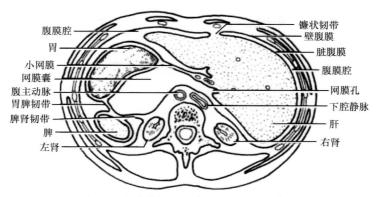

图 7-2　腹膜横切面示意图（通过上腹部）

二　腹膜与脏器的关系

（一）腹膜内位器官

腹膜内位器官是指表面几乎全部被腹膜覆盖的脏器，活动度较大。主要的器官有胃、十二指肠上部、空肠、回肠、盲肠、阑尾、横结肠、乙状结肠、脾、卵巢、输卵管等。

（二）腹膜间位器官

腹膜间位器官是指三个面或大部分被腹膜包被的脏器，活动度较小。主要的器官有升结肠、降结肠、直肠上段、肝、胆囊、空虚的膀胱和子宫等。

（三）腹膜外位器官

腹膜外位器官是指只有一面被腹膜遮盖的脏器，几乎不能活动。主要的器官有胰、肾、输尿管、充盈的膀胱、肾上腺、十二指肠降部和水平部、直肠中下部等（图 7-3）。

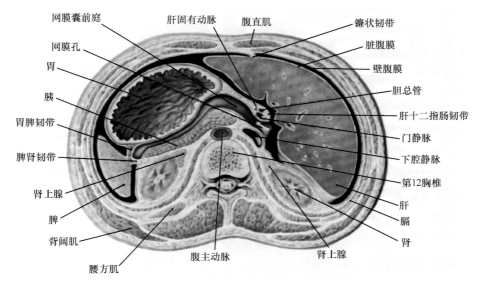

图 7-3　平网膜孔横切面示意图（通过腹下部）

熟悉腹膜与脏器的关系，有重要的临床意义。一些腹膜外位和腹膜间位器官的手术，可以不经过腹膜腔而在腹膜外进行，以避免腹膜的感染和术后脏器的粘连，如肾、输尿管等手术。

三 腹膜形成的结构

壁腹膜与脏腹膜之间，或脏腹膜之间互相返折移形，形成了许多结构，这些结构不仅对器官起固定作用，也是血管神经等出入器官的径路，如网膜、系膜、韧带和陷凹等。

（一）网膜

网膜包括小网膜、大网膜及网膜囊（图7-4）。

1. 小网膜　是连于肝门与胃小弯、十二指肠上部之间的双层腹膜，形似围在脖下的"餐巾"。从肝门连于胃小弯的部分，称肝胃韧带；两层间有胃左、右动脉。连于肝和十二指肠上部的部分称肝十二指肠韧带。此韧带肥厚，有缘游离，内有胆总管、肝固有动脉、门静脉、神经和淋巴管等结构通过。其后方为网膜孔，经此可进入网膜囊。

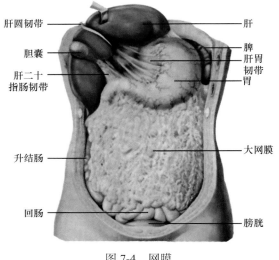

图 7-4　网膜

2. 大网膜　是连于胃大弯和横结肠之间的四层腹膜，呈"围裙"状悬挂于横结肠和小肠前面。大网膜由四层腹膜构成，前两层起于胃大弯，是胃前、后面脏腹膜的延续。前两层下垂一段后又返折向上，形成后两层续于横结肠及其系膜。大网膜前、后两层常融为一体。其内含脂肪、血管、淋巴管等，活动度大，有包围炎性病灶、限制炎症蔓延的作用，有"腹腔卫士"之称。

> **链接**
>
> **外科医生的向导**
>
> 　手术时如一时找不到病灶部位，可寻大网膜的移动方向探查之，故大网膜又是外科医生的向导。

3. 网膜囊　是位于小网膜和胃后方的扁窄间隙，是腹膜腔的一部分，又称小腹膜腔。其前壁为小网膜、胃后壁；后壁为有横结肠及其系膜、胰、左肾、左肾上腺前面的腹膜。上壁是肝和膈下面的腹膜。下壁是大网膜前、后两层的愈合部。左壁是脾、脾胃韧带和脾肾韧带。网膜囊右侧借网膜孔与腹膜腔相通。网膜囊位置较深，胃后壁穿孔时，胃内容物常局限于囊内，给早期诊断带来困难。

> **链接**
>
> **网膜形态特点**
>
> 小网膜似餐巾，小弯向上围肝门；大网膜像围裙，大弯向下横连襟。

（二）系膜

系膜是肠管连于腹后壁的双层腹膜结构
（图 7-5）。两层腹膜中有脏器的血管、神经
和淋巴管通过。各部系膜有小肠系膜、阑尾系
膜、横结肠系膜、乙状结肠系膜等。其中小肠
系膜最长，呈扇形，是空肠、回肠系于腹后壁
的双层腹膜结构。它附着于腹后壁的部分，称
肠系膜根，肠系膜根始于第 2 腰椎左侧的十二
指肠空肠，斜向右下，止于右骶髂关节前方，
长约 15cm。由于肠系膜两缘的差异甚大，故
肠系膜形成许多皱褶，系膜的两层间有小肠血
管及其分支、淋巴管和神经走行，并含有脂肪
和淋巴结。由于空回肠的系膜较长，所以肠系
膜扭转多发生于该部。阑尾系膜是将阑尾连于

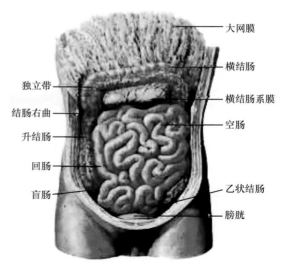

图 7-5　系膜

小肠系膜下端的双层腹膜结构。一边附着于阑尾全长，一边游离。游离缘内有血管通过。横
结肠系膜是将横结肠固定于腹后壁的横位双层腹膜结构。横结肠系于腹后壁，系膜根为横位，
右端起自结肠右曲，向左依次横过右肾、十二指肠降部、胰头、胰体、左肾至结肠左曲。系
膜内有血管、神经、淋巴管和淋巴结等。横结肠系膜根常作为划分腹腔上、下部的标志。乙
状结肠系膜是将乙状结肠固定于盆壁的双层腹膜结构。系膜根附着于左髂窝和骨盆的左后壁，
内含乙状结肠的血管、淋巴管、淋巴结和神经等。由于乙状结肠活动度较大，系膜较长，故
易发生系膜扭转而致肠梗阻。

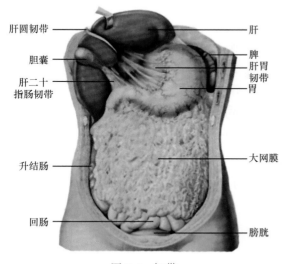

图 7-6　韧带

（三）韧带

韧带是连于腹壁与脏器、或脏器与脏器
之间的腹膜结构，对器官有固定、支持和悬
吊等作用（图 7-6）。

1.肝的韧带　主要有镰状韧带、肝圆韧
带、冠状韧带等。肝镰状韧带呈镰刀状，一
端起于脐以上的腹前壁正中线稍偏右侧和膈
下面的壁腹膜，另一端连于肝的膈面，借之
将肝从外形上分为左、右两叶。该韧带的游
离下缘肥厚，内含由脐至肝门的脐静脉索（由
胚胎时脐静脉闭锁构成），特名为肝圆韧带。
肝冠状韧带由膈下面的壁腹膜连于肝的膈面
的腹膜构成，呈冠状位，由前、后两层构成。
前层可视为镰状带的左、右两层分别向左、
右侧的延续，后层则是腹膜网膜为腹后壁的壁腹膜从膈下面向肝上面的反折。冠状韧带前、
后两层之间有一定距离，这部分肝脏因无腹膜被覆故名肝裸区。此处肝的被膜直接与膈下筋
膜愈合。在肝冠状韧带的左、右两端互相靠近，彼此联合而成左、右三角韧带。

2.脾的韧带　主要有胃脾韧带、脾肾韧带等。

胃脾韧带为连于胃底部和脾门间的双层腹膜结构，与大网膜的左端相续，内含胃短动脉，为脾动脉向胃底的分支。脾肾和脾膈韧带为系于脾门和左肾前面、膈的双层腹膜结构，其中反折至左肾前面的称脾肾韧带，脾肾韧带内有脾血管走行，胰尾亦位于该韧带内。

（四）隐窝和陷凹

腹膜陷凹是腹膜在盆腔器官之间形成的凹陷，主要位于盆腔内。肝肾隐窝：位于肝右叶下面与右肾和结肠之间的凹窝，仰卧时，是腹膜腔的最低部位。男性主要有直肠膀胱陷凹，为男性直立时，腹膜腔的最低部位，位于直肠和膀胱之间。女性主要有膀胱子宫陷凹和直肠子宫陷凹。膀胱子宫陷凹位于膀胱与子宫之间。直肠子宫陷凹位于直肠与子宫之间，直立时，是腹膜腔最低的部位。

| 链接 |

腹膜隐窝男女有别

男性：腹膜腔最低点，膀胱直肠陷凹距肛门 7cm 处。

女性：子宫直肠陷凹距肛门 5cm 处。

目标检测

一、名词解释

1. 腹膜腔　　　　　　2. 韧带

二、填空题

腹膜腔由_____和_____相互移行所围成。

三、选择题

1. 关于腹膜腔的概念，正确的是（　　　）
    A. 腹壁内的空腔即是腹膜腔
    B. 是指脏、壁两层腹膜相互移行所围成的间隙
    C. 男女性腹膜腔都是完全密闭的盲囊
    D. 大部分内脏器官都位于腹膜腔内
    E. 男性腹膜腔与外界相通，女性腹膜腔密闭

2. 由 4 层腹膜形成的结构是（　　　）

A. 小网膜　　　　　　B. 大网膜
C. 小肠系膜　　　　　D. 横结肠系膜
E. 升结肠系膜

3. 下列器官，属于腹膜间位器官的是（　　　）
A. 胃　　　　　　　　B. 胰
C. 肾　　　　　　　　D. 子宫
E. 脾

四、简答题

1. 何谓腹膜？何谓腹膜腔？腹膜可分为哪三类？各类主要有哪些器官？
2. 何为系膜？系膜主要有哪些？

（罗金忠　胡小和）

第8章　脉管系统

脉管系统包括心血管系统和淋巴系统，分布于人体各部，由一系列封闭和连续的管道构成。心血管系统由心、动脉、毛细血管和静脉组成。淋巴系统包括淋巴管道、淋巴器官和淋巴组织。在心血管系统内循环流动着血液，在淋巴系统内向心流动着淋巴液，淋巴液最后通过汇入静脉流回血液。脉管系统的主要功能是将消化系统和呼吸系统吸收的营养物质和氧运送到全身器官的组织和细胞，同时将组织和细胞的代谢产物及二氧化碳运送到肾、肺及皮肤，排出体外。

第1节　心血管系统

概述

（一）心血管系统的组成

心血管系统由心、动脉、毛细血管和静脉组成，血液在其中循环流动（图8-1）。

1. 心　主要由心肌构成，是心血管系统的"动力泵"，是连接动、静脉的枢纽。心是中空的肌性器官，内部被心间隔分为互不相通的左、右两半，每半又各分为上方的心房和下方的心室，故心有4个腔：右心房、右心室、左心房和左心室，同侧心房和心室经房室口相通。心房连接静脉，心室发出动脉。在房室口和动脉口处均有瓣膜，顺血流而开启，逆血流而关闭，保证血液定向流动。

2. 动脉　是运送血液离心的管道。动脉在行程中不断分支，分为大动脉、中动脉、小动脉和微动脉，越分越细，最后移行为毛细血管。动脉管壁较厚、管腔较小、压力高、富有弹性、血流速度快，随心的舒缩明显搏动。

3. 毛细血管　是连接动、静脉末梢之间的管道。毛细血管彼此吻合成网，除软骨、角膜、晶状体、毛发、牙釉质和被覆上皮外，遍布全身各处。毛细血管数量多、管壁薄、通透性大、管内血流缓慢，是血液与组织液进行物质交换的场所。

4. 静脉　是运送血液回心的管道。静脉由毛细血管汇合而成，在向心回流过程中不断接受属支，逐级汇合，由细变粗，最后注入心房。静脉可分为大静脉、中静脉、小静脉和微静脉。静脉与伴行的动脉相比，静脉管壁薄、管腔大、压力低、弹性小、血流速度慢。

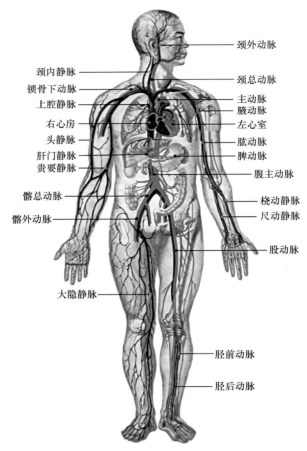

图 8-1　心血管概观

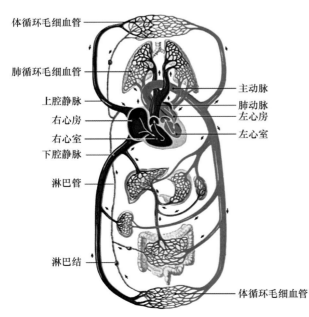

图 8-2　血液循环示意图

（二）血液循环

血液由心室流经动脉、毛细血管和静脉后返回心房，这种周而复始的循环流动称血液循环，包括体循环和肺循环，两者是相互连续和同时进行的（图 8-2）。

1.体循环（大循环）　起于左心室（动脉血）→主动脉及其各级分支→全身毛细血管→各级静脉（静脉血）→上、下腔静脉→右心房。血液流经全身毛细血管时，与周围的组织、细胞进行物质交换，将氧和营养物质输送到全身各部，并将全身各部的代谢产物和二氧化碳运回心，血液由动脉血变为静脉血。体循环的特点：行程长，流经范围广，压力相对较高。

2.肺循环（小循环）　起于右心室（静

脉血）→肺动脉干及其脉各级分支→肺泡毛细血管→肺内各级静脉（动脉血）→左、右肺静脉→左心房。血液流经肺泡毛细血管时，与肺泡进行气体交换，释放二氧化碳，同时吸入氧，血液由静脉血变为动脉血。肺循环的特点：行程短，只通过肺，压力相对较低。

（三）血管壁的微细结构

1. 动脉 包括大动脉、中动脉、小动脉和微动脉四种，动脉管壁较厚，由内向外依次为内膜、中膜和外膜三层。随着动脉管腔逐渐减小，管壁各层组织成分和厚度也发生变化，中膜变化最大。

（1）大动脉：又称弹性动脉，管壁中有多层弹性膜和大量的弹性纤维，心室舒张时，借其弹性回缩可推动血液持续向前流动。大动脉包括主动脉、肺动脉、无名动脉、颈总动脉、锁骨下动脉、髂总动脉等。

大动脉管壁分三层（图 8-3）。①内膜：表面光滑，由内皮和内皮下层构成。内皮为单层扁平上皮，内皮下层较厚，为疏松结缔组织。②中膜：最厚，有 40 ~ 70 层弹性膜，弹性膜之间有环形平滑肌和少量胶原纤维。③外膜：由疏松结缔组织构成，含有营养血管。

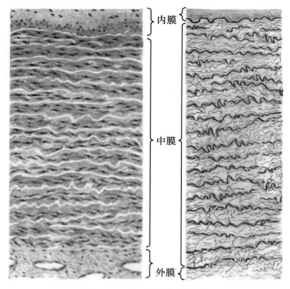

图 8-3 大动脉管壁结构

（2）中动脉：又称肌性动脉，管壁中膜内有许多平滑肌。凡是解剖学中有名称的动脉除大动脉为均属中动脉。

中动脉管壁分三层（图 8-4）。①内膜：由内皮、内皮下层和内弹性膜构成。内皮下层较薄，与中膜交界处有一层内弹性膜。②中膜：较厚，有 10 ~ 40 层环形平滑肌纤维组成，平滑肌之间有一些弹性纤维和胶原纤维。③外膜：由疏松结缔组织构成，除小血管外还有较多神经纤维，深入中膜平滑肌，调节血管的舒缩。多数中动脉，中膜与外膜交界处有明显的外弹性膜。

（3）小动脉：为管径 0.3 ~ 1mm 的动脉，含平滑肌较多，也属肌性动脉。较大的小动脉，内膜有明显的内弹性膜，中膜有几层平滑肌纤维，外膜厚度与中膜相近，一般无外弹性膜（图 8-5）。

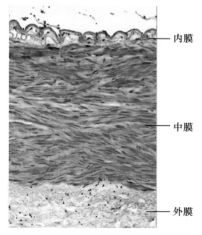

图 8-4 中动脉管壁的结构

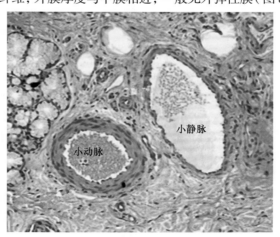

图 8-5 小动脉和小静脉管壁的结构示意图

中、小动脉平滑肌舒缩，可改变动脉口径，影响器官组织的血流量。小动脉还可改变血流的外周阻力，影响血压，故又称为阻力血管。

（4）微动脉：为管径 0.3mm 以下的动脉，内膜无内弹性膜，中膜由 1～2 层平滑肌纤维组成，外膜较薄。

2.静脉　可分为大静脉、中静脉、小静脉和微静脉。由细至粗逐级汇合，管壁也逐渐增厚。管壁大致也可分为内膜、中膜和外膜三层，但三层界线不如动脉明显。静脉管壁的平滑肌和弹性组织不及动脉丰富，结缔组织成分较多。此外，静脉的内膜凸入管腔折叠形成向心开口的静脉瓣。

3.毛细血管　是管径最细、分布最广的血管，分支很多并相互吻合成网。毛细血管管壁很薄，是血液与周围组织进行物质交换的主要部位。毛细血管壁主要由一层内皮及基底膜构成。

毛细血管可分三种类型（图 8-6）。①连续毛细血管：内皮细胞相互连续，细胞间有紧密连接封闭，基底膜完整，胞质中有大量的吞饮小泡。分布于结缔组织、肌组织、中枢神经系统、胸腺和肺等处。连续毛细血管主要以吞饮小泡来进行物质交换。②有孔毛细血管：内皮上有许多贯穿胞质的内皮窗孔，基底膜完整。主要分布于胃肠黏膜、某些内分泌腺和肾血管球等处。有孔毛细血管主要是通过窗孔来进行物质交换。③血窦：也称窦状毛细血管，管腔较大，形状不规则，内皮细胞间隙较大，基底膜不完整或缺如。分布于肝、脾、骨髓和某些内分泌腺。

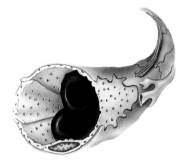 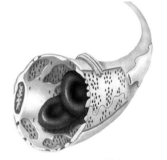 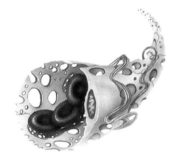

A. 连续性毛细血管超微结构模式图　　　　B. 有孔毛细血管模式图　　　　C. 窦状毛细管(血窦)模式图

图 8-6　毛细血管模式图

（四）微循环

微循环是指从微动脉到微静脉之间的血液循环，是血液循环的基本功能单位。微循环一般由微动脉、毛细血管前微动脉、中间微动脉、真毛细血管、直捷通路、动静脉吻合和微静脉等组成（图 8-7）。一般情况下，微循环的血流大部分由微动脉经毛细血管前微动脉和中间微动脉、直捷通路进入微静脉，只有小部分血流经真毛细血管进入微静脉。当组织处于功能活跃状态时，毛细血管前括约肌开放，绝大部分血液流经真毛细血管网进行物质交换。当机体需要大量散热时，血液经微动脉、动静脉吻合直接流向微静脉，此通路血流速度快，有利于机体散热，起调节体温的作用。

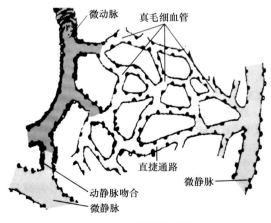

图 8-7　微循环示意图

二 心

（一）心的位置和毗邻

心是一个中空的肌性器官，位于胸腔中纵隔内。心约 2/3 位于正中线的左侧，1/3 位于正中线的右侧。心的前方对向胸骨体和第 2～6 肋软骨，大部分被胸膜和肺遮盖；后方平对第 5～8 胸椎，邻食管、胸主动脉等；上方连出入心的大血管；下方邻膈；两侧借纵隔胸膜与胸膜腔和肺相邻。心的位置可因体型或体位的不同而有所改变（图 8-8）。

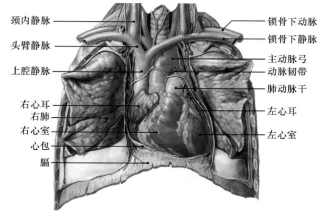

图 8-8　心的位置

（二）心的外形

心形似倒置的、前后略扁的圆锥体，大小约与本人拳头相近。心可分一尖、一底、两面、三缘，表面还有四条沟（图 8-9）。

心尖圆钝，由左心室构成，朝向左前下方，在左侧第 5 肋间隙、左锁骨中线内侧 1～2cm 处，可扪及心尖搏动。

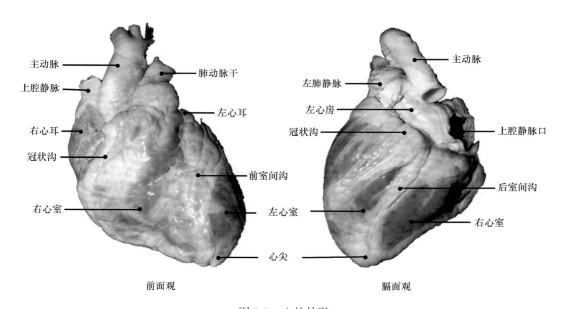

前面观　　　　　　　　　　膈面观

图 8-9　心的外形

心底朝向右后上方，主要由左心房和小部分右心房构成。上、下腔静脉分别从上、下注入右心房，左、右肺静脉分别从两侧注入左心房。

两面：心的胸肋面（前面），朝向前上方，大部分由右心房和右心室构成，小部分由左心耳和左心室构成，该面大部分被胸膜和肺覆盖，小部分与胸骨及肋软骨相邻；膈面（下面）朝向下方略朝向后，大部分由左心室，小部分由右心室构成，与膈毗邻。

三缘：心的下缘界于膈面与胸肋面之间，接近水平位，由右心室和心尖构成；左缘的绝大部分由左心室构成；右缘不明显，由右心房构成。心左、右缘形态圆钝，无明显边缘线。

四条沟：冠状沟（房室沟）呈冠状位，近似环形，前方被肺动脉干所中断，该沟为心房和心室在心表面的分界；前室间沟和后室间沟分别在心室的胸肋面和膈面，从冠状沟走向心尖的右侧，是左、右心室在心表面的分界；后房间沟在心底，是右心房与右上、下肺静脉交界处的浅沟，是左、右心房在心表面的分界。冠状沟和前、后室间沟内有血管走行，并被脂肪组织填充。

（三）心腔

1. 右心房　位于心的右上部，壁薄腔大。右心房内面有许多大致平行排列的肌束，称为梳状肌。右心房向左前方突出的部分称右心耳，当心功能发生障碍、血流淤滞时，易在右心耳内形成血栓，一旦脱落，可导致血管堵塞。右心房有 3 个入口和 1 个出口。入口有上腔静脉口、下腔静脉口和位于下腔静脉口与右房室口之间的冠状窦口，它们分别引导人体上半身、下半身和心壁的静脉血汇入右心房；出口为右房室口，通向右心室。右心房后内侧壁主要由房间隔构成，其下部有一卵圆形浅窝称卵圆窝，是胎儿时期卵圆孔闭锁后的遗迹，该处较薄弱，是房间隔缺损的好发部位（图 8-10）。

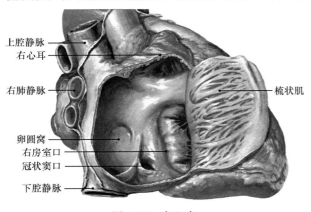

图 8-10　右心房

2. 右心室　位于右心房前下方，构成心胸肋面的大部分。右心室腔内有一弓形的肌性隆起称室上嵴，将室腔分为后下方的流入道（窦部）和前上方的流出道（漏斗部）两部分。

右心室的流入道室壁内有许多纵横交错的肌性隆起称肉柱，肉柱尖端突入心室腔内形成锥体形的肌隆起称乳头肌。右心室的入口为右房室口，呈卵圆形，右房室口周围有致密结缔组织构成三尖瓣环，环上附有 3 个近似三角形的瓣膜称三尖瓣（右房室瓣）。瓣膜的尖朝向室腔，并借数条细丝状的腱索与心室壁上的乳头肌相连。三尖瓣的三片瓣叶按位置分别称为前尖、后尖和隔侧尖。三尖瓣环、三尖瓣、腱索和乳头肌在结构和功能上是一个整体，称三尖瓣复合体。它们共同保证血液单向流动，其中任何一个结构损伤，将会导致血流动力学上的改变。

右心室的流出道内壁光滑无肉柱、形似倒置的漏斗、呈锥体形，又称动脉圆锥。右心室的出口为肺动脉口，肺动脉口周围的纤维环上附有 3 个袋口向上的半月形瓣膜，称肺动脉瓣（图 8-11）。

3. 左心房　位于右心房的左后方，构成心底的大部分。前部向右前突出的部分称左心耳。

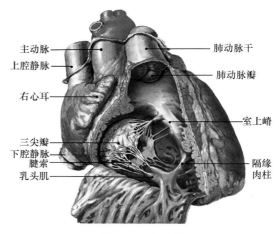

图 8-11　右心室

左心房有 4 个入口和 1 个出口。4 个入口分别是后部两侧的左肺上、下静脉口和右肺上、下静脉口，肺静脉的动脉血经此流入左心房；出口为左房室口，左心房的血液经此流入左心室（图 8-12）。

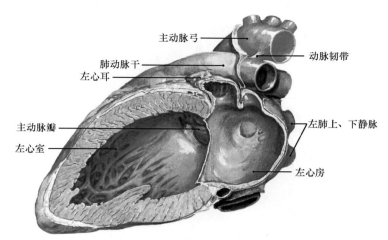

图 8-12 左心房与左心室

4.左心室 位于右心室的左后下方，呈圆锥形，构成心尖及心的左缘（图 8-13）。左心室壁最厚，约为右室壁厚度的 3 倍。左心室腔以二尖瓣前尖为界，将室腔分为左后方的流入道（窦部）和右前方的流出道（主动脉前庭）两部分。

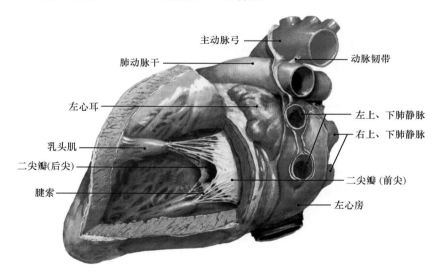

图 8-13 左心室

左心室流入道的入口为左房室口，口周围有致密结缔组织构成二尖瓣环，环上附有 2 个近似三角形的瓣膜称二尖瓣（左房室瓣）。二尖瓣分为前尖和后尖，并借助腱索附着于乳头肌上。二尖瓣环、二尖瓣、腱索和乳头肌合称为二尖瓣复合体，其功能与右心室三尖瓣复合体相同。

左心室的流出道内壁光滑无肉柱，其出口为主动脉口，口周围的纤维环上附有 3 个袋口向上的半月形瓣膜，称主动脉瓣。

瓣膜的作用是阻止血液逆流，保证血液在心腔内单向流动。当心室收缩时，二尖瓣和三尖瓣关闭，肺动脉瓣和主动脉瓣开放，血液射入动脉；当心室舒张时，肺动脉瓣和主动脉瓣关闭，二尖瓣和三尖瓣开放，血液由心房流入心室（图8-14）。

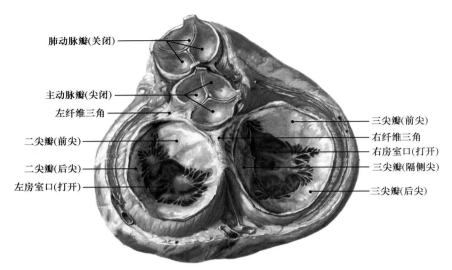

图8-14　左心室

> **链接**
>
> ### 心内注射术
>
> 　　心内注射术是将急救药品通过在心前区穿刺注入右心室，从而尽快恢复患者的心跳，是临床上抢救心搏骤停常用的方法之一。注射部位：心前区注射，在左侧第4肋间隙胸骨左缘旁0.5～1cm处，沿肋骨上缘垂直刺入右心室。

（四）心的构造

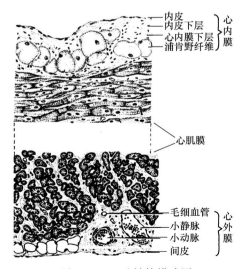

图8-15　心壁结构模式图

1.心纤维性支架　又称心纤维骨骼，位于房室口、肺动脉口、主动脉口的周围，由致密结缔组织构成。其包括左纤维三角、右纤维三角、4个瓣纤维环（肺动脉瓣环、主动脉瓣环、二尖瓣环和三尖瓣环）等（图8-14）。左纤维三角位于二尖瓣环、三尖瓣环和主动脉后瓣环之间，右纤维三角位于主动脉左瓣环和二尖瓣环之间。心纤维性支架质地坚韧而富有弹性，是心肌纤维和心瓣膜的附着处，在心肌运动中起支持和稳定作用。

2.心壁　由心内膜、心肌层和心外膜组成（图8-15）。它们分别与血管的三层膜相对应。

（1）心内膜：是衬在心腔内面的一层光滑薄膜，由内皮及结缔组织组成，其内皮与血管内皮相连续。心瓣膜由心内膜向心腔折叠而成。

（2）心肌层：为心壁的主体，包括心室肌和心房肌，心室肌比心房肌肥厚，左心室肌最厚。心房肌和心室肌分别附着于纤维环上，相互不延续，故心房和心室可不同时收缩。

（3）心外膜：即浆膜性心包的脏层，被覆于心肌层和大血管根部的表面。

3. 心间隔　心的间隔把心分隔为容纳动脉血的左半心和容纳静脉血的右半心，它们之间互不相通。左、右心房之间为房间隔，左、右心室之间为室间隔。

房间隔较薄，由两层心内膜夹少量心房肌和结缔组织构成，房间隔右侧面中下部的卵圆窝处最薄，是房间隔缺损的好发部位。

室间隔较厚，由心肌和心内膜构成，分为肌部和膜部两部分。肌部位于室间隔下部的大部分，主要由心肌和两侧的心内膜构成。膜部位于心房和心室交界部位，由致密结缔组织和两侧的心内膜构成。此处缺乏心肌层，是室间隔缺损的好发部位（图8-16）。

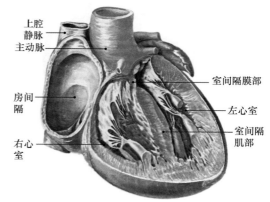

图 8-16　房间隔与室间隔

链接

先天性心脏病

常见的先天性心脏病：①房间隔缺损，最常见的是卵圆孔未闭，卵圆孔一般在出生后1岁左右闭合，形成卵圆窝；②室间隔缺损，分室间隔膜部缺损和肌部缺损，其中以膜部缺损常见；③动脉导管未闭，是最常见的血管畸形；④法洛四联症，包括肺动脉狭窄、室间隔缺损、主动脉骑跨和右心室肥大（图8-17）。

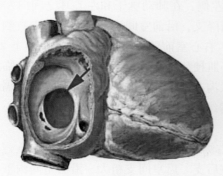

房间隔缺损

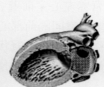

膜部缺损

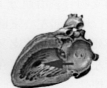

肌部缺损

室间隔缺损

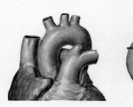

动脉导管未闭

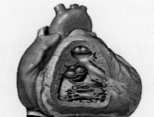

法洛四联症

图 8-17　常见的先天性心脏病

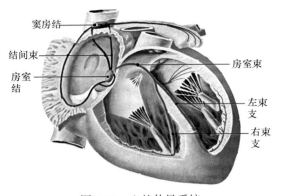

窦房结

结间束

房室
结

房室束

左束
支

右束
支

图 8-18　心的传导系统

（五）心的传导系统

心传导系统由特殊分化的心肌细胞构成，主要包括窦房结、房室结、房室束、左、右束支和浦肯野（Purkinje）纤维网，具有产生和传导兴奋，控制心的节律性活动的作用（图 8-18）。

1. 窦房结　呈长椭圆形，位于上腔静脉与右心房交界处的心外膜深面。窦房结能自动地发出节律性冲动并传至房室结，是心的正常起搏点。

2. 房室结　呈扁椭圆形，位于冠状窦口与右房室口之间的心内膜深面，房室结的作用是将窦房结传来的冲动短暂延搁再传至心室，保证心房收缩后心室再开始收缩。

3. 房室束　又称 His 束，由房室结发出，向下行于室间隔膜部后下缘，至室间隔肌部上缘分左束支和右束支。

4. 左束支、右束支　沿室间隔两侧心内膜的深面下行，分支吻合成浦肯野纤维网，分布到左、右心室壁的肌纤维上。

5. 浦肯野纤维网　左、右束支的分支在心内膜下交织成心内膜下浦肯野纤维网，该网发出的纤维进入心室壁内构成心肌内浦肯野纤维网，最后与心肌相连。

（六）心的血管

1. 心的动脉　主要有左、右冠状动脉，均发自升主动脉（图 8-19，图 8-20）。

（1）左冠状动脉：起于升主动脉根部的左侧，在肺动脉干和左心耳之间向左行，入冠状沟后分为前室间支和旋支。前室间支又称前降支，沿前室间沟下行，绕心尖右侧至膈面，与后室间支吻合，沿途分支营养左心室前壁、右心室前壁一小部分和室间隔前上 2/3。前室间支阻塞，则引起左心室前壁和室间隔前部心肌梗死，并可发生束支传导阻滞。临床上称此支为"猝死动脉"。旋支又称左旋支，沿冠状沟左后行，绕后壁心左缘至左心室膈面，沿途分支营养左心房、左心室左侧面和膈面及窦房结（40%）。旋支阻塞时常引起左心室侧壁和膈壁心肌梗死。

（2）右冠状动脉：起于升主动脉根部的右侧，经右心耳与肺动脉干之间，入冠状沟向右后行，至房室交点处分为 2 支后室间支和左室后支。后室间支粗大，沿后室间沟下行，与前室间支吻合。左室后支较细小，分布于左心室后壁，右冠状动脉沿途发出分支营养右心房、右心室、室间隔后下 1/3 及左心室后壁一部分。右冠状动脉阻塞时，可发生心室后壁心肌梗死和房室传导阻滞。

2. 心的静脉　绝大部分汇入冠状窦，冠状窦位于冠状沟后部、左心房与左心室之间，借冠状窦口开口于右心房。其主要属支有心大静脉、心中静脉和心小静脉（图 8-19，图 8-20）。心大静脉与前室间支伴行，上升转左后方，沿冠状沟注入冠状窦。心中静脉与后室间支伴行，上行注入冠状窦。心小静脉位于冠状沟后部的右侧，向左注入冠状窦。

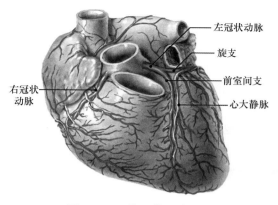

图 8-19　心的血管（前面）　　　　　　图 8-20　心的血管（后面）

● 案例 8-1 --

患者，女，58岁，阵发性胸闷、心慌4年，今天急速上楼时，突然胸部剧烈疼痛，当时被迫停止活动。经检查心率66次／分，呼吸16次／分，血压90／60mmHg，口唇轻度发绀，室性早搏2联律。确诊为"冠心病"。

问题："冠心病"的解剖学基础是什么？

（七）心包

心包是包裹心及大血管根部的圆锥形纤维浆膜囊，可分为内、外两层，外层为纤维心包，内层为浆膜心包（图8-21）。心包可减少心脏跳动时的摩擦，并可以防止心过度扩张，具有保护作用。

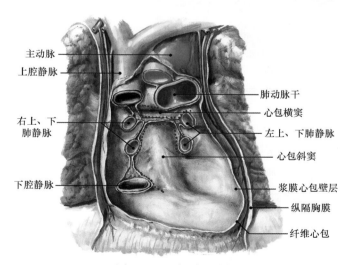

图 8-21　心包（后壁）

1. 纤维心包　由坚韧的纤维性结缔组织构成，上方包裹出入心的大血管根部，并与这些大血管的外膜相续。下方与膈的中心腱愈着。

2. 浆膜心包　又分脏、壁两层。壁层衬在纤维心包的内面，与纤维心包紧密相贴；

脏层为紧贴在心和大血管根部的浆膜，位于心表面的部分又称心外膜。脏、壁两层在出入心的大血管根部相互移行，两层之间潜在性的腔隙称心包腔，内含少量浆液，起润滑作用。

3. 心包窦　在心包腔内，浆膜心包脏、壁两层返折处的间隙，称心包窦。位于主动脉、肺动脉干后方与上腔静脉、左心房前壁之间的间隙称心包横窦。位于左心房后壁、左肺静脉、右肺静脉、下腔静脉与心包后壁之间的间隙称心包斜窦。心包前下窦位于心包腔的前下部，心包前壁与膈之间的交角处，直立时，该处位置最低，心包积液常存于此窦，是心包穿刺比较安全的部位。

> **链接**
>
> ### 心包穿刺术
>
> 穿刺部位：一般在剑突与左侧肋弓缘夹角处进针（图8-22）。
>
> 目的：常用于判定积液的性质与病原；有心包填塞时，穿刺抽液以减轻症状；化脓性心包炎时，穿刺排脓、注药。
>
>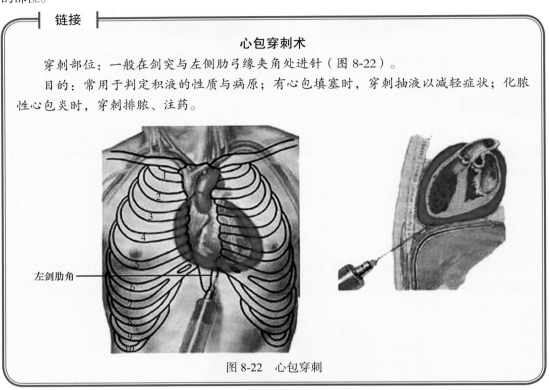
>
> 图 8-22　心包穿刺

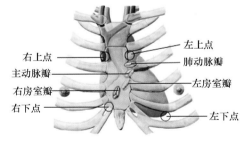

图 8-23　心的体表投影

（八）心的体表投影

心外形的体表投影个体差异较大，也可因体位而有变化，通常采用四点连线法来确定（图8-23）。了解心的体表投影对诊断心脏疾病具有重要的临床意义。

1. 左上点　于左侧第2肋软骨的下缘、距胸骨左缘约1.2cm处。

2. 右上点　于右侧第3肋软骨上缘、距胸骨右缘约1cm处。

3. 右下点　于右侧第6胸肋关节处。

4. 左下点　于左侧第5肋间隙、距前正中线7～9cm处。

动脉

（一）肺循环的动脉

肺动脉干是一短而粗的动脉干（图8-9），起自右心室，在升主动脉前方向左后上斜行，至主动脉弓的下方分为左、右肺动脉。左肺动脉较短，水平向左，在左肺门处分上、下2支，分别进入左肺上、下叶；右肺动脉较长，水平向右，在右肺门处分3支，分别进入右肺上、中、下叶。左右肺动脉在肺内反复分支，最后到达肺泡周围形成毛细血管网。

在肺动脉干分叉处稍左侧与主动脉弓下缘之间有一条结缔组织索，称动脉韧带（图8-9），是胚胎时期动脉导管闭锁后的遗迹。如果动脉导管在出生后6个月不闭锁，则称为动脉导管未闭，是常见的先天性心脏病之一。

（二）体循环的动脉

体循环的动脉行程和配布有一定的规律：①对称性，与人体左、右对称的结构一致；②躯干部位的动脉分为脏支和壁支；③伴行性，动脉常与静脉、神经和淋巴管相伴行，形成血管神经束；④隐蔽性，动脉多居于四肢屈侧、深部较安全的隐蔽处；⑤最短性，动脉多以最短的距离到达营养的器官；⑥动脉的分布形式与器官的形态相适应，动脉管径的大小与器官功能相适应。

1. 主动脉　是体循环的动脉主干，也是全身最粗大的动脉。由左心室发出，斜向右上，达右侧第2胸肋关节高度，再弓形弯向左后，达第4胸椎体下缘水平，沿脊柱的左前方下行，穿膈的主动脉裂孔入腹腔，至第4腰椎体下缘水平分为左、右髂总动脉。主动脉全长依其行程分为3段：升主动脉、主动脉弓和降主动脉。降主动脉以膈为界分为胸主动脉和腹主动脉（图8-24）。

（1）升主动脉：起自左心室的主动脉口，向右前上方斜行，达右侧第2胸肋关节后方移行为主动脉弓。升主动脉的起始处发出左、右冠状动脉，营养心。

（2）主动脉弓：位于胸骨柄的后方，自右侧第2胸肋关节与第4胸椎体下缘之间呈弓状弯曲的一段动脉。其凸侧发出3个分支，从右到左依次为头臂干（无名动脉）、左颈总动脉和左锁骨下动脉。头臂干短而粗，向右上斜行至右侧胸锁关节的后方，分为右颈总动脉和右锁骨下动脉。

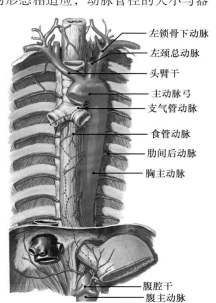

图8-24　主动脉

（右侧标注，从上到下）左锁骨下动脉、左颈总动脉、头臂干、主动脉弓、支气管动脉、食管动脉、肋间后动脉、胸主动脉、腹腔干、腹主动脉

主动脉弓壁内有压力感受器，可感受血压的变化，具有调节血压的作用。主动脉弓的下方有2～3个粟粒状小体，称主动脉小球，属化学感受器，可感受血液中二氧化碳浓度的变化，参与调节呼吸。

2. 头颈部的动脉　头颈部的动脉主干是颈总动脉。

（1）颈总动脉：是头颈部的动脉主干。成对，左侧起自主动脉弓，右侧发自头臂干。两侧颈总动脉均经胸锁关节后方进入颈部，沿气管、喉和食管的外侧上行，至甲状软骨上缘水

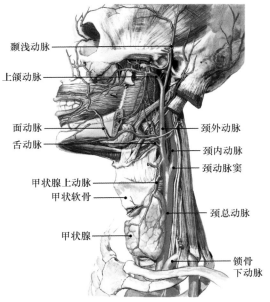

颞浅动脉
上颌动脉
面动脉
舌动脉
甲状腺上动脉
甲状软骨
甲状腺
颈外动脉
颈内动脉
颈动脉窦
颈总动脉
锁骨下动脉

图 8-25　颈总动脉和颈外动脉

平分为颈内动脉和颈外动脉（图 8-25）。

在颈总动脉分叉处，有 2 个重要结构，即颈动脉窦和颈动脉小球。颈动脉窦是颈总动脉末端和颈内动脉起始处的膨大部分，窦壁内有压力感受器，能感受血压的变化。当血压升高时，可反射性地引起心跳减慢、血压下降。颈动脉小球是位于颈总动脉分叉处后方的一个椭圆形小体，为化学感受器，能感受血液中二氧化碳浓度的变化。当血液中二氧化碳浓度升高时，可反射性引起呼吸加深加快。

（2）颈外动脉：起自颈总动脉，上行穿腮腺实质后，分为颞浅动脉和上颌动脉 2 个终支。主要分支有面动脉、甲状腺上动脉（图 8-25）。

1）甲状腺上动脉：于颈外动脉起始处发出，分布到甲状腺和喉。

2）面动脉：平下颌角发自颈外动脉，于咬肌前缘绕过下颌骨体下缘至面部，沿口角和鼻翼的外侧上行至眼内眦，改名为内眦动脉。沿途分支分布于面部、下颌下腺和腭扁桃体等。

3）颞浅动脉：在外耳门前方上行，至颞部皮下，分布于腮腺和额部、颞部、颅顶部软组织。

4）上颌动脉：由颈外动脉发出后，经下颌颈深面行进，入颞下窝，沿途分支分布于外耳道、中耳、牙、咀嚼肌、鼻腔、腭和脑硬膜等，其中分布到硬脑膜的脑膜中动脉，自上颌动脉发出后向上穿棘孔进入颅腔，经翼点内面上行，当颞部骨折时，易导致该血管破裂而引起硬脑膜外血肿。

（3）颈内动脉：在颈部无分支。自颈总动脉发出后向上行至颅底，经颈动脉管入颅腔，分支分布于脑和视器。

3. 上肢的动脉　上肢的动脉主干是锁骨下动脉。

（1）锁骨下动脉：左侧起自主动脉弓，右侧起自头臂干，至第 1 肋外侧缘移行为腋动脉（图 8-26）。锁骨下动脉的主要分支如下所述。

1）椎动脉：向上依次穿过第 6 至第 1 颈椎横突孔，经枕骨大孔入颅腔，分支分布于脑和脊髓。

2）胸廓内动脉：向下入胸腔，沿第 1～6 肋软骨后面（距胸骨外侧缘约 1cm）下行至膈，穿膈后改名为腹壁上动脉，分布于胸前壁、心包、膈和腹直肌等。

3）甲状颈干：为一短干，起始后立即分成

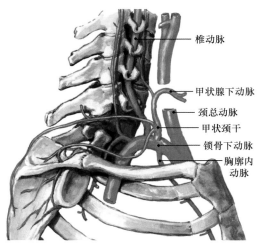

椎动脉
甲状腺下动脉
颈总动脉
甲状颈干
锁骨下动脉
胸廓内动脉

图 8-26　锁骨下动脉

数支至颈部和肩部，其主要分支有甲状腺下动脉，分支分布于甲状腺和喉等处。

（2）腋动脉：位于腋窝的深部，行向外下，至臂部移行为肱动脉，分支分布于肩部、胸前外侧壁及乳房等处（图 8-27）。

（3）肱动脉：沿肱二头肌内侧下行，至肘窝深部分为桡动脉和尺动脉。肱动脉沿途分支分布于臂部及肘关节（图 8-27）。在肘窝的内上方，肱二头肌内侧可触到肱动脉的搏动，该处是临床测量血压时的听诊部位。

（4）桡动脉：在肘窝处起自肱动脉，沿前臂桡侧下行，绕过桡骨的茎突至手背，穿第 1 掌骨间隙入手掌，与尺动脉的掌深支吻合成掌深弓。在桡腕关节处，桡动脉又分出掌浅支。桡动脉分支主要分布于前臂桡侧肌（图 8-28）。桡动脉下段、桡骨茎突的内上方，仅被皮肤和筋膜覆盖，是临床触摸脉搏的常用部位。

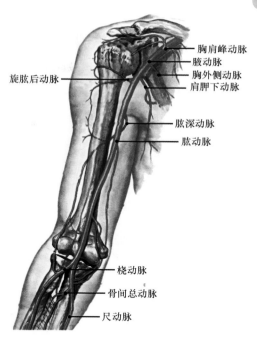

图 8-27　腋动脉

（5）尺动脉：从肱动脉起始后沿前臂尺侧下行，在桡腕关节的前方入手掌，终支与桡动脉的掌浅支吻合成掌浅弓。主要分布于前臂尺侧肌（图 8-28）。

（6）掌浅弓和掌深弓：掌浅弓由尺动脉末端和桡动脉的掌浅支吻合而成，位于指屈肌腱的浅面。掌深弓由桡动脉末端和尺动脉的掌深支吻合而成，位于指屈肌腱的深面。掌浅弓和掌深弓除分支分布于手掌外，发出指掌侧固有动脉，沿手指掌面两侧缘行向指指尖（图 8-28）。当手指出血时，可压迫手指根部两侧进行止血。

链接

血压测量

临床常选择肱动脉进行血压测量，原因是肱动脉距心较近，坐位时心、肱动脉、血压计在同一水平面。在肘窝稍上方肱二头肌腱的内侧，肱动脉位置表浅，可触及其搏动，是临床测量血压时的听诊部位。

---

4. 胸部的动脉　胸主动脉是胸部的动脉主干，位于脊柱的左前方，向下穿膈的主动脉裂孔入腹腔，移行为腹主动脉。胸主动脉的分支分为壁支和脏支。壁支粗大，有肋间后动脉和肋下动脉（图 8-29），主要分布于胸壁、腹壁上部、背部和脊髓等部位；脏支细小，主要有支气管支、食管支和心包支，分别分布于气管、主支气管、肺和食管及心包。

5. 腹部的动脉　腹主动脉是腹部的动脉主干，在膈的主动脉裂孔处续于胸主动脉，沿脊柱左前方下行，达第 4 腰椎下缘分为左、右髂总动脉（图 8-30）。腹主动脉的分支也分壁支和脏支，但脏支比壁支粗大。

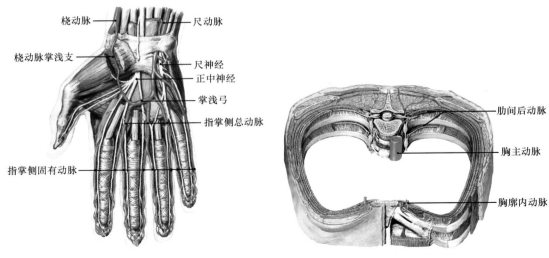

图 8-28　手的动脉　　　　　　　　图 8-29　肋间后动脉

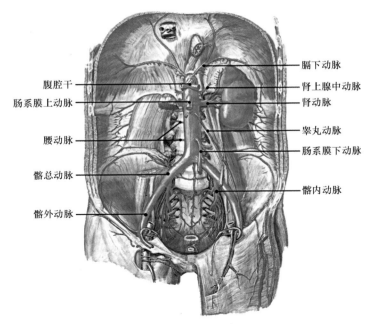

图 8-30　腹主动脉

（1）壁支：主要有腰动脉，腰动脉共 4 对，起自腹主动脉侧壁，横行向外，分布于腰部、腹壁肌和脊髓等处。

（2）脏支：分为成对的和不成对的两种。成对的有肾上腺中动脉、肾动脉、睾丸动脉或卵巢动脉；不成对的有腹腔干、肠系膜上动脉和肠系膜下动脉。

1）肾上腺中动脉：约平第 1 腰椎水平起自腹主动脉侧壁，分布到肾上腺中部，并与肾上腺上、下动脉吻合。

2）肾动脉：平第 2 腰椎高度起自腹主动脉侧壁，管径较粗，横行向外经肾门入肾，右侧比左侧稍长（图 8-30）。

3）睾丸动脉：细而长，在肾动脉根部的稍下方起自腹主动脉前壁的两侧，沿腰大肌表面斜向外下，跨过输卵管前面，穿经腹股沟管至阴囊，主要分布于睾丸和附睾（图 8-30）。在女性则为卵巢动脉，在卵巢悬韧带内下降入盆腔，分支分布于卵巢和输卵管。

4）腹腔干：为一粗短的动脉干，在主动脉裂孔的稍下方起自腹主动脉前壁，立即分为胃左动脉、肝总动脉和脾动脉（图 8-31）。

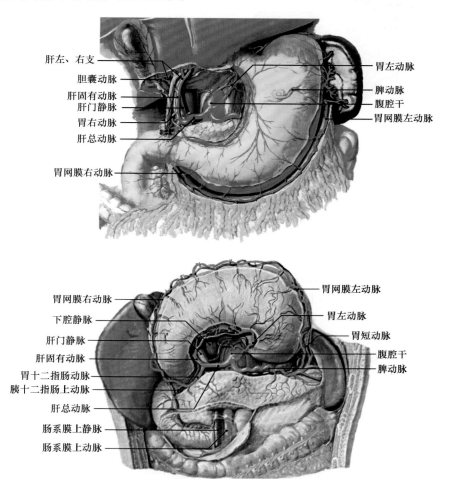

图 8-31　腹腔干

胃左动脉：沿胃小弯右行，与胃右动脉吻合，分支分布于食管腹段、贲门和胃小弯附近的胃壁（图 8-31）。

肝总动脉：在十二指肠上部的上缘分为肝固有动脉和胃十二指肠动脉。肝固有动脉在肝十二指肠韧带内上行至肝门，分为左、右支进入肝的左、右叶，右叶在入肝门之前发出一支胆囊动脉，分布于胆囊。肝固有动脉发出的胃右动脉，沿胃小弯左行；胃十二指肠动脉在十二指肠后方下降，在幽门处分为胃网膜右动脉和胰十二指肠上动脉。前者在大网膜内沿胃大弯由右向左行，分布于胃和大网膜，后者在胰头与十二指肠降部之间下行，分支分布于胰头和十二指肠（图 8-31）。

脾动脉：是腹腔干最粗大的分支，沿胰上缘左行至脾门，分数支入脾。脾动脉在入脾前

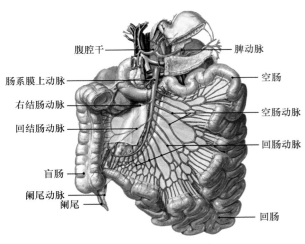

图 8-32　肠系膜上动脉

发出 3～5 支胃短动脉和胃网膜左动脉，前者经脾胃韧带分布于胃底，后者沿胃大弯右行，与胃网膜右动脉相吻合，分支分布于胃大弯和大网膜（图 8-31）。

5）肠系膜上动脉：在腹腔干稍下方由腹主动脉前壁发出，分支分布于胰和十二指肠至结肠左曲之间的消化管（图 8-32），主要分支有以下几种。

空肠动脉和回肠动脉：有 13～18 支，自肠系膜上动脉左侧壁发出，行于小肠系膜内，反复分支并吻合形成多级动脉弓，分布于空肠和回肠。

回结肠动脉：为肠系膜上动脉右侧壁最下方的分支，分布于回肠末端、盲肠、阑尾和升结肠一部分。其中至阑尾的分支称阑尾动脉，分布于阑尾。

右结肠动脉：在回结肠动脉的上方发出，向右行，分布于升结肠。其分支和回结肠动脉、中结肠动脉相吻合。

中结肠动脉：在右结肠动脉的上方发出，分布于横结肠。

6）肠系下膜动脉：平第 3 腰椎高度发自腹部主动脉前壁，沿腹后壁行向左下方，分支分布于降结肠、乙状结肠和直肠上部（图 8-33），主要分支有以下几种。

左结肠动脉：沿腹后壁横行向左，分布于降结肠。

乙状结肠动脉：2～3 支，斜向左下，进入乙状结肠系膜内，分布于乙状结肠。

直肠上动脉：为肠系膜下动脉的直接延续，沿直肠两侧下降，分布于直肠上部，并与直肠下动脉相吻合。

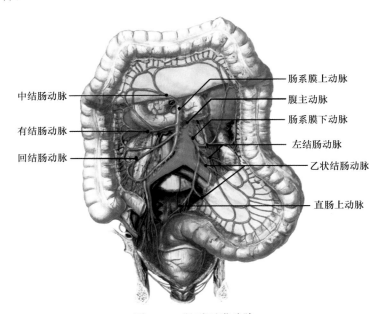

图 8-33　肠系下膜动脉

6. 盆部的动脉 左、右髂总动脉从腹主动脉发出后，在骶髂关节前方分为髂内动脉和髂外动脉。

（1）髂内动脉：是盆部的动脉主干。短而粗，沿盆腔侧壁下行，发出脏支和壁支。

1）脏支：主要有阴部内动脉、直肠下动脉、膀胱下动脉和子宫动脉等，分别分布于相应的器官（图8-34）。

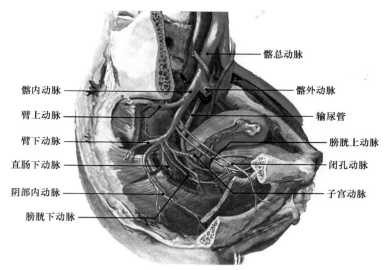

图 8-34　髂内动脉

阴部内动脉：从梨状肌下孔出骨盆腔，进入会阴深部，分布于肛门、会阴部及外生殖器等。

子宫动脉：仅存在于女性，起自髂内动脉，沿盆腔侧壁在子宫阔韧带两层之间下行，在子宫颈外侧约2cm处从输尿管前方跨过并与之交叉，再沿子宫侧缘上升至子宫底，分支分布于子宫、阴道、输卵管和卵巢等。

直肠下动脉：分布于直肠下部，并与直肠上动脉分支相吻合。

膀胱下动脉：沿盆腔侧壁下行，男性分布于膀胱底、前列腺、精囊等处。女性分布于膀胱和阴道。

2）壁支：主要有闭孔动脉、臀上动脉和臀下动脉等（图8-34）。

闭孔动脉：沿骨盆侧壁前行向下，穿闭孔至大腿内侧，分支分布于髋关节和大腿内侧肌群。

臀上动脉：经梨状肌上孔穿出盆腔至臀部，分支分布于臀中肌、臀小肌等处。

臀下动脉：经梨状肌下孔穿出盆腔至臀部，分支分布于臀大肌等处。

（2）髂外动脉：沿腰大肌内缘下降，经腹股沟韧带中点的深面入股部，移行为股动脉。髂外动脉在腹股沟韧带上方发出腹壁下动脉，分布于腹直肌，并与腹壁上动脉相吻合。

7. 下肢的动脉 下肢的动脉主干为股动脉。

（1）股动脉：为髂外动脉的延续，在股三角内下行，至股三角下份穿向北侧至腘窝，移行为腘动脉。股动脉分支分布于髋关节和大腿肌（图8-35）。股动脉是动脉穿刺和插管最常选用的部位。

| 链接 |

动脉穿刺术

动脉穿刺术是通过穿刺将导管插入动脉，借助 X 线透视定位。主要用于血管造影，也可用于采血或注射药物。

常用的动脉是颈总动脉和股动脉。颈总动脉的穿刺部位在胸锁乳突肌前缘中点处，此处能触摸到颈总动脉的搏动。股动脉的穿刺部位在腹股沟韧带中点下方 2～3cm 处，股动脉搏动最明显的部位。

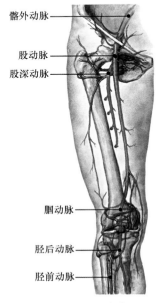

图 8-35　股动脉

（2）腘动脉：经腘窝深部下行，至腘窝下角处分为胫前动脉和胫后动脉。腘动脉分支分布于膝关节和及其周围的肌（图 8-35）。在腘窝加垫、屈膝包扎，可压迫腘动脉，进行小腿和足的止血。

（3）胫前动脉：经腘动脉发出后，随即穿小腿骨间膜至小腿前群肌之间下行，至踝关节前方到足背，移行为足背动脉。胫前动脉分支分布于小腿前群肌。足背动脉分布于足背、足趾等处（图 8-36）。

（4）胫后动脉：在小腿肌后群浅、深两层之间下行，经内踝后方入足底，分为足底内侧动脉和足底外侧动脉。胫后动脉分支分布于小腿后群肌、外侧肌和足底和足趾（图 8-37）。足底内侧动脉沿足底内侧前行，分布于足底内侧。足底外侧动脉与足背动脉的分支吻合成足底弓，由弓上发出动脉分布于足趾（图 8-38）。

体循环动脉的分支见图 8-39。

（三）动脉的体表压迫止血部位

1. 颈总动脉的压迫止血部位　当头面部出血，可在胸锁乳突

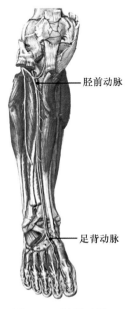

图 8-36　胫前动脉

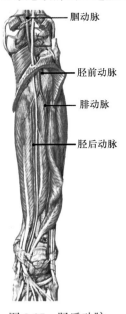

图 8-37　胫后动脉

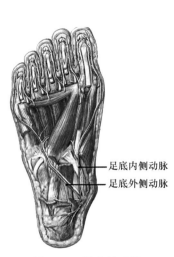

图 8-38　足底的动脉

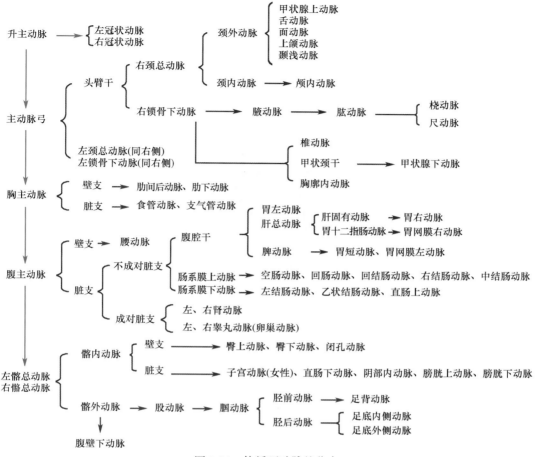

图 8-39 体循环动脉的分支

肌前缘、平喉的环状软骨高度，向后内将颈总动脉压向第 6 颈椎横突，进行压迫止血。注意：为保证脑的血液供应，严禁两侧颈总动脉同时压迫止血（图 8-40）。

2. 面动脉的压迫止血部位　当面部出血时，可在咬肌前缘与下颌骨下缘交叉处，向内将面动脉压向下颌骨，进行压迫止血（图 8-41）。

3. 颞浅动脉的压迫止血部位　在外耳门前方 1cm 处，位置表浅可触及其搏动，当额、颞及顶部软组织出血时，在此进行压迫止血（图 8-42）。

4. 锁骨下动脉的压迫止血部位　当上肢出血时，可在锁骨中点上方的锁骨上窝处，向后下将锁骨下动脉压向第 1 肋，进行压迫止血（图 8-43）。

5. 肱动脉的压迫止血部位　在肱二头肌内侧缘，肱动脉位置表浅，可触到其搏动，当前臂和手部出血时，在臂中部，向后外侧将肱动脉压向肱骨，进行压迫止血（图 8-44）。

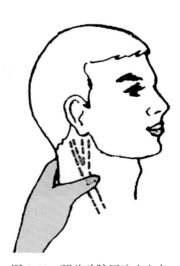

图 8-40　颈总动脉压迫止血点

6. 股动脉的压迫止血部位　在股三角内，股动脉位置表浅，在腹股沟韧带中点稍内侧的下方可触到其搏动。当下肢出血时，可向后内将股动脉压向耻骨上支，进行压迫止血，此处也是动脉穿刺和插管最便捷的部位（图8-45）。

7. 足背动脉的压迫止血部位　当足部出血时，可在踝关节前方，内、外踝连线的中点处，向后下将足动脉压向足背，进行压迫止血（图8-46）。

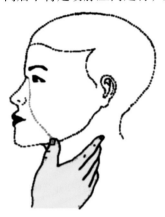
图 8-41　面动脉压迫止血点

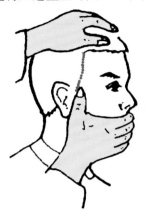
图 8-42　颞浅动脉压迫止血点

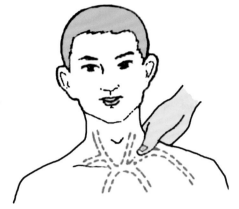
图 8-43　锁骨下动脉压迫止血点

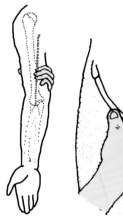
图 8-44　肱动脉压迫止血点

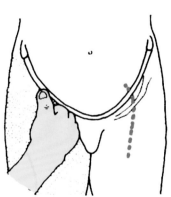
图 8-45　股动脉压迫止血点

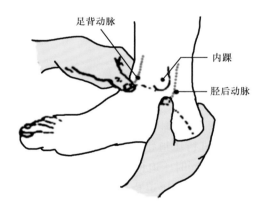
图 8-46　足背动脉压迫止血点

四　静脉

（一）肺循环的静脉

肺静脉起自肺泡周围的毛细血管网，在肺内逐级汇合，最后形成左、右各2条肺静脉，分别称左上、左下肺静脉和右上、右下肺静脉，出肺门后，注入左心房后壁的两侧。

（二）体循环的静脉

静脉是运送血液回心房的血管，它始于毛细血管，逐级汇合，最后汇入大静脉注入心房。

静脉与伴行的动脉相比，在结构和配布上有以下特点：①静脉内血流缓慢，压力低，管壁较薄，管腔比相应的动脉大。②体循环的静脉可分为浅、深两类。浅静脉位于皮下组织内，又称皮下静脉。浅静脉数量多，不与动脉伴行，最后注入深静脉。由于浅静脉位置表浅，临床上常借浅静脉进行输液、输血或采血。深静脉多与同名动脉相伴行，故又称伴行静脉。深静脉名称和行程与伴行动脉相同。③静脉管壁内面大多有静脉瓣（图 8-47）。瓣膜呈半月形，其袋口向心开放，可防止血液逆流。静脉瓣的分布不均匀，四肢静脉的静脉瓣最多，大静脉、肝门静脉及头颈部的静脉一般无静脉瓣。④静脉之间有丰富的吻合。

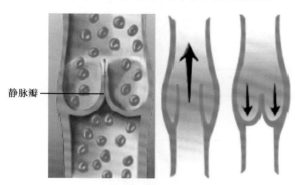

图 8-47　静脉瓣

体循环的静脉可分为上腔静脉系、下腔静脉系（包括肝门静脉系）和心静脉系（见心脏）。

1. 上腔静脉系　主干是上腔静脉，主要收集头颈、上肢、胸部（心除外）的静脉血。

上腔静脉是一条短而粗的静脉干，由左、右头臂静脉在右侧第 1 胸肋关节的后方汇合而成，下行于升主动脉右侧，注入右心房。上腔静脉注入右心房前有奇静脉汇入（图 8-48）。

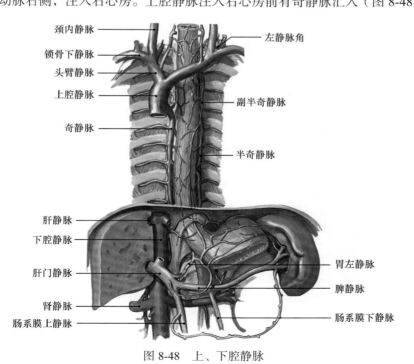

图 8-48　上、下腔静脉

　　头臂静脉又称无名静脉，左、右各一，在胸锁关节的后方由同侧的颈内静脉和锁骨下静脉汇合而成。颈内静脉和锁骨下静脉汇合处的夹角称静脉角，是淋巴导管注入静脉的部位。

　　（1）头颈部的静脉：包括颈内静脉、颈外静脉和锁骨下静脉及其属支（图8-49）。

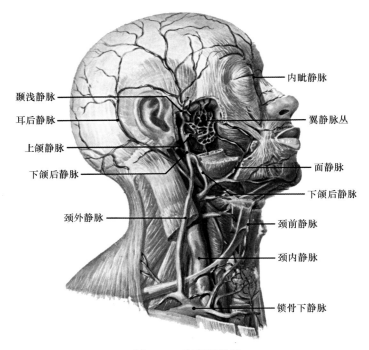

颞浅静脉
耳后静脉
上颌静脉
下颌后静脉
颈外静脉

内眦静脉
翼静脉丛
面静脉
下颌后静脉
颈前静脉
颈内静脉
锁骨下静脉

图 8-49　头颈部静脉

　　1）颈内静脉：为颈部最大的静脉干，上端在颈静脉孔处与颅内的乙状窦相续，伴颈内动脉和颈总动脉外侧下行，至胸锁关节后方与锁骨下静脉汇合成头臂静脉（图8-49）。

　　颈内静脉的属支有颅内支和颅外支。颅内支通过颅内静脉和硬脑膜窦收集脑和眼等

海绵窦
眼上静脉
内眦静脉
眼下静脉
翼静脉丛
面静脉

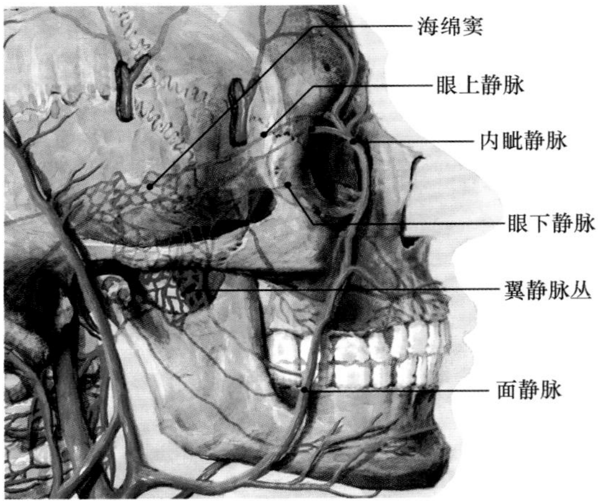

图 8-50　面静脉的交通

处的静脉血。颅外支主要收集面部、颈部、舌、咽和甲状腺等处的静脉血。颈内静脉在颅外的主要属支是面静脉，面静脉在眼内眦处起自内眦静脉，与面动脉伴行，至舌骨平面注入颈内静脉（图8-50）。面静脉收集面部的静脉血。面静脉在口角平面以上缺少静脉瓣，并可通过内眦静脉、眼静脉与颅内海绵窦相交通。故面部尤其是鼻根至两侧口角间的三角区（临床上称此区为危险三角）发生化脓性感染时，切忌挤压，以免细菌经内眦静脉和眼静脉进入颅内，引起颅内感染（图8-49，图8-50）。

　　2）颈外静脉：是颈部最大的浅静脉，沿胸锁乳突肌表面下行，注入锁骨下静脉。颈外静脉主要收集枕部和颈浅部的静脉血。颈外静脉位置表浅而恒定，故临床儿科常作颈外静脉穿刺（图8-49）。

┨ 链接 ┠

颈外静脉怒张

　　正常人站位或坐位时，颈外静脉常不显露，右心衰竭的患者或上腔静脉阻塞引起颈外静脉回流不畅时，在体表可见静脉充盈轮廓，称颈外静脉怒张。

　　3）锁骨下静脉：是上肢的静脉主干，在第1肋外缘处接腋静脉，向内行至胸锁关节后方与颈内静脉汇合成头臂静脉。锁骨下静脉主要收集上肢及颈浅部的静脉血（图8-49）。

　　（2）上肢的静脉：分深静脉与浅静脉。

　　1）上肢深静脉：包括静脉掌浅弓、掌深弓、桡静脉、尺静脉、肱静脉，最后经腋静脉汇入锁骨下静脉。与同名动脉相伴行，收集从手部至腋窝同名动脉分布区域的血液。

　　2）上肢浅静脉：起于手背静脉网，向上汇合形成头静脉、贵要静脉、肘正中静脉（图8-51）。手背静脉网是临床上静脉注射的常用部位。

　　头静脉起自手背静脉网的桡侧，绕至前臂前面的外侧上升，在肱二头肌外侧缘上行，注入腋静脉。

　　贵要静脉起自手背静脉网的尺侧，转至前臂前面的内侧上升，在肘窝处接受肘正中静脉后，沿肱二头肌内侧继续上行，至臂中点稍下方注入肱静脉。

　　肘正中静脉斜行于肘窝皮下，连接头静脉和贵要静脉。肘正中静脉变异较多，是进行药物注射、输液或采血的常用部位。

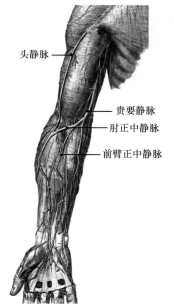

　　　　图 8-51　上肢浅静脉

头静脉

贵要静脉

肘正中静脉

前臂正中静脉

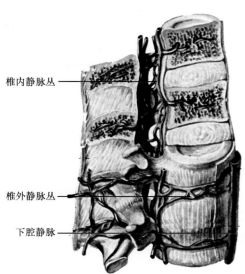

　　　　图 8-52　椎静脉丛

椎内静脉丛

椎外静脉丛

下腔静脉

　　（3）胸部的静脉：主干为奇静脉。

　　1）奇静脉：位于胸后壁，起自右腰升静脉，穿膈入胸腔，沿脊柱右侧上行至第4～5胸椎高度向前弯曲，注入上腔静脉。奇静脉收集食管静脉、支气管静脉、右肋间后静脉及半奇静脉的血液（图8-48）。

2）半奇静脉：起自左腰升静脉，沿脊柱左侧上行，在第8～9胸椎高度注入奇静脉。半奇静脉收集左侧下部的肋间后静脉及副半奇静脉的血液。副半奇静脉收集左侧中、上部的肋间后静脉的血液。

3）椎静脉丛：纵贯脊柱全长，可分为椎内静脉丛和椎外静脉丛（图8-52），分别位于椎管内、外，两者之间有广泛的吻合。椎静脉丛收集脊髓、椎骨及其周围组织的静脉血。

2.下腔静脉系　由下腔静脉及其属支构成，主要收集下肢、盆部和腹部的静脉血。

下腔静脉是下腔静脉系的主干，是人体最粗大的静脉，由左、右髂总静脉在第5腰椎水平汇合而成，沿脊柱右前方、腹主动脉的右侧上行，经肝的后方，穿膈的腔静脉孔入胸腔，注入右心房（图8-53）。

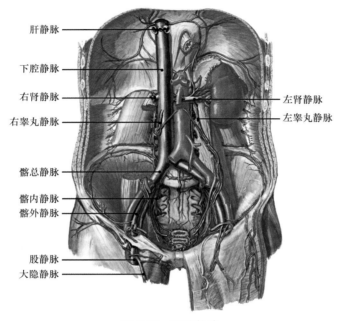

图 8-53　下腔静脉

（1）下肢的静脉：也分深静脉与浅静脉。

1）下肢的深静脉：与同名动脉相伴行，均有2条，收集同名动脉分布区的静脉血。胫前静脉和胫后静脉汇合成一条腘静脉。腘静脉上行延续为股静脉。股静脉在腹股沟韧带的深面向上移行为髂外静脉。

2）下肢的浅静脉：主要有大隐静脉和小隐静脉。

大隐静脉是全身最长的浅静脉，在足背的内侧缘起自足背静脉弓的内侧，经内踝前方，沿小腿内侧面和大腿的内侧面上行，在耻骨结节外下方3～4cm处，注入股静脉。注入前还接受股内侧浅静脉、股外侧浅静脉、阴部外静脉、腹壁浅静脉和旋髂浅静脉等5条属支。大隐静脉收集足、小腿和大腿内侧部及大腿前部的静脉血（图8-54）。大隐静脉在内踝的前方位置表浅而恒定，临床常在内踝前上方做大隐静脉穿刺或大隐静脉切开术。

小隐静脉在足背的外侧缘，起自足背静脉弓的外侧，经外踝后方，沿小腿后面上升，至腘窝处注入腘静脉（图8-55）。

链接

浅静脉穿刺术

　　浅静脉穿刺的目的主要是采血、输液、输血和注射药物等。穿刺常选的静脉有头皮静脉、颈外静脉、手背静脉、贵要静脉、头静脉、肘正中静脉、足背静脉、大隐静脉、小隐静脉等。浅静脉穿刺选用的静脉部位不同，但穿经的层次基本相同，即皮肤、皮下组织和静脉壁。

链接

静 脉 曲 张

　　静脉曲张是静脉系统比较常见的疾病。形成的主要原因是由于先天性静脉血管壁薄或长时间维持相同姿势很少改变，而产生静脉压过高，导致静脉血管突出皮肤表面的症状。静脉曲张多发生在下肢，其他阴囊、精索、腹腔静脉、胃部食道静脉等也会发生静脉曲张。

　　大隐静脉是浅静脉曲张的好发部位。大隐静脉在内踝前方位置表浅且恒定，临床上常在此进行大隐静脉穿刺或切开术。

　　（2）盆部的静脉

　　1）髂内静脉：是盆部的静脉主干。与同名动脉伴行，粗而短，收集同名动脉分布区域的静脉血。髂内静脉在小骨盆侧壁的内面、沿髂内动脉后内侧上行，至骶髂关节前方与同侧髂外静脉汇合成髂总静脉。髂内静脉属支分为脏支和壁支，脏支在脏器周围或壁内形成广泛的静脉丛，如直肠静脉丛、子宫静脉丛和膀胱静脉丛等（图 8-53）。

　　2）髂外静脉：是股静脉的直接延续，伴同名动脉上行，主要收集下肢的静脉血（图 8-53）。

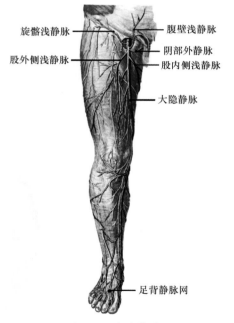

图 8-54　大隐静脉

　　3）髂总静脉：由髂内静脉和髂外静脉在骶髂关节前方汇合而成。双侧髂总静脉斜向内上，在第 5 腰椎右前方汇合成下腔静脉（图 8-53）。

　　（3）腹部的静脉：主干为下腔静脉。下腔静脉的属支分为脏支和壁支，壁支与成对的脏支直接或间接注入下腔静脉，不成对的脏支（除肝外）先汇入肝门静脉，经肝门入肝，再经肝静脉注入下腔静脉。

　　1）壁支：包括 4 对腰静脉和 1 对膈下静脉。每侧各腰静脉之间相连成腰升静脉。左、右腰升静脉向上至胸腔分别移行为半奇静脉和奇静脉。其是沟通上、下腔静脉的重要侧支吻合途径之一。

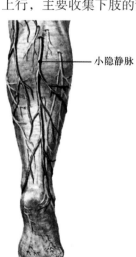

图 8-55　小隐静脉

2）脏支

肾静脉：起自肾门，与同名动脉伴行，直接注入下腔静脉，左肾静脉长于右肾静脉（图 8-53）。

睾丸静脉：起自睾丸和附睾，在精索内彼此吻合成蔓状静脉丛，在腹股沟管深环处合成睾丸静脉，伴睾丸动脉上行。右侧睾丸静脉直接注入下腔静脉，左侧睾丸静脉以直角注入左肾静脉，故睾丸静脉曲张多见于左侧（图 8-54）。该静脉在女性为卵巢静脉，其回流途径同男性。

肝静脉：有 2～3 支，本干很短，包埋于肝实质内，收集肝回流的静脉血，注入下腔静脉。

● 案例 8-2 ---

患者，男，60 岁，因无明显诱因呕吐、黑粪 2 天入院，伴头晕、心慌、胸闷。2 小时前呕吐鲜血 1000ml，伴出冷汗。12 年前曾诊断为"慢性乙型肝炎"。经检查心率 100 次／分，血压 90/60mmHg。B 超显示肝脾肿大。辅助检查：HBsAg（＋），肝功能下降，Hb 减少。临床诊断："上消化道出血""门静脉高压""肝硬化"。

问题：1.肝硬化时出现呕血、便血的原因是什么？

2.肝门静脉特点是什么？

（4）肝门静脉系：由肝门静脉及其属支组成，收集除肝以外的腹腔不成对脏器的血液（图 8-56，图 8-57）。

1）肝门静脉的组成：肝门静脉在胰头后方，为肠系膜上静脉和脾静脉汇合而成的一短干。肝门静脉长 6～8cm，经肝十二指肠韧带至肝门，分左、右 2 支入肝左、右叶，在肝内反复分支，最后注入肝血窦，与来自肝固有动脉的血液混合，最后由肝静脉注入下腔静脉。

2）肝门静脉的主要属支：包括肠系膜上静脉、脾静脉、肠系膜下静脉、胃左静脉、胃右静脉、胆囊静脉和附脐静脉等，收集同名动脉分布区域的静脉血（图 8-56，图 8-57）。

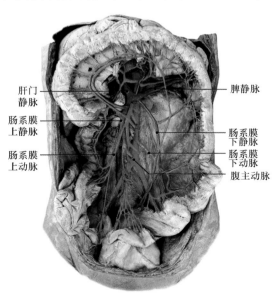

图 8-56　肝门静脉和腹主动脉

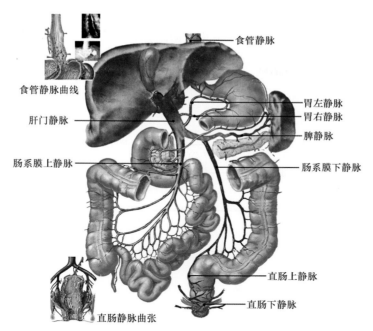

食管静脉

食管静脉曲线

肝门静脉

肠系膜上静脉

胃左静脉
胃右静脉
脾静脉

肠系膜下静脉

直肠上静脉

直肠下静脉

直肠静脉曲张

图 8-57　肝门静脉

3）肝门静脉系与上、下腔静脉的吻合及侧支循环：肝门静脉系与上、下腔静脉之间有丰富的吻合，主要吻合部位有食管静脉丛、直肠静脉丛和脐周静脉网三处（图 8-58）。

食管静脉丛：位于食管下段的黏膜下层内。肝门静脉系的胃左静脉与上腔静脉系的奇静脉和半奇静脉通过食管静脉丛相互吻合交通。

直肠静脉丛：位于直肠下段的黏膜下层内。肝门静脉系的直肠上静脉与下腔静脉系的直肠下静脉和肛静脉通过直肠静脉丛相互吻合交通。

脐周静脉网：位于脐周围的皮下组织内。肝门静脉系的附脐静脉与上腔静脉系的胸壁的浅、深静脉通过脐周静脉网相互吻合交通；肝门静脉系的附脐静脉与下腔静脉系的腹壁的浅、深静脉通过脐周静脉网相互吻合交通。

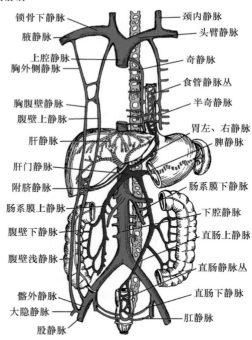

锁骨下静脉
腋静脉
上腔静脉
胸外侧静脉
胸腹壁静脉
腹壁上静脉
肝静脉
肝门静脉
附脐静脉
肠系膜上静脉
腹壁下静脉
腹壁浅静脉
髂外静脉
大隐静脉
股静脉

颈内静脉
头臂静脉
奇静脉
食管静脉丛
半奇静脉
胃左、右静脉
脾静脉
肠系膜下静脉
下腔静脉
直肠上静脉
直肠静脉丛
直肠下静脉
肛静脉

图 8-58　肝门静脉吻合示意图

| 链接 |

门 脉 高 压

门脉高压是指门静脉系统压力升高。门静脉由肠系膜上静脉和脾静脉汇合而成，它将来自胃肠道，脾脏和胰腺的血液引流入肝脏。由于各种原因使门静血流受阻，血液瘀滞时，则门静脉压力升高，从而出现一系列门静脉压力增高的症状和体征，叫做门静脉高压症。

　　正常情况下，肝门静脉与上、下腔静脉之间的吻合支细小，血流量较少，并按照正常方向分别引流所属静脉系的血液。当肝门静脉血液回流受阻时（如肝硬化所引起的门静脉高压），肝门静脉的血液可通过吻合的静脉丛流入上、下腔静脉系，此时，通过侧支循环的血流量增多，造成食管静脉丛、直肠静脉丛和脐周围静脉网曲张，因食管静脉丛、直肠静脉丛位于黏膜下，曲张的静脉易破裂，可出现呕血和便血现象。

　　体循环静脉的属支见图 8-59。

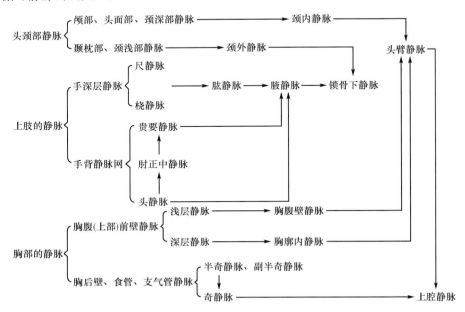

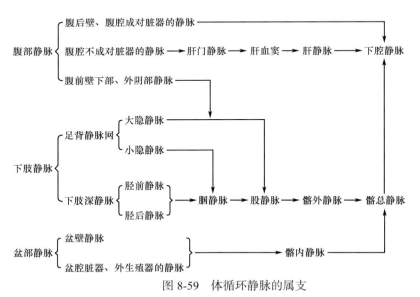

图 8-59　体循环静脉的属支

（史　　杰）

第 2 节　淋巴系统

● 案例 8-3 --

患者，男，20 岁，双侧颈部包块 1 天入院检查。患者近一周来患有口腔溃疡，1 天前无意中摸到颈部包块。体格检查：双下颌下淋巴结肿大，约 2cm×1cm，质软，可活动，有明显压痛。未发现其他异常。医生诊断为"下颌下淋巴结炎"。

问题：1. 淋巴结有哪些结构特点？

2. 为什么口腔溃疡会引起下颌下淋巴结肿大？

淋巴系统由淋巴管道、淋巴器官和淋巴组织组成（图 8-60）。淋巴系统不仅协助静脉引导体液回心，而且还有重要的防御、免疫功能。

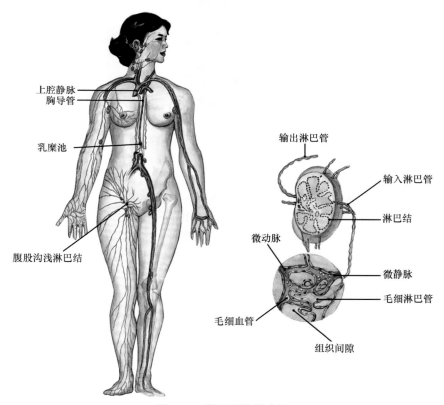

图 8-60　淋巴系统模式图

淋巴管道辅助血液回流。血液中的部分成分经毛细血管滤出进入组织间隙形成组织液，与组织细胞进行物质交换后，大部分透过毛细血管壁，随血液回流。小部分组织液则进入毛细淋巴管，成为淋巴。淋巴为无色透明液体，沿各级淋巴管道回流，途经多级淋巴结的过滤，最后在静脉角处，汇入头臂静脉。淋巴器官包括淋巴结、脾、胸腺和扁桃体，具有产生淋巴细胞、滤过淋巴及血液、参与免疫反应等功能。

一 淋巴管道

淋巴管道包括毛细淋巴管、淋巴管、淋巴干和淋巴导管。

（一）毛细淋巴管

毛细淋巴管位于组织间隙内，分布广泛，除表皮、软骨、角膜、晶状体、脑和脊髓外，遍及全身。毛细淋巴管以膨大的盲端起始于组织间隙，彼此吻合成网。管径较毛细血管粗，壁非常薄，仅由单层内皮细胞构成，内皮细胞间有较大间隙，无基底膜，故通透性比毛细血管大。不易透过毛细血管的大分子物质，如蛋白质、异物、细菌、癌细胞等较易进入毛细淋巴管，随淋巴运行。淋巴管道是炎症蔓延和肿瘤细胞转移的最主要途径（图8-61）。

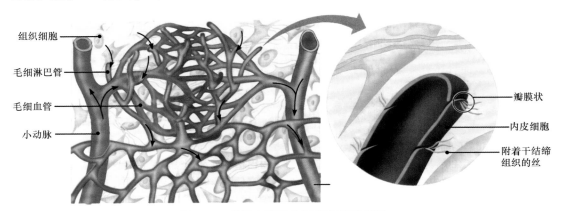

图 8-61　毛细血管及毛细淋巴管模式图

（二）淋巴管

淋巴管由毛细淋巴管汇合而成，在向心行程中，穿过一个或多个淋巴结。管壁结构与静脉相似，管腔内有丰富的瓣膜，可防止淋巴反流。相邻两对瓣膜间的淋巴管扩张，呈串珠状外观。淋巴管也有浅、深之分，浅淋巴管行于浅筋膜内，多与浅静脉伴行，最后穿深筋膜注入深淋巴管。深淋巴管行于深筋膜深面，常与深部的血管神经束伴行。深、浅淋巴管之间有广泛的交通。

（三）淋巴干

淋巴干由各部的浅、深淋巴管穿过一系列淋巴结后，由最后一级淋巴结的输出淋巴管汇合而成。全身共有9条淋巴干（图8-62）。

1. 左、右颈干　主要收集左、右头颈部淋巴。

2. 左、右锁骨下干　主要收集双上肢和小部分胸壁的淋巴。

3. 左、右支气管纵隔干　主要收集胸腔脏器和部分胸腹壁的淋巴。

4. 左、右腰干　主要收集双下肢、盆部、腹腔内成对脏器和部分腹壁的淋巴。

5. 肠干　一条，主要收集腹腔内不成对脏器的淋巴。肠干内的淋巴，因富含肠道吸收的脂类物质，而呈乳糜状。

（四）淋巴导管

全身有两条淋巴导管，即胸导管和右淋巴导管。淋巴导管由淋巴干汇合而成，最后分别在左、右静脉角处与静脉连接。

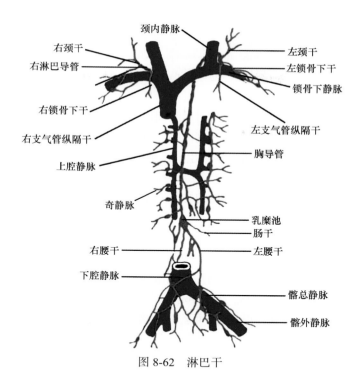

图 8-62　淋巴干

　　1. 胸导管　由 6 条淋巴干汇合而成，是人体最粗大的淋巴管道。胸导管的起始部膨大，称乳糜池，在第 1 腰椎体前方，由左、右腰干和肠干汇合而成。向上穿主动脉裂孔入胸腔，沿脊柱前方上行达第 5 胸椎体高度，转至脊柱左前方，出胸廓上口至颈根部，有左颈干、左锁骨下干和左支气管纵隔干的注入，在左静脉角处汇入左头臂静脉。胸导管收集人体下半身和左侧上半身的淋巴（图 8-63）。

　　2. 右淋巴导管　短小，由右颈干、右锁骨下干和右支气管纵隔干汇合而成，在右静脉角处汇入右头臂静脉。右淋巴导管收集人体右侧上半身的淋巴。

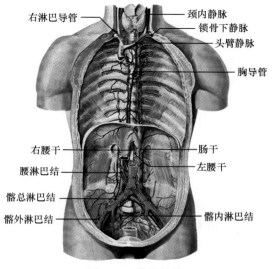

图 8-63　淋巴导管

淋巴器官

淋巴器官包括淋巴结、脾、扁桃体和胸腺等，主要由淋巴组织构成。

（一）淋巴结

1. 淋巴结的形态　淋巴结为灰红色椭圆形或圆形小体，大小不等，质地柔软。淋巴结的一侧隆凸，有数条输入淋巴管汇入；另一侧凹陷，称淋巴结门，有 1～2 条输出淋巴管、血管及神经出入（图 8-60），有滤过淋巴、产生淋巴细胞、参与免疫反应的功能。

2. 淋巴结的组织结构　淋巴结表面为薄层结缔组织形成的被膜。被膜结缔组织伸入实质形成小梁，小梁分枝相互连接构成淋巴结的支架。实质可分为皮质和髓质两部分。皮质和髓质内都有淋巴窦通过（图 8-64）。

（1）皮质：位于被膜下方，由浅层皮质、副皮质区及皮质淋巴窦构成。

1）浅层皮质：含有大量淋巴小结和少量弥散淋巴组织（图 8-65）。淋巴小结边界清楚，呈椭圆形，主要由 B 淋巴细胞构成。受到抗原刺激后的淋巴小结增大，并在正中切面中出现细胞分裂象多的浅色区，称生发中心。生发中心可分为浅部的明区和深部的暗区。暗区较小，着色较深，主要为大而幼稚的 B 淋巴细胞，可经过分裂增殖、分化形成明区的细胞。明区较大，着色较浅，主要为中等的 B 淋巴细胞，继续分裂分化形成小 B 淋巴细胞，即浆细胞前身和记忆性 B 细胞，在生发中心的周围密集成一层，以靠近被膜侧最为明显，称为小结帽。

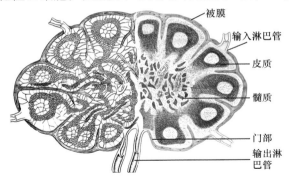

图 8-64　淋巴结的结构模式图

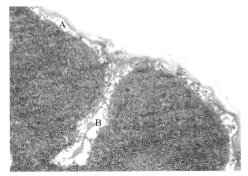

图 8-65　淋巴结的组织结构

A. 被膜下窦；B. 小梁周窦

2）副皮质区：为位于皮质深层的弥散淋巴组织，主要由胸腺迁移来的 T 淋巴细胞聚集而成，故又称深层皮质单位或胸腺依赖区。在细胞免疫应答时，此区域扩大，细胞分裂象增多。

3）皮质淋巴窦：由内皮细胞构成窦壁，并有星状的网状细胞支撑窦腔，窦内表面附着有许多巨噬细胞，有利于清除细菌、异物及处理抗原物质。皮质淋巴窦包括被膜下窦和小梁周窦，两者互相连续（图 8-65）。淋巴经输入淋巴管注入被膜下窦、小梁周窦，并与髓窦相通，至淋巴结门汇入输出淋巴管。

（2）髓质：位于淋巴结深部，由髓索及其间的髓窦构成。髓索呈条索状，内含有 B 淋巴细胞及一些浆细胞和巨噬细胞等。髓窦位于髓索之间，与皮质淋巴窦结构相同，但窦腔宽大，巨噬细胞较多，有较强的滤过作用（图 8-66）。

3. 淋巴结的功能　淋巴结作为重要的免疫器官，有滤过淋巴和免疫应答的功能。

1）滤过淋巴：淋巴液中的细菌、病毒、毒素等抗原物质，流经淋巴结时被滤过，正常时对细菌的清除率达 99.5%。

2）免疫应答：病菌等抗原物质进入淋巴结，首先被巨噬细胞吞噬、处理，并将抗原信息传递给 B 细胞，经分裂、分化为浆细胞，产生抗体，参与体液免疫应答；被处理的抗原物质也可激活 T 细胞，使其分裂、增生，形成效应 T 细胞，行使细胞免疫功能。

4.人体各部主要的淋巴结 淋巴结多成群聚集，沿血管排列分布，位于关节的屈侧和体腔的隐蔽部位。淋巴结可分为浅、深两种，浅淋巴结位于浅筋膜内，深淋巴结位于深筋膜深面，收纳一定器官或部位的淋巴。局部的炎症或肿瘤可引起相应部位淋巴结的肿大或疼痛，故了解淋巴结的位置、收纳范围和汇流去向，对某些疾病的诊断和治疗有重要的意义。

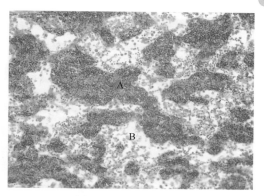

图 8-66　淋巴结髓质
A. 髓索；B. 髓窦

（1）头颈部的淋巴结（图 8-67）：主要分布于头、颈交界处和颈内、外静脉的周围。

1）头部淋巴结：位于头、颈交界处，有颏下淋巴结、下颌下淋巴结、腮腺淋巴结、耳后淋巴结和枕淋巴结，主要收纳头面部的淋巴，汇入颈外侧淋巴结。下颌下淋巴结位于下颌下腺附近，收纳面部及口腔的淋巴。

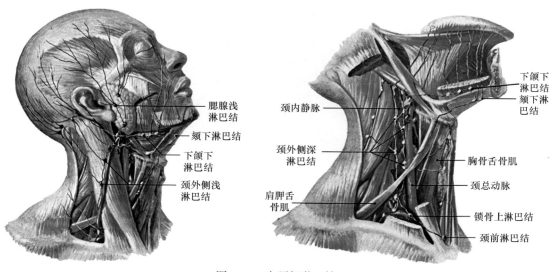

图 8-67　头颈部淋巴结

2）颈部淋巴结：主要有颈外侧淋巴结，分为浅、深两群。①颈外侧浅淋巴结：沿颈外静脉排列，收纳颈部浅层及头部的淋巴，汇入颈外侧深淋巴结。②颈外侧深淋巴结：位于胸锁乳突肌深面，沿颈内静脉排列，收集头颈部、胸壁上部及乳房上部的淋巴，其输出淋巴管汇合成颈干。

（2）上肢的淋巴结：除有腋淋巴结和肘部浅淋巴结外，在臂、前臂和手部均有淋巴结，上肢的淋巴都最终注入腋淋巴结。

1）肘部浅淋巴结：位于肱骨内上髁上方的皮下，又称滑车上淋巴结。

2）腋淋巴结（图 8-68）：位于腋窝内，按位置分为外侧淋巴结、胸肌淋巴结、肩胛下淋

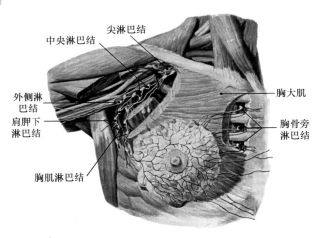

图 8-68 腋淋巴结

巴结、中央淋巴结和尖淋巴结 5 群，主要收纳上肢、乳房、胸前外侧壁和脐以上腹壁浅层的淋巴，其输出淋巴管汇合成锁骨下干。

（3）胸部的淋巴结：分为胸壁淋巴结和胸腔脏器淋巴结。其主要收纳胸腔脏器、乳房内侧和脐以上胸腹壁深层的淋巴，其输出淋巴管汇入支气管纵隔干或直接汇入胸导管。

1）胸壁淋巴结：主要有胸骨旁淋巴结、膈上淋巴结等。

2）胸腔脏器淋巴结：主要有纵隔前淋巴结、纵隔后淋巴结、肺淋巴结、支气管肺门淋巴结（或称肺门淋巴结）、气管支气管淋巴结、气管旁淋巴结等（图 8-69）。

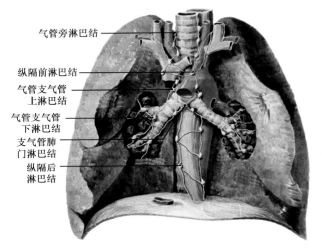

图 8-69 肺和支气管淋巴结

（4）腹部的淋巴结：包括腰淋巴结、腹腔淋巴结和肠系膜上、下淋巴结，主要沿腹腔血管排列。腹后壁和腹腔成对器官的淋巴汇入腰淋巴结；腹腔不成对器官的淋巴分别汇入腹腔淋巴结和肠系膜上、下淋巴结。

1）腰淋巴结（图 8-63）：沿腹主动脉和下腔静脉排列，收纳腹后壁、腹腔成对器官的淋巴及髂总淋巴结的淋巴。腰淋巴结的输出淋巴管汇合成左、右腰干。

2）腹腔淋巴结：位于腹腔干周围（图 8-70）。收纳腹腔干分布区域内的淋巴，包括沿其分支排列的胃左淋巴结、胃右淋巴结、脾淋巴结、胃网膜左淋巴结、胃网膜右淋巴结、幽门上淋巴结、幽门下淋巴结等，其输出淋巴管汇合成肠干。

3）肠系膜上、下淋巴结：分别位于肠系膜上、下动脉根部的周围，收纳同名动脉分布区域内的淋巴。其输出淋巴管汇合成肠干（图 8-71）。

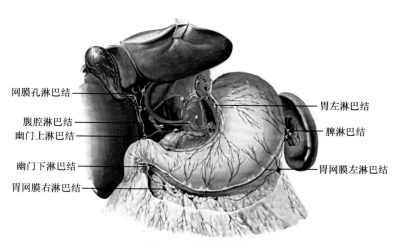

网膜孔淋巴结
腹腔淋巴结
幽门上淋巴结
幽门下淋巴结
胃网膜右淋巴结

胃左淋巴结
脾淋巴结
胃网膜左淋巴结

图 8-70　腹腔淋巴结

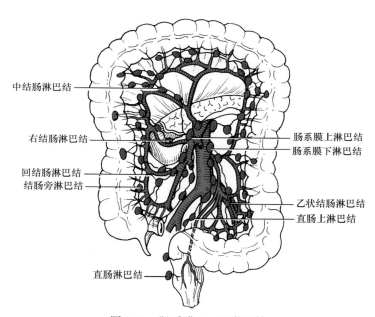

中结肠淋巴结
右结肠淋巴结
回结肠淋巴结
结肠旁淋巴结
直肠淋巴结

肠系膜上淋巴结
肠系膜下淋巴结
乙状结肠淋巴结
直肠上淋巴结

图 8-71　肠系膜上、下淋巴结

（5）盆部的淋巴结：主要有髂总淋巴结、髂内淋巴结和髂外淋巴结，收纳盆部和下肢的淋巴（图 8-63、图 8-72）。

1）髂外淋巴结：沿髂外动静脉排列，收纳腹股沟浅、深淋巴结的输出淋巴管及腹前壁下部、膀胱、前列腺或子宫、阴道上部的部分淋巴。

2）髂内淋巴结：沿髂内动脉及其分支排列，收纳大部分盆壁、盆腔脏器，会阴及臀深部的淋巴。

3）髂总淋巴结：位于髂总动、静脉周围，收纳髂内、外淋巴结的淋巴，汇入腰淋巴结。

（6）下肢的淋巴结：除有腹股沟淋巴结和腘淋巴结外，在小腿和股部均有淋巴结，下肢的淋巴都最终注入腹股沟深淋巴结。

1）腘淋巴结：位于腘窝内，收纳足外侧缘、小腿后外侧部的浅淋巴和足、小腿的深淋巴，汇入腹股沟深淋巴结。

2）腹股沟淋巴结（图 8-72）：分为浅、深淋巴结。①腹股沟浅淋巴结：分为上、下两组，分别沿腹股沟韧带下方和大隐静脉末端排列，收纳腹前壁下部、臀部、会阴、外生殖器和下肢（除足外侧缘、小腿后外侧部外）的大部分浅淋巴，汇入腹股沟深淋巴结或髂外淋巴结。②腹股沟深淋巴结：位于股静脉末端周围，收纳腹股沟浅淋巴结和腘淋巴结的淋巴，汇入髂外淋巴结。

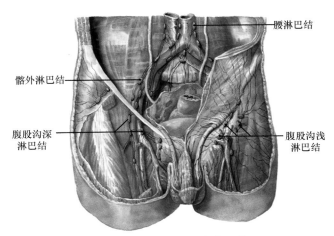

图 8-72　盆部及腹股沟淋巴结

链接

局部淋巴结的临床意义

局部淋巴结指引流某个器官或某一区域淋巴的第一级淋巴结，临床上称为"哨卫淋巴结"。当某器官感染或癌变时，病变部位的病原微生物或癌细胞可沿淋巴管引流到相应的局部淋巴结，使其肿大。因此，当局部淋巴结肿大时，也提示其引流范围内有病灶存在。

（二）脾

脾是人体最大的淋巴器官。

1. 脾的位置　脾位于左季肋区，第 9～11 肋的深面，介于膈与胃底之间，其长轴与第 10 肋一致，正常时在左肋弓下不能触及（图 8-73）。

2. 脾的形态　脾为扁椭圆形的实质器官，色暗红，质软而脆，受暴力打击易破裂。脾分膈、脏两面，上、下两缘。膈面光滑隆凸，与膈相贴；脏面凹陷，中央处为脾门，有血管、神经和淋巴管出入。上缘锐利，有 2～3 个深陷的脾切迹，是触诊辨认脾的标志。下缘较钝，朝向后下方。

3. 脾的组织结构　脾表面有较厚的被膜，由致密结缔组织构成。被膜外覆有一层间皮，内含有许多弹性纤维及散在平滑肌，平滑肌收缩可调节脾的储血量。被膜的结缔组织伸入脾实质内形成小梁。小梁的分支互相连接成网，构成脾的支架。

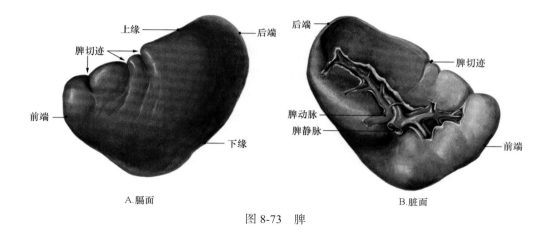

上缘 —— —— 后端
脾切迹 ——
前端 —— —— 下缘
A.膈面

后端 —— —— 脾切迹
脾动脉 ——
脾静脉 ——
—— 前端
B.脏面

图 8-73　脾

脾实质无皮质、髓质之分，而分为白髓、红髓和边缘区三部分（图 8-74）。

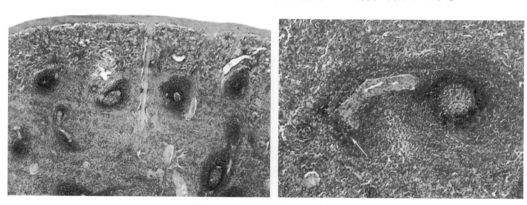

图 8-74　脾的低倍镜和白髓

（1）白髓：分散于红髓之间，由密集的淋巴组织构成，可分为淋巴小结和动脉周围淋巴鞘两部分。因新鲜脾切面上，呈散在的灰白色小点状而得名。

1）淋巴小结：又称脾小体，位于动脉周围淋巴鞘与边缘区之间，主要由大量 B 淋巴细胞构成，结构与淋巴结的淋巴小结相同。当发生体液免疫应答时，淋巴小结大量增多，也常见生发中心的明区、暗区，帽部朝向红髓。

2）动脉周围淋巴鞘：是位于中央动脉周围的弥散淋巴组织，由大量 T 淋巴细胞和少量巨噬细胞等构成。相当于淋巴结的副皮质区，但无毛细血管后微静脉。

（2）红髓：位于被膜下、小梁周围及边缘区外侧，占脾实质的大部，由脾索和脾血窦构成（图 8-75）。

1）脾索：位于脾血窦之间，由富含血细胞的索状淋巴组织构成，相互连接成网。脾索是脾滤血的主要场所。脾索内含有许多 B 淋巴细胞、浆细胞、巨噬细胞、网状细胞及红细胞等。

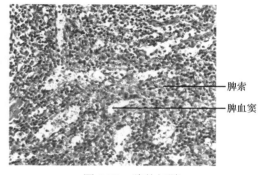

—— 脾索
—— 脾血窦

图 8-75　脾的红髓

2）脾血窦：位于脾索之间，腔大而不规则。窦壁由一层长杆状的内皮细胞平行排列而成，细胞间有间隙，基底膜不完整，有利于血细胞自由地进出，窦壁附近有较多的巨噬细胞。

（3）边缘区：位于白髓和红髓交界处，以 B 淋巴细胞为主，并有较多巨噬细胞及一些血细胞。边缘区内有微小动脉直接开口，既是血液及淋巴细胞进入淋巴组织的重要通道，也是脾首先接触抗原并引起免疫应答的重要部位。

4. 脾的功能　主要有滤血、储血、造血和参与免疫应答。

（三）胸腺

1. 胸腺的位置和形态　胸腺位于胸骨柄后方，上纵隔前部。胸腺分为不对称的左、右两叶，呈长扁条状，质地柔软（图 8-76）。新生儿及幼儿的胸腺相对较大，青春期后逐渐萎缩退化，被结缔组织代替。

2. 胸腺的组织结构　胸腺表面有薄层结缔组织被膜，被膜结缔组织伸入实质形成小叶间隔，将胸腺实质分成许多不完整的胸腺小叶。每个小叶分为皮质和髓质。各小叶的髓质相互连接（图 8-77）。

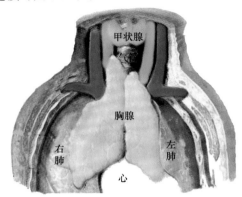

图 8-76　胸腺

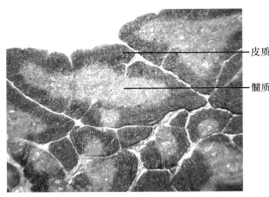

图 8-77　胸腺（低倍镜）

（1）皮质：位于小叶的周边，细胞密集，着色深。以胸腺上皮细胞为支架，间隙内含有大量胸腺细胞和少量巨噬细胞等。

1）胸腺上皮细胞：为扁平状或星形的多突细胞。分布于被膜下和胸腺细胞之间，相邻细胞突起相连成网，又称上皮性网状细胞，分泌胸腺素和胸腺生成素，诱导胸腺细胞的发育和分化。

2）胸腺细胞：即胸腺内分化发育的早期 T 淋巴细胞，它密集于皮质内，占皮质总数的85% ～ 90%。在发育中的胸腺细胞，凡能与机体自身抗原发生反应的（约占 95%），将被淘汰而凋亡。仅 5% 的胸腺细胞能继续分化为成熟的 T 淋巴细胞，具有正常的免疫应答潜能。

（2）髓质：位于小叶的中央，大量胸腺上皮细胞密集相连的间隙内，仅有少量初始 T 淋巴细胞和巨噬细胞稀疏分布，故着色较浅。髓质内散在有胸腺小体（图 8-78），呈圆形或卵圆形，大小不等，由部分胸腺上皮细胞呈同心圆状包绕排列而成，是胸腺结构的重要特征。其功能尚不太明确。但缺乏胸腺小体的胸腺不能培育出 T 淋巴细胞。

血 - 胸腺屏障（图 8-79）是指毛细血管与胸腺皮质之间具有屏障作用的结构，即能阻止血液中抗原物质进入胸腺皮质的结构，对维持胸腺内环境的稳定、保证胸腺细胞的正常发育有重要作用。血 - 胸腺屏障包括以下几类。①连续毛细血管内皮及其紧密连接；②连续的内皮基底膜；③毛细血管间隙，内含巨噬细胞；④上皮基底膜；⑤一层连续的胸腺上皮细胞。

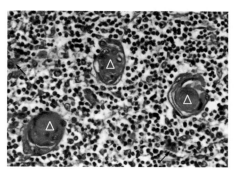

图 8-78 胸腺的髓质（△示胸腺小体）

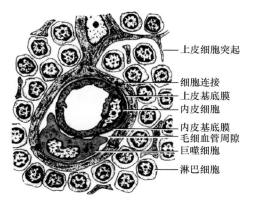

图 8-79 血 - 胸腺屏障模式图

3. 胸腺的功能 胸腺是中枢淋巴器官，为 T 淋巴细胞早期发育的场所，不直接参与免疫反应，但对人体免疫功能的建立有重要作用。胸腺分泌胸腺激素，产生和培育 T 淋巴细胞，并输送入淋巴组织和周围淋巴器官（淋巴结、脾和扁桃体）。

（四）扁桃体

扁桃体包括腭扁桃体、咽扁桃体和舌扁桃体，是机体最常接触抗原引起免疫应答的淋巴器官。他们共同构成机体的重要防线。其中，腭扁桃体最大，通常所说的扁桃体即指腭扁桃体。

（王卒平）

 目标检测

一、名词解释

1. 体循环　2. 肺循环　3. 卵圆窝　4. 静脉角
5. 微循环　6. 淋巴结　7. 脾切迹　8. 乳糜池
9. 淋巴小结　10. 胸腺小体

二、填空题

1. 心血管系统由_____、_____、_____和_____组成。

2. 心的传导系统包括_____、_____、_____及其分支。

3. 根据血流方向，右心房的入口有_____、_____和_____，出口有_____；右心室的入口为_____，出口为_____；左心房的入口为_____，出口为_____；左心室的入口为_____，出口为_____。

4. 在主动脉弓凸侧发出的动脉分支从右向左依次是_____、_____、_____。

5. 主动脉根据行程分为_____、_____和_____三段，后者又以膈为界，分为_____和_____。

6. 淋巴器官包括_____、_____、_____和_____。

7. 脾位于_____，第_____肋的深面，其长轴与第_____肋一致。_____是触诊辨认脾的标志。

8. 淋巴结的皮质由_____、_____及_____。

9. 脾实质分为_____、_____和_____三部分。

三、选择题

1. 体循环终于（　　）

A. 左心房　　　　　B. 右心房

C. 左心室　　　　　　　D. 右心室

E. 冠状窦

2. 心房、心室的分界线是（　　　　）

A. 前室间沟　　　　　　B. 后室间沟

C. 冠状沟　　　　　　　D. 房间沟

E. 心尖切迹

3. 防止血液由心室逆流回心房的结构主要是

（　　　　）

A. 房室瓣　　　　　　　B. 动脉瓣

C. 静脉瓣　　　　　　　D. 髓袢

E. 小肠袢

4. 右心房的入口是（　　　　）

A. 肺静脉口　　　　　　B. 肺动脉口

C. 主动脉口　　　　　　D. 上、下腔静脉口

E. 冠状窦口

5. 室间隔容易缺损的部位是（　　　　）

A. 肌性部　　　　　　　B. 膜部

C. 心外膜　　　　　　　D. 心内膜

E. 心肌

6. 常用于压迫止血的动脉不包括（　　　　）

A. 面动脉　　　　　　　B. 颞浅动脉

C. 肱动脉　　　　　　　D. 腋动脉

E. 股动脉

7. 临床测量血压的动脉是（　　　　）

A. 肱动脉　　　　　　　B. 尺动脉

C. 桡动脉　　　　　　　D. 颞浅动脉

E. 股动脉

8. 临床切脉的动脉是（　　　　）

A. 肱动脉　　　　　　　B. 尺动脉

C. 桡动脉　　　　　　　D. 颞浅动脉

E. 股动脉

9. 阑尾动脉直接起自（　　　　）

A. 回结肠动脉　　　　　B. 肠系膜上动脉

C. 肠系膜下动脉　　　　D. 髂内动脉

E. 回肠动脉

10. 供应横结肠的动脉是（　　　　）

A. 回结肠动脉　　　　　B. 中结肠动脉

C. 右结肠动脉　　　　　D. 左结肠动脉

E. 回肠动脉

11. 常用于静脉穿刺的血管不包括（　　　　）

A. 肱静脉　　　　　　　B. 头皮静脉

C. 大隐静脉　　　　　　D. 手背静脉网

E. 小隐静脉

12. 下列哪条静脉不能作为静脉穿刺输液的部位（　　　　）

A. 颈外静脉　　　　　　B. 头臂静脉

C. 肘正中静脉　　　　　D. 大隐静脉

E. 头静脉

13. 下腔静脉的直接属支是（　　　　）

A. 肝门静脉　　　　　　B. 肝静脉

C. 脾静脉　　　　　　　D. 胃左静脉

E. 胆囊静脉

14. 不属于肝门静脉系属支的是（　　　　）

A. 胃左静脉　　　　　　B. 肠系膜上静脉

C. 脾静脉　　　　　　　D. 肝静脉

E. 附脐静脉

15. 有关门静脉的描述，错误的是（　　　　）

A. 与上、下腔静脉之间有多处吻合

B. 有丰富的静脉瓣

C. 由肠系膜上静脉和脾静脉汇合形成

D. 经肝门入肝

E. 收集除肝以外腹腔不成对器官的静脉血

16. 有关毛细淋巴管的描述，正确的是（　　　　）

A. 毛细淋巴管开口于组织间隙

B. 毛细淋巴管管壁薄，由单层内皮细胞和基底膜构成

C. 脑和脊髓含有毛细淋巴管

D. 毛细淋巴管通透性比毛细血管大

E. 细菌、癌细胞等不易进入毛细淋巴管

17. 关于胸导管的说法，错误的是（　　　　）

A. 由 6 条淋巴干汇合而成

B. 胸导管的起始部称乳糜池，在第 2 腰椎体前方

C. 接纳左颈干、左锁骨下干和左支气管纵隔干的注入

D. 胸导管汇入左头臂静脉

E. 收集人体下半身和左侧上半身的淋巴

18. 关于淋巴结的说法，正确的是（　　　　）

A. 淋巴结为灰红色椭圆形或圆形小体，质地坚硬

B. 淋巴结的一侧隆凸，称淋巴结门

C. 淋巴结多成群集聚，沿血管排列分布

D. 淋巴结的实质由白髓和红髓构成

E. 淋巴结的位置、收纳范围，对疾病的诊断无重要意义

19. 腹股沟浅淋巴结（　　　）

A. 位于股静脉末端周围

B. 收纳整个下肢的淋巴

C. 汇入腹股沟深淋巴结或髂外淋巴结

D. 汇入髂外淋巴结

E. 肿大时，体表不易触摸

20. 有关脾的说法，正确的是（　　　）

A. 质软而脆，受暴力打击不易破裂

B. 位于右季肋区

C. 正常时在左肋弓下能触及

D. 脾切迹是触诊辨认脾的标志

E. 属于内脏

四、简答题

1. 简述左、右冠状动脉的分支及分布。

2. 简述心房的出入口及主要结构。

3. 可在体表触摸到搏动的动脉有哪些？

4. 列出常用于压迫止血的动脉。

5. 全身可作静脉穿刺、输液的浅静脉有哪些？

6. 门静脉回流受阻时，为什么会出现呕血和便血？

7. 从手背静脉注射药物，经何途径到达阑尾？

8. 试述淋巴系统的功能。

9. 简述胸导管的起始、行程、注入及收纳范围。

（史　杰　王卒平）

第9章 感觉器官

感觉器由感受器及其附属结构共同组成，能感受特定的刺激，包括视器、前庭蜗器和皮肤等。感受器是机体接受内、外环境中各种刺激的特殊结构，并能将刺激转化为神经冲动，经感觉神经传递至大脑皮质，产生相应的感觉。

第1节 视 器

● 案例9-1 -

患者，男，10岁，半小时前因燃放烟花爆竹炸伤左眼。体格检查：左眼周围皮肤出血、淤血，从瞳孔流出胶样物质，左眼无感光，裂隙灯检查视网膜有出血点。诊断为左眼穿透伤，需行左眼球摘除术。

问题：1. 眼球穿通伤可能损伤哪些结构？

2. 眼球内容物包括哪些？

- -

视器又称为眼，由眼球和眼副器组成，是能感受一定波长的光波刺激的视觉器官。眼球将可见光波的刺激转变为神经冲动，经视觉传导通路传到大脑皮质视觉中枢，产生视觉。眼副器对眼球具有保护、运动和支持作用（图9-1）。

一 眼球

眼球为视器的主要部分，近似球形，位于眼眶内，借筋膜连于眶壁，其后端借视神经连于脑。眼球由眼球壁和眼球内容物组成（图9-2）。

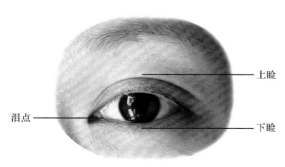

图 9-1 视器（眼）

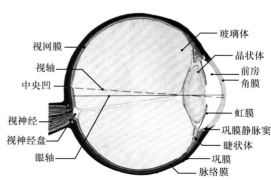

图 9-2 眼球的构造

（一）眼球壁

眼球壁由外向内依次分为纤维膜、血管膜和视网膜 3 层。

1. 纤维膜　即外膜，为眼球的最外层，由致密结缔组织构成，厚而坚韧，具有维持眼球外形和保护眼球内容物的作用。纤维膜分为角膜和巩膜。

（1）角膜：占纤维膜的前 1/6，是光线进入眼球首先要通过的结构。角膜无色透明，内无血管，但富含感觉神经末梢，对触觉和痛觉敏感，具有屈光作用。角膜由前向后分 5 层（图 9-3）。

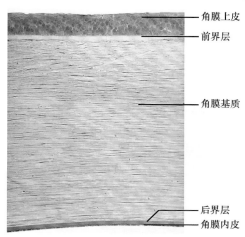

图 9-3　角膜

1）角膜上皮：为未角化的复层扁平上皮，由 5～6 层细胞组成。上皮含丰富的游离神经末梢。

2）前界层：是一层均质透明的薄膜，由胶原纤维和基质构成。此层损伤后将不能再生。

3）角膜基质：约占角膜全层的 90%，是构成角膜的主要成分，由粗细均匀的胶原原纤维层板状排列而成。当角膜受损或病变时，此层的纤维排列混乱或成分变性，可引起角膜混浊。

4）后界层：与前界层结构相似，但更薄，由角膜内皮的分泌物形成，损伤后可再生。

5）角膜内皮：由单层扁平上皮构成，胞质内有较多粗面内质网，能合成和分泌蛋白质，参与后界层的形成与更新。角膜内皮邻近房水，能调节水的摄取量，保持角膜含水量恒定。

（2）巩膜：占纤维膜的后 5/6，呈乳白色，不透明，厚而坚韧，表面有眼球外肌附着，具有支持和保护眼球的作用。在巩膜与角膜交界处深面有一环形的小管，称为巩膜静脉窦，是房水回流入静脉的通路（图 9-4）。巩膜由大量粗大的胶原纤维交织而成，内有少量血管、神经、成纤维细胞和色素细胞。

链接

角 膜 移 植

角膜是眼睛观看世界的窗户。人若因外伤或疾病导致角膜受损形成瘢痕，就会导致失明。此类失明的唯一治疗方法是进行角膜移植。角膜移植是接受捐献者角膜代替患者病变角膜的一种眼科复明手术。

---

2. 血管膜　即中膜，又称色素膜，为眼球壁中层，由疏松结缔组织构成，富含血管、神经和色素细胞，呈棕黑色，薄而柔软，具有营养眼内组织和遮光作用。血管膜由前向后分为虹膜、睫状体和脉络膜 3 部分（图 9-4，图 9-5）。

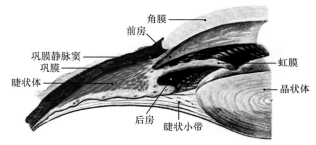

图 9-4　眼球水平切面局部放大

（1）虹膜：位于角膜的后方，呈圆盘状，中央为瞳孔，为光线进入眼球的通路。虹膜内有平滑肌组织，其中呈环状排列的为瞳孔括约肌，收缩时使瞳孔缩小；呈放射状排列的为瞳孔开大肌，收缩时使瞳孔开大。瞳孔的变化可调节进入眼球内光线的量。在弱光下或看远物时，瞳孔开大；反之，瞳孔缩小。虹膜由前向后依次分为3层（图9-6）。

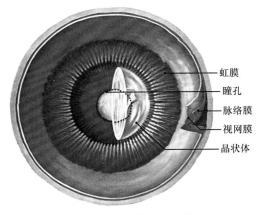

图9-5　睫状体与晶状体

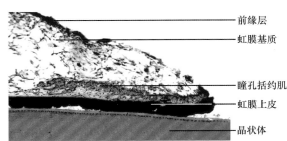

图9-6　虹膜

1）前缘层：由1层扁平不连续的成纤维细胞和色素细胞组成，与角膜上皮相延续。

2）虹膜基质：为富含血管和色素细胞的疏松结缔组织。由于种族和个体差异，其中所含色素量不同，使虹膜呈现不同的颜色。

3）虹膜上皮：由两层色素上皮细胞组成。前层分化为肌上皮细胞，在瞳孔周围呈环形排列的称瞳孔括约肌，以瞳孔为中心呈放射状排列的称瞳孔开大肌，两者都受副交感神经支配。

（2）睫状体：连于虹膜的后外侧，是血管膜增厚的部分。睫状体前部有睫状突，系为呈放射状排列的皱襞。睫状突借睫状小带与晶状体相连。睫状体内的平滑肌，称为睫状肌，可调节晶状体的曲度，是房水产生的部位（图9-5）。睫状体由外向内分3层。

1）睫状肌：为平滑肌，呈纵行、环形和放射状排列，受副交感神经支配。睫状肌舒缩可通过睫状小带来调节晶状体的曲度。

2）血管层：又称基质，为富含毛细血管和色素细胞的疏松结缔组织。

3）睫状体上皮：有内外两层细胞，外层为色素上皮细胞，内层细胞可分泌房水。

（3）脉络膜：位于巩膜和视网膜之间，占血管膜的后2/3，由富含毛细血管和色素细胞的疏松结缔组织构成，具有营养眼球壁和吸收眼内分散光线的作用。

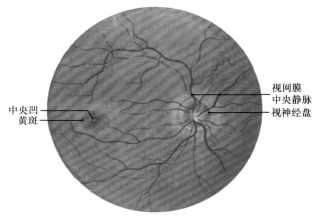

图9-7　右眼眼底

3. 视网膜　即**内膜**，位于血管膜内面，可分为盲部和视部。在虹膜和睫状体内面的部分，称为**盲部**，无感光功能；在脉络膜内面的部分，称为**视部**，有感光作用。用检眼镜观察视网膜，在其后部有一呈白色的圆形隆起，为视神经盘，因此处无感光细胞，又称生理盲点。在视神经盘颞侧约3.5mm处，有一黄色区域，称黄斑。黄斑中央凹陷处，称中央凹，此区无血管，只有视锥细胞和色素上皮细胞，是感光和辨色最敏锐、精确的部位（图9-7）。

患者，男，50岁。在田里干农活时突然感到眼前一片乌云般阴影伴视物变形，5天后出现右眼视力急剧下降。眼科检查：右眼视力 0.03，左眼视力 0.8，行眼 B 超检查提示右眼视网膜脱离。经激光治疗后右眼视力恢复到 0.6。临床诊断：视网膜脱离。

　　问题：你了解视网膜脱离吗？该病的组织学基础是什么？

　　视网膜主要由四层细胞组成（图 9-8）。

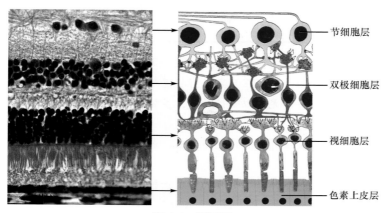

图 9-8　视网膜

　　（1）色素上皮层：位于视网膜最外层。细胞为低柱状，基部借基底膜与脉络膜相连，顶部伸出许多细长的突起，插到感光细胞之间，但色素上皮与感光细胞之间并无牢固的连接结构，所以视网膜剥离常发生在两者之间。色素上皮细胞的胞质内有很多黑素颗粒，可防止强光对感光细胞的损害。色素上皮细胞还能储存维生素 A。

　　（2）视细胞层：为感光细胞，包括视杆细胞和视锥细胞两种，均能接受光的刺激并转换为神经冲动。

　　1）视杆细胞：胞体细长，从胞体向外侧伸出细长杆状的树突。视杆细胞主要感受弱光的刺激，当维生素 A 缺乏时可降低对弱光的敏感性，导致夜盲症。

　　2）视锥细胞：结构与感光杆细胞相似，但外侧突起粗短，呈圆锥形，称视锥。视锥细胞主要感受强光和辨色。视锥细胞异常可导致色盲或色弱。

　　（3）双极细胞层：为连接感光细胞和节细胞的中间神经元。

　　（4）节细胞层：位于视网膜最内层，为多极神经元。其树突与一个或多个双极细胞的轴突形成突触，轴突向视神经盘集中，组成视神经。

　　（二）眼球内容物

　　眼球内容物包括房水、晶状体和玻璃体。它们与角膜一样无色透明而不含血管，具有屈光作用，与角膜合称为眼的屈光系统（图 9-2）。

　　1.房水　为无色透明的液体，充满于眼房内。眼房是角膜与晶状体和睫状体之间的腔隙，以虹膜为界，分为前房和后房，两者借瞳孔连通。在前房的周边，虹膜与角膜交界处的环形区域，称为虹膜角膜角（前房角），与巩膜静脉窦相邻。房水除有屈光作用外，还具有营养角膜和晶状体，维持眼压的作用。

　　房水由睫状体上皮分泌，其循环途径如下：房水→后房→瞳孔→前房→虹膜角膜角→巩膜静脉窦→眼静脉。

　　2. 晶状体　位于虹膜和玻璃体之间，由晶状体囊、晶状体上皮和晶状体纤维组成，呈双凸透镜状的透明体，富有弹性，无血管和神经。晶状体周缘借睫状小带与睫状体相连（图9-4）。晶状体曲度可随睫状肌舒缩发生变化。视近物时，睫状肌收缩，睫状体向前内移动，睫状小带松弛，晶状体因本身的弹性回缩而变厚，屈光能力增强，确保在视网膜上形成清晰的物像。视远物时，作用机制相反。

　　3. 玻璃体　为晶状体与视网膜之间的无色透明胶状物，含水量达99%，还有透明质酸、玻璃蛋白、胶原纤维等，具有屈光、维持眼球形状和支撑视网膜的作用。

链接

青光眼　白内障　飞蚊症

　　青光眼：房水循环受阻导致眼压升高，引起视功能障碍，并伴有视网膜形态学变化的疾病。青光眼常见于中壮年，尤其以女性居多，多数发病与精神有关，部分青光眼患者与遗传因素有关。

　　白内障：晶状体可因发育异常、病变、创伤、老化或代谢障碍等原因变混浊，称为白内障。

　　飞蚊症：一般上是由玻璃体变性引起的，是一种自然老化现象，也即随着年纪老化，玻璃体会"液化"，产生一些混浊物。因而，飞蚊症正式的名称是"玻璃体混浊"或称"玻璃浮游物"。

二　眼副器

　　眼副器包括眼睑、结膜、泪器和眼球外肌等结构，对眼球起支持、保护和运动作用。

（一）眼睑

　　眼睑俗称为眼皮，位于眼球前方，有保护眼球的作用，可分上睑和下睑，两者之间的裂隙，称为睑裂。睑裂的内、外侧角分别称为内眦和外眦。眼睑的游离缘，称为睑缘，生有睫毛，正常的睫毛向外生长，如睫毛长向角膜，称为倒睫，可损伤角膜。睫毛根部有睫毛腺，此腺的急性炎症，称为睑腺炎（麦粒肿）。上、下睑缘近内眦处各有一小孔，称为泪点，是上、下泪小管的入口（图9-9）。

　　眼睑具有保护眼球的作用，由前向后可分5层（图9-10）。

　　1. 皮肤　薄而柔软，睑缘处有睫毛。睫毛处有皮脂腺，开口于毛囊。

　　2. 皮下组织　为薄层疏松结缔组织，缺乏脂肪，易水肿和淤血。

　　3. 肌层　主要为眼轮匝肌和提上睑肌。

　　4. 睑板　为致密结缔组织，呈半月形，质硬，内有睑板腺开口于睑缘，其分泌物可润滑睑缘

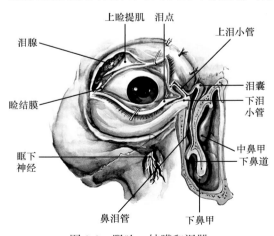

图9-9　眼睑、结膜和泪器

和角膜。该腺的开口阻塞时形成睑板腺囊肿或称霰粒肿。

5.睑结膜　衬于睑的内面，为薄而透明的黏膜。

（二）结膜

结膜为一层薄而光滑、透明、富含血管的黏膜，其中衬贴在眼睑内面的部分称睑结膜，覆盖在巩膜前面的部分称球结膜。睑结膜和球结膜相互转折移行处称结膜穹窿，包括结膜上穹和结膜下穹。闭眼时，睑结膜和球结膜围成一个囊状腔隙，称结膜囊。

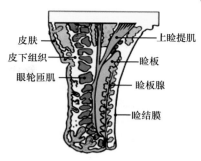

图 9-10　眼睑的结构

链接

红眼病　沙眼

红眼病：即急性出血性结膜炎，常由病毒感染所致，起病急，炎症重，伴有结膜下出血。可通过被污染的水、毛巾、手等接触传染，多夏秋季流行。

沙眼：即慢性传染性结膜角膜炎，是由沙眼衣原体感染引起，因其在睑结膜表面形成粗糙不平的外观，形似沙粒，故名沙眼。轻者仅有刺痒感觉，重者常有畏光、流泪、异物感等症状，甚或视力减退。

（三）泪器

泪器包括泪腺和泪道。

1.泪腺　位于眶上壁前外侧的泪腺窝内，其排泄管开口于结膜上穹外侧部。泪腺为浆液性复管泡状腺，分泌的泪液呈弱碱性，含少量无机盐。泪液有润滑角膜和杀菌作用。

2.泪道　由泪点、泪小管、泪囊和鼻泪管组成。

（1）泪点：在上、下睑缘近内眦处各有一小孔，称泪点，是泪小管的入口。

（2）泪小管：连接泪点与泪囊的小管，上下各一，分别呈直角转向内侧，汇合后开口于泪囊上部。

（3）泪囊：位于眼眶内侧壁的泪囊窝内，为一膜性囊。上端为盲端，下部移行为鼻泪管。

（4）鼻泪管：为膜性管道，包埋在骨性鼻泪管中，开口于下鼻道（图 9-9）。

（四）眼球外肌

眼球外肌配布在眼球周围，共 7 块，均为骨骼肌。除 1 块上睑提肌提上睑外，其余 6 块均作用于眼球。上直肌收缩使眼球转向内上方；下直肌收缩使眼球转向内下方；内直肌收缩使眼球转向内侧；外直肌收缩使眼球转向外侧；上斜肌收缩使眼球转向外下方；下斜肌收缩使眼球转向外上方（图 9-11，图 9-12）。

链接

眼球运动

眼球的运动是由 4 块直肌和 2 块斜肌协同作用的结果。当某一肌麻痹时，在拮抗肌的作用下，眼球则向相反方向偏斜，临床上称为斜视。发生斜视后，同一物像不能准确投射到双侧视网膜对应点上，大脑视觉区不能将两眼传入的信息整合，使得同一物体被看成为分离的两个物体，这种现象称为复视。

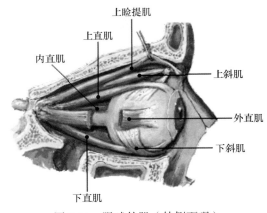

图 9-11　眼球外肌（外侧面观）

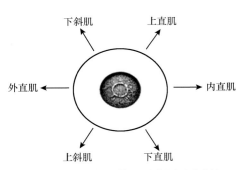

图 9-12　眼球外肌作用示意图（右眼）

三　眼的血管

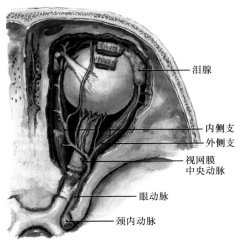

图 9-13　眼的动脉

（一）眼的动脉

眼球和眼副器的血液供应主要来自眼动脉，由颈内动脉发出（图 9-13）。

眼动脉最重要的分支为视网膜中央动脉。该动脉自眼球后方穿入视神经内，穿经视神经盘入视网膜，分为视网膜鼻侧上、下小动脉和颞侧上、下小动脉 4 支，营养视网膜各部。临床上，利用检眼镜可清晰地观察到这些结构，对某些疾病的诊断和判断及其预后，有重要意义。

（二）眼的静脉

眶内血液通过眼静脉回流。眼静脉主要有眼上静脉和眼下静脉。前者起自眶的前内侧，向后经眶上裂注入海绵窦。后者起自眶下壁和内侧壁的静脉网，向后分为两支，一支经眶上裂注入眼上静脉，另一支经眶下裂注入翼静脉丛。

因眼静脉无瓣膜，向前与面静脉吻合，向后注入海绵窦，所以，面部感染可经此途径侵入颅内。

（胡小和）

第 2 节　前庭蜗器

前庭蜗器又称耳，分为外耳、中耳和内耳三部分（图 9-14）。外耳和中耳是收集和传导声波的装置，内耳有接受声波和位觉刺激的感受器。

一 外耳

外耳包括耳郭、外耳道和鼓膜三部分。

（一）耳郭

耳郭大部分以弹性软骨为支架，表面覆盖皮肤。耳郭的下部只含结缔组织和脂肪，称耳垂，是临床采血的常用部位。耳郭外侧面中部有一孔，称外耳门，外耳门前方有一突起称耳屏。

（二）外耳道

外耳道为外耳门至鼓膜之间的弯曲管道，呈"～"形，成人长约2.5cm。外侧1/3段为软骨部，指向内后上方；内侧2/3段为骨性部，指向内前下方。检查鼓膜时，应将耳郭拉向后上方，使外耳道变直以便观察。儿童的外耳道短而直，鼓膜近于水平位，检查时要将耳郭拉向后下方。

外耳道表面覆盖一薄层皮肤，内含丰富的感觉神经末梢、毛囊、皮脂腺和耵聍腺。当外耳道皮肤发生肿胀时疼痛剧烈。耵聍腺的分泌物称耵聍。

（三）鼓膜

鼓膜位于外耳道和鼓室之间，为椭圆形半透明薄膜，自后上外斜向前下内，与外耳道下壁成45°～50°夹角。鼓膜呈漏斗形，凹面向外，中央向内凹陷称鼓膜脐。鼓膜上1/4的三角形区薄而松弛称为松弛部，活体上呈淡红色；下3/4坚实而紧张称紧张部，在活体呈灰白色。鼓膜脐前下方有一三角形的反光区，称光锥（图9-15）。

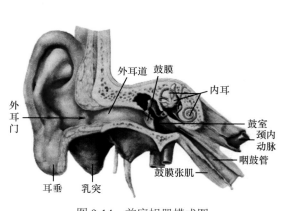

图9-14 前庭蜗器模式图

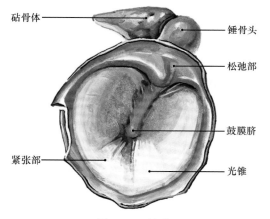

图9-15 鼓膜

● 案例9-3

患者，女，29岁，农民，左耳间断流脓5年伴恶臭。患者5年前左耳流脓伴恶臭，就诊于当地医院给予滴耳液及口服药（具体药名不详），症状消失。随后反复流脓，每次自行口服药及滴耳药，症状可好转。耳部检查：耳郭及外周无红肿、外伤、畸形等，无牵拉痛；左耳可见黄褐色胆脂瘤样物，有少许淡黄色分泌物；骨膜可见一穿孔；咽鼓管通畅；双耳听力正常。辅助检查：血常规示白细胞$16.1×10^9/L$，中性粒细胞0.87，淋巴细胞0.13。临床诊断：慢性化脓性中耳炎伴鼓膜穿孔。

问题：请分析该疾病的耳解剖学基础。

二 中耳

中耳包括鼓室、咽鼓管、乳突窦和乳突小房。

（一）鼓室

鼓室位于鼓膜和内耳外侧壁之间，是颞骨岩部内不规则的小腔。鼓室向前经咽鼓管通咽腔，向后与乳突小房相通。鼓室内主要有 3 块听小骨，由外至内为锤骨、砧骨和镫骨，三骨借关节连成听骨链（图 9-16）。

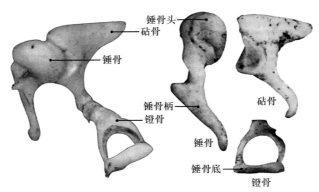

图 9-16　听小骨

（二）咽鼓管

咽鼓管是连通鼓室与鼻咽部的管道。其作用是使鼓室的气压与外界气压相等，保持鼓膜内外压力平衡。由于小儿咽鼓管短而宽，近似水平，所以小儿上呼吸道感染可经咽鼓管侵入鼓室，引起中耳炎。

（三）乳突窦和乳突小房

乳突窦是乳突小房中最大的，位置在鼓室后壁上，乳突窦沟通鼓室与乳突小房。乳突小房是位于颞骨乳突内的许多含气小腔。小腔彼此相通，向前上方开口于鼓室。二者内面衬贴的黏膜与鼓室黏膜相续，在中耳炎时可蔓延至此，形成乳突炎，严重者可形成乳突瘘。

链接

咽鼓管与中耳炎

急性中耳炎是中耳黏膜的急性化脓性炎症，由咽鼓管途径感染最多见。感冒后咽部、鼻部的炎症向咽鼓管蔓延，咽鼓管咽口及管腔黏膜出现充血、肿胀，纤毛运动发生障碍，致病菌乘虚侵入中耳，引起中耳炎。

三 内耳

内耳位于颞骨岩部内，是鼓室与内耳道之间的一系列复杂管道，故又称迷路。迷路分骨迷路和膜迷路。骨迷路是骨性管道，膜迷路是套在骨迷路内的膜性管道。膜迷路内含有内淋巴，膜迷路与骨迷路之间的间隙充满外淋巴，内、外淋巴互不交通。

（一）骨迷路

骨迷路由后向前分为骨半规管、前庭、耳蜗 3 部分（图 9-17）。

1. 骨半规管 为骨迷路的后部，由前侧、后侧和外侧3个"C"形互相垂直的管道构成。每个骨半规管有两个骨脚，其中一个骨脚膨大称骨壶腹。

2. 前庭 为骨迷路中部近似椭圆形的空腔。后方有5个小孔与3个骨半规管相通；前方通耳蜗；外侧壁即鼓室内侧壁，有前庭窗和蜗窗；内侧壁即内耳道底。

3. 耳蜗 位于骨迷路的前部，形似蜗牛壳。其前端朝向前外方称蜗顶，其

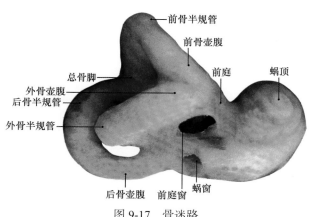

图9-17 骨迷路

底朝向后内侧称蜗底。耳蜗由蜗螺旋管环绕蜗轴旋转约两圈半构成。自蜗轴伸出骨螺旋板突入骨螺旋管内，螺旋板外缘与膜迷路（蜗管）相连，将蜗螺旋管分为上部的前庭阶、中间的蜗管和下部的鼓阶。前庭阶通前庭窗，鼓阶通蜗窗，两者在蜗顶经蜗孔相通（图9-18）。

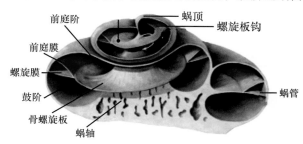

图9-18 耳蜗（通过蜗轴的剖面）

置觉感受器，能感受直线变速运动的刺激。

（二）膜迷路

膜迷路分为椭圆囊和球囊、膜半规管、蜗管3部分。

1. 椭圆囊和球囊 位于前庭内。椭圆囊较大，在后上方；球囊较小，在前下方，两者借小管相通。椭圆囊后壁与3个膜半规管相通，球囊有小管与蜗管相通。两囊的壁内分别有椭圆囊斑和球囊斑，均为位

2. 膜半规管 位于骨半规管内，两者形状相似，但膜半规管的管径较小。每管在骨壶腹的膨大部分称膜壶腹，壁内有突起称壶腹嵴，也是位置觉感受器，能感受旋转运动的刺激。椭圆囊斑、球囊斑和壶腹嵴都与前庭神经相连。

3. 蜗管 位于蜗螺旋管内，盘绕蜗轴旋转两圈半。其顶端为盲端，下端借小管与球囊相通。在耳蜗切面上，蜗管呈三角形，有上、下和外侧三壁。下壁由骨螺旋板和基底膜组成，并与鼓阶相邻。基底膜上有螺旋器，为听觉感受器，能感受声波的刺激（图9-19）。

（三）声波的传导

声波传导途径包括空气传导和骨传导，在正常情况下以空气传导为主。

1. 空气传导 声波→耳郭收集→外耳门→外耳道→鼓膜振动→听骨链→前庭窗→前庭阶（外淋巴波动）→蜗孔→鼓阶（外淋巴波动）→蜗管（内淋巴波动）

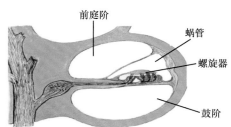

图9-19 螺旋器

→基底膜（螺旋器感受声波刺激）→蜗神经→中枢神经产生听觉。若鼓膜受损和听骨功能障碍时，声波可经第二鼓膜传入内耳，但听力显著降低。

链接

空气传导

蜗窗

↑

声波→耳郭→外耳道→鼓膜→锤骨→砧骨→镫骨→前庭窗→鼓阶外淋巴→蜗管内淋巴→螺旋器→

↓　　　　　　　↑

前庭阶外淋巴→蜗管前庭壁

蜗神经→大脑听觉中枢

2. 骨传导　声波经颅骨传入内耳。在声波刺激下，颅骨（包括骨迷路）发生微小的来回移动或压缩回弹，导致内耳淋巴的波动，刺激螺旋器引起听觉。但骨传导效能低微。

链接

骨 传 导

声波→颅骨→骨迷路→鼓阶外淋巴→蜗管内淋巴→螺旋器→蜗神经→大脑听觉中枢

↓　　　　　　　↑

前庭阶外淋巴→蜗管前庭壁

第3节　皮　　肤

皮肤被覆于身体表面，总面积为 $1.2 \sim 2.0 m^2$，约占成人体重的 16%，是人体最大的器官之一。皮肤由表皮和真皮两部分组成。表皮为角化的复层扁平上皮。真皮主要为致密结缔组织，借皮下组织与深部的组织相连。皮肤内有丰富的神经末梢和血管网，还有由表皮衍生的毛发、皮脂腺、汗腺和指（趾）甲等附属器。

● **案例 9-4** ---

患者，女，18 岁，自 16 岁开始颜面长粉刺，未治疗。近 1 年病情加重，颜面布满结节，大小不等，挤之有豆渣样物排出。查体：面部油腻，毛孔粗大，除鼻及眼周外，其他处均见散在的黑头粉刺及大小不等结节隆起，黑头粉刺挤压有豆渣样物排出，大结节挤压有稀薄血性和脓性分泌物。采用中药治疗后效果明显。临床诊断：痤疮。

问题：1. 该病的病变部位是哪里？

2. 该病的组织学基础是什么？

一　表皮

表皮位于皮肤浅层，由角化的复层扁平上皮组成，主要含有两类细胞：一类是角质形成细胞，构成表皮的主体，且分层排列；另一类是非角质形成细胞，包括黑素细胞、朗格汉斯细胞和梅克尔细胞，细胞数量少，分布于角质形成细胞之间。

（一）表皮的分层与角质形成细胞

角质形成细胞在表皮内按一定顺序排列，表皮的结构较典型，由基部到表面依次形成基底层、棘层、颗粒层、透明层和角质层五层结构（图 9-20）。

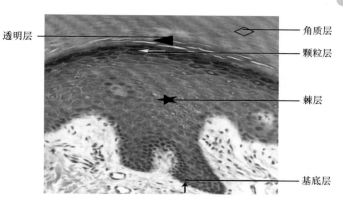

图 9-20 表皮的层次

透明层、角质层、颗粒层、棘层、基底层

1. 基底层　位于表皮最深层，附着于基底膜上，与深层结缔组织的连接面凹凸不平，可扩大两者的接触面，有利于物质交换。形成基底层的为一层立方或矮柱状细胞，称基底细胞。光镜下，基底细胞的核相对较大，呈圆形或椭圆形，染色较淡。细胞质较少，强嗜碱性。电镜下，胞质内含丰富的游离核糖体和分散或成束的角。细胞间有桥粒连接，基底面借半桥粒与基底膜连接。基底细胞是表皮的干细胞，具有活跃的增殖和分化能力，新生的细胞不断向浅层移动，分化为其他各层细胞。

2. 棘层　位于基底层上方，由 4 ~ 10 层细胞组成。细胞体积较大，深层细胞呈多边形，向浅层逐渐变扁，细胞表面伸出许多细短的棘状突起，故称棘细胞。光镜下，棘细胞核较大，圆形，位于细胞中央，胞质丰富，嗜碱性。电镜下，相邻细胞的突起相嵌，并通过桥粒相连，胞质内游离核糖体丰富，并含成束的角蛋白丝（形成光镜下的张力原纤维）。胞质内还含有膜被颗粒，内有明暗相间的平行板层，故又称板层颗粒，颗粒内主要含有糖脂和固醇，位于深层的棘细胞内还可见黑素颗粒。

3. 颗粒层　位于棘层上方，由 3 ~ 5 层渐扁的梭形细胞组成，细胞核和细胞器渐趋退化。胞质内出现许多透明角质颗粒，大小不等，呈强嗜碱性，其本质是富含组氨酸的蛋白质。电镜下，透明角质颗粒形状不规则，呈致密均质状，无界膜包被，角蛋白丝常穿入颗粒中，是形成角蛋白的前体。颗粒层细胞板层颗粒增多，多分布在细胞周边，并可与细胞膜融合，将其中的糖脂等物质释放到细胞间隙内，封闭细胞间隙，构成阻止物质通过表皮的主要屏障。

4. 透明层　位于颗粒层上方，由几层更扁的梭形细胞组成。HE 染色显示细胞界线不清，细胞呈透明均质状，嗜酸性，折光性强。电镜下，细胞核及细胞器均消失，胞质内充满透明角质颗粒蛋白，大量的角蛋白丝浸埋其中。透明层只在无毛的手掌和足底皮中较为明显。

5. 角质层　为表皮的表层，由多层扁平的角质细胞组成。角质细胞是一些干硬的死亡细胞，细胞核和细胞器均已消失。HE 染色显示细胞呈粉红均质状，细胞轮廓不清。电镜下，可见细胞质中充满密集的角蛋白，角蛋白是角蛋白丝浸埋在均质状透明角质颗粒蛋白中形成的复合体，角蛋白是角质细胞中的主要成分。细胞膜内面附有一层不溶性蛋白质，使细胞膜增厚而坚固。细胞间隙中充满板层颗粒释放的脂类物质。浅层细胞间桥粒解体，细胞连接松散，脱落后形成皮屑。

身体大部分表皮相当薄，称薄表皮，除基底层与厚表皮相似外，棘层、颗粒层及角质层均较薄，无透明层。

基底细胞向表面迁移形成角质细胞的过程称为角化。表皮的角化过程由深层向浅层渐进，主要表现为细胞不断变扁，角蛋白丝逐渐增多，透明角质颗粒出现和融合。随着细胞的上移，角蛋白丝由垂直方向逐渐变成交错排列，并与透明角质颗粒的蛋白融合为角蛋白。板层颗粒先出现在棘细胞，越接近表层越多。在颗粒层，板层颗粒向细胞间隙释放糖脂类物质，封闭细胞间隙，形成屏障，细胞与组织液的物质交换被阻断，以致表层细胞死亡，促进角化。

表皮的作用

　　表皮是皮肤重要的保护层，特别是角质层细胞干硬，胞质内充满角蛋白，胞膜增厚，故其保护作用尤为明显；棘层至角质层的细胞间隙内充满脂类，构成一道屏障，可阻挡病原微生物入侵，还能防止体内组织液的丢失。近年发现，角质形成细胞在适当刺激下，可以产生多种参与炎症反应、调节免疫功能的细胞因子，为局部免疫反应创造了良好的微环境。

（二）非角质形成细胞

　　1. 黑素细胞　是生成黑素的细胞，由源于胚胎早期的神经嵴细胞迁移到皮肤，散在分布于表皮基底层细胞之间和毛囊内，每 10 个基底细胞中约有 1 个黑素细胞。身体不同部位黑素细胞的数量也不同，脸部和颈部比四肢多。黑素合成的多少还受光照的影响，紫外线可促使酪氨酸酶活性增强，使黑素合成增加，并向角质形成细胞内转运更多的黑素，使皮肤颜色加深。黑素能吸收和散射紫外线，可保护深层组织免受辐射损伤。当黑素细胞遭到破坏时，则局部皮肤呈现脱色性改变，如白癜风。

　　2. 朗格汉斯细胞　由胚胎期骨髓发生，以后迁移到皮肤内，分散在表皮棘细胞之间。细胞有多个突起，但在 HE 染色切片上不易辨认。用氯化金或 ATP 酶法可显示细胞体向周围伸出几个较粗的突起，粗突起上又分出几个细突起，穿插在棘细胞之间。

　　3. 梅克尔细胞　是一种具有短指状突起的细胞，常分布在表皮基底层或表皮与真皮连接处，在手掌、甲床，尤其是毛囊附近的表皮基底层内较多见。

二　真皮

　　真皮位于表皮下，主要由致密结缔组织组成。身体各部位真皮的厚薄不一，一般厚 1 ～ 2mm。眼睑、腋窝及阴茎包皮部较薄，厚约 0.6mm，手掌及足底部较厚，约 3mm。真皮可分为乳头层和网织层。

　　1. 乳头层　位于真皮浅层，紧邻表皮的基底层。此层较薄，为疏松结缔组织。乳头层形成许多峰状或乳头状凸起，突向表皮，称真皮乳头。真皮乳头的形成扩大了表皮与真皮的连接面，有利于两者的牢固连接，并便于表皮从真皮的血管中获得营养。具有丰富毛细血管袢的乳头称血管乳头；含游离神经末梢和触觉小体的乳头称神经乳头。

　　2. 网织层　位于乳头层下方，较厚，是真皮的主要组成部分，与乳头层无明确分界。网织层由致密结缔组织组成，粗大的胶原纤维束交织成网，使皮肤具有较大的韧性。网织层中还有许多弹性纤维，使皮肤具有较大的弹性。此层有许多血管、淋巴管和神经，还有毛囊、皮脂腺和汗腺，此外，还可见环层小体。

皮 下 组 织

　　皮下组织位于真皮下方，由疏松结缔组织和脂肪组织组成。皮下组织将皮肤与深部的组织连接在一起，使皮肤具有一定的可动性。皮下组织的厚度因个体、年龄、性别和部位而有较大差别。一般以腹部、臀部最厚，可达 3cm 以上，眼睑、阴茎和阴囊等部位最薄。分布到皮肤的血管、淋巴管和神经均从皮下组织中通过。毛囊和汗腺常延伸至此层。皮下组织可保持体温、缓冲机械压力。

三　皮肤的附属器

皮肤的附属器都是由表皮衍生而来，包括毛发、皮脂腺、汗腺和指（趾）甲。

（一）毛发

人体皮肤除手掌、足底外，均有毛发。毛发可分为毛干、毛根和毛球三部分。露在皮肤外面的是毛干，埋于皮肤内部的是毛根。毛根周围有毛囊包裹，毛根和毛囊的末端膨大称毛球，是毛发的生长点。毛囊的一侧有平滑肌构成的立毛肌，收缩时可使毛发竖立（图 9-21）。

（二）皮脂腺

皮脂腺位于毛囊和立毛肌之间，其导管开口于毛囊。其分泌物称为皮脂，可滋润皮肤和毛发。

（三）汗腺

汗腺是盘曲的单管状腺，除唇边、阴部外，遍布全身。

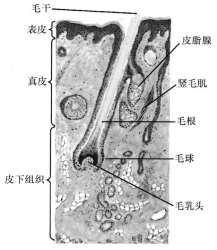

图 9-21　皮肤附属器

汗腺由分泌部和导管部组成，分泌部位于真皮深层和皮下组织内，导管细长开口于皮肤表面。汗腺分泌汗液，有湿润皮肤、调节体温、排除代谢废物等作用。

在腋窝、会阴等处的皮肤，含有一种顶泌汗腺，其分泌物含蛋白质，较黏稠，经细菌分解后有臭味，俗称狐臭。

（四）指（趾）甲

指（趾）甲为指（趾）端背面的硬角质板，露在外面的部分为甲体，甲体下面的皮肤为甲床；埋于皮内的部分为甲根，甲根深面的上皮为甲母质，是甲的生长点。如破坏甲母质，则甲不能再生。

（周　奕）

目标检测

一、名词解释

1. 虹膜角膜角　2. 视神经盘　3. 黄斑
4. 螺旋器　5. 毛囊

二、填空题

1. 房水由_____产生，自_____经_____进入眼前房。
2. 眼内容物包括_____、_____和_____。

3. 眼球壁由外向内可分为_____、_____和_____。
4. 听小骨有三块，分别为_____、_____和_____。
5. 正常声波传导的主要形式是_____，当鼓膜穿孔时，则声波还可经_____传导。

三、选择题

1. 视器包括（　　）
   A. 眼球和眼副器　　B. 眼球壁和眼内容物

C. 眼球和眼球外肌　　D. 眼球和眼神经

E. 眼球和眼球壁

2. 下列结构中，属于眼球壁中膜的为（　　　）

A. 虹膜　　　　　　　　B. 巩膜

C. 角膜　　　　　　　　D. 视网膜

E. 色素上皮

3. 关于角膜的错误说法是（　　　）

A. 是眼球壁外膜的前 1/6

B. 无色透明

C. 无毛细血管和感觉神经末梢

D. 有折光作用

E. 表面无结膜覆盖

4. 关于视神经盘的正确描述是（　　　）

A. 位于眼球的后极　　B. 没有感光作用

C. 位于黄斑外侧　　　D. 中央凹陷叫中央凹

E. 有视网膜中央动、静脉穿过

5. 关于晶状体的错误说法是（　　　）

A. 为双凸透镜状

B. 无色透明

C. 外包一层透明而有弹性的薄膜

D. 不含血管，仅有神经

E. 有弹性

6. 无折光作用的是（　　　）

A. 房水　　　　　　　　B. 晶状体

C. 虹膜　　　　　　　　D. 角膜

E. 玻璃体

7. 关于鼓膜的说法正确的是（　　　）

A. 位于鼓室和外耳道之间

B. 在活体紧张部呈淡红色

C. 大部分为松弛部

D. 后下方有光锥

E. 不易穿孔

8. 螺旋器位于（　　　）

A. 前庭阶　　　　　　　B. 鼓阶

C. 基底膜　　　　　　　D. 骨螺旋板

E. 中耳

9. 鼻泪管开口于（　　　）

A. 上鼻道　　　　　　　B. 下鼻甲

C. 中鼻道　　　　　　　D. 下鼻道

E. 口腔

10. 中耳炎引起的鼓膜穿孔，多发生在（　　　）

A. 鼓膜脐　　　　　　　B. 松弛部

C. 紧张部　　　　　　　D. 光锥

E. 鼓膜中部

11. 毛的生长点是（　　　）

A. 上皮性鞘　　　　　　B. 毛囊

C. 毛乳头　　　　　　　D. 毛根

E. 毛球

四、简答题

1. 试述看物体时，眼球屈光装置的作用机制。

2. 试述房水的循环途径。

3. 试述声波空气传导的途径。

4. 说出皮肤的分层及各层主要结构。

（胡小和　周　奕）

第10章 内分泌系统

内分泌系统是机体的调节系统，是由位于身体不同部位的内分泌腺和内分泌细胞构成。内分泌系统与神经系统相辅相成，共同维持机体内环境的平衡与稳定，调节机体的生长发育和各种代谢活动，并调节生殖，影响各种行为。

内分泌腺是由一群特殊分化的细胞组成，无导管，结构上独立存在。人体的内分泌腺有甲状腺、甲状旁腺、肾上腺、垂体、松果体和胸腺（图 10-1）。内分泌组织广泛分散在于其他器官和组织内的内分泌细胞，如胰腺内的胰岛、睾丸内的间质细胞和卵巢内的黄体等。它们产生的激素由血液运输到全身各处，作用于特定的器官或细胞，称为该激素的靶器官或靶细胞。靶细胞具有与相应激素结合的受体，激素和受体结合后产生效应。

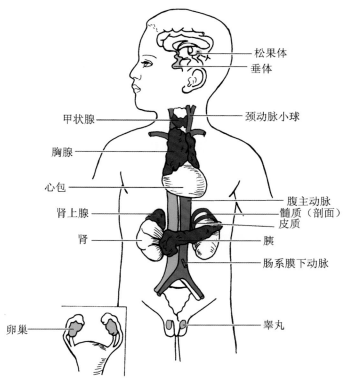

图 10-1 内分泌腺分布概况

内分泌腺的腺细胞排列成条索状、团状或围成滤泡状，无导管，周围有丰富的脉细血管。激素按照化学性质分为含氮类激素和类固醇激素两类。机体绝大多数的内分泌细胞是含氮类激素分泌细胞，细胞超微结构特点与蛋白质分泌细胞相似，胞质内有丰富的粗面内质网和高尔基复合体及分泌颗粒。类固醇激素分泌细胞只包括肾上腺皮质和性腺的内分泌细胞，其超微结构特点是胞质内有与含氮类激素相关的丰富的滑面内质网，线粒体多，含脂滴，为激素合成的原料，无分泌颗粒。

第1节　甲　状　腺

● 案例 10-1 --

患者，女，44 岁，左颈部无痛性肿块 18 年。随着包块的增大，在近段时间，在颈根部发现有若干个结节状物，并出现了吞咽、发音困难和喘鸣。检查：左侧可触及 2 个不规则包块，一个为 4.3cm×4.7cm 大小，另一个为 2.1cm×1.8cm 大小，边界清楚，包块在吞咽时可上下活动。病理活检示甲状腺癌。临床诊断：甲状腺癌。

问题：1. 该包块为什么能随吞咽上下活动？

2. 什么原因导致吞咽困难？

3. 如果切除此包块，需经过哪些层次结构？

4. 若手术后声音嘶哑是损伤了什么神经？应如何避免？

一　甲状腺的形态和位置

甲状腺为红褐色的腺体，重约 26g，呈 "H" 形，由左右侧叶和中间的峡部组成，侧叶位于喉下部与气管颈部的前方和两侧，上平甲状软骨中点，下至第 6 气管软骨环，后方平对第 5～7 颈椎。甲状腺峡部位于第 2～4 气管软骨前方。

甲状腺外包有被膜，称为纤维囊（真被膜），是峡部固定带。甲状腺被气管前筋膜包裹，形成甲状腺鞘（假被膜）。两者之间的间隙为囊鞘间隙，内有甲状旁腺、血管、神经、结缔组织等。甲状腺鞘内侧增厚成甲状腺悬韧带，使甲状腺两侧叶内侧和峡部皆连于甲状软骨、环状软骨和气管软骨环，将甲状腺固定于喉和气管壁上。所以，当吞咽时，甲状腺可随喉活动而移动（图 10-2，图 10-3）。

二　甲状腺的微细结构

甲状腺外包致密结缔组织构成的被膜，腺实质内有大量甲状腺滤泡和滤泡旁细胞，滤泡间有丰富的有孔毛细血管和少量结缔组织（图 10-4）。

（一）甲状腺滤泡

甲状腺滤泡大小不等，呈圆形和不规则形。滤泡由单层立方上皮细胞围成，滤泡腔内充满胶状物质。滤泡上皮细胞呈立方形，并随功能状态不同而变高或变矮。功能活跃时，滤泡上皮增高呈低柱状，腔内胶质减少；反之，细胞变矮呈扁平状，腔内胶质增多。胶质是滤泡上皮细胞的分泌物，是碘化的甲状腺球蛋白，在切片上呈均质嗜酸性。

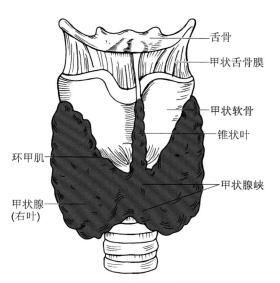

图 10-2　甲状腺（前面观）

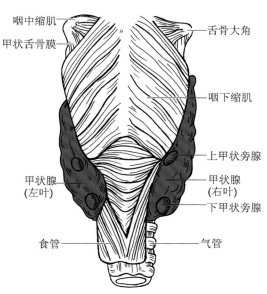

图 10-3　甲状腺和甲状旁腺（后面观）

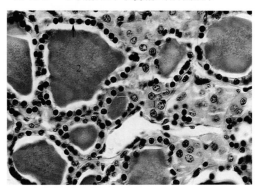

图 10-4　甲状腺光镜图，×40

电镜下，细胞游离面有微绒毛，胞质内有较发达的粗面内质网，高尔基复合体位于核上区，顶部胞质内有大量分泌颗粒，此类细胞具有合成、储存和分泌甲状腺激素的功能。

甲状腺激素的形成由以下几个过程组成：合成、碘化、储存、重吸收、分解和释放。首先，滤泡上皮细胞从血液中摄取氨基酸，然后，在粗面内质网合成甲状腺球蛋白的前体，继而，在高尔基复合体内加糖并浓缩，形成分泌颗粒，再以胞吐方式排放到滤泡腔内。同时，滤泡上皮细胞从血液中摄取 I⁻，在过氧化物酶的作用下将其活化，排入滤泡腔，与甲状腺球蛋白结合，形成碘化的甲状腺球蛋白并储存于腔内。在垂体分泌的促甲状腺激素作用下，滤泡上皮细胞再将滤泡腔内的碘化甲状腺球蛋白吸收入胞质，溶酶体的蛋白水解酶将其水解，称为具有生物活性的四碘甲腺原氨酸（T_4）和少量三碘甲腺原氨酸（T_3）。T_3 和 T_4 经细胞基底部释放入血液。

> ┃ 链接 ┃
>
> **甲状腺激素的功能**
>
> 　T_3 和 T_4 作用于机体的多种细胞，其主要功能是促进机体的新陈代谢，提高神经兴奋性，促进生长发育；尤对婴幼儿的骨骼发育和中枢神经系统发育影响更大。胎儿和婴幼儿甲状腺功能低下可导致身材矮小，脑发育障碍，形成呆小病。成人甲状腺功能低下则引起新陈代谢率降低、毛发稀少、精神呆滞和黏液性水肿等。甲状腺功能亢进时，代谢率增高，可导致突眼性甲状腺肿。

（二）滤泡旁细胞

滤泡旁细胞位于滤泡之间或滤泡上皮细胞与基底膜之间，细胞较大，在 HE 染色切片标本上胞质着色略淡，银染法可见胞质内有黑色的嗜银颗粒（图 10-4）。滤泡旁细胞分泌降钙素，能促进成骨细胞的活动，使骨盐沉积，抑制胃肠道和肾小管吸收 Ca^{2+}，从而使血钙下降。

第2节 甲状旁腺

 甲状旁腺的形态和位置

甲状旁腺是黄豆大小、扁椭圆形的腺体，呈棕黄色，上、下两对，位于甲状腺左右侧叶背面的结缔组织中，每个甲状旁腺重约 50mg。上甲状旁腺位于甲状腺侧叶后缘上中 1/3 交界处，位于纤维囊和甲状腺鞘之间；下甲状旁腺多位于甲状腺侧叶后缘下端近甲状腺下动脉处（图 10-5）。甲状旁腺也可埋入甲状腺实质内，或者位于甲状腺鞘外。甲状旁腺分泌甲状旁腺素，调节钙磷代谢，维持血钙平衡，甲状旁腺切除可致血钙降低，引起肌肉抽搐。

 甲状旁腺的微细结构

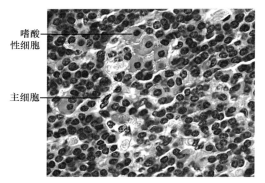

嗜酸
性细胞

主细胞

图 10-5　甲状旁腺

甲状旁腺的腺细胞排列成索团状，有主细胞和嗜酸性细胞两种腺细胞，有孔毛细血管丰富。主细胞数量多，是构成甲状旁腺的主要细胞，圆形或多边形，核圆，位于细胞中央，HE 染色标本中胞质着色浅。电镜下，粗面内质网和高尔基体发达。主细胞可合成和分泌甲状旁腺激素，促使骨盐溶解，并能促进肠及肾小管吸收钙，从而使血钙升高。从青春期开始，嗜酸性细胞出现，嗜酸性细胞多成群或单个存在于主细胞之间。嗜酸性细胞比主细胞大，核小，染色较深，胞质内含密集的嗜酸性颗粒，故呈强嗜酸性，目前，其功能尚不清楚。

| 链接 |

生长激素治疗侏儒症

人的身材高低决定于营养、内分泌的调节和遗传三大因素。内分泌调节是指人体自身产生和分泌的一些微量物质，其含量很少，但在维持生长和调节代谢中却至关重要。与生长有关的激素有生长激素、甲状腺素和性激素。

应用高科技的生物基因工程研制而成的人生长激素是 20 世纪 80 年代早期医药界的重大成果。在国内，目前应用生长激素治疗尚限于未成年患者。同时用生长激素治疗侏儒症必须经内分泌专科检查确诊后，在专科医生的严密指导下接受治疗。

第3节 肾 上 腺

 肾上腺的形态和位置

肾上腺位于肾的上方，淡黄色，与肾共同包裹于肾筋膜内。左肾上腺形似半月形，右肾上腺形似三角形（图 10-6）。肾上腺前面有肾上腺门，是血管、神经和淋巴管出入之处。肾上腺表面包裹有结缔组织被膜，少量结缔组织伴随血管和神经深入肾实质内。

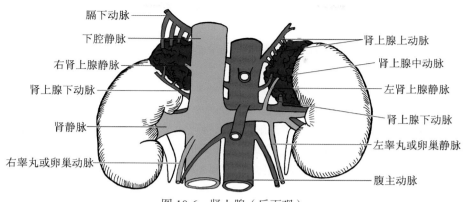

图 10-6 肾上腺（后面观）

二 肾上腺的微细结构

肾上腺实质由周边的肾上腺皮质和中央的肾上腺髓质构成。肾上腺皮质来自中胚层，腺细胞有类固醇激素分泌细胞的结构特点；肾上腺髓质来自外胚层，腺细胞具有含氮类激素分泌细胞的特点。肾上腺皮质可分泌皮质激素（调节水、盐和碳水化合物的代谢）及性激素，肾上腺髓质可分泌肾上腺素和去甲肾上腺素，使心率加快、心收缩力加强、小动脉收缩，血压上升。

（一）肾上腺皮质

肾上腺皮质占肾上腺体积的 80%，由皮质细胞、血窦和少量结缔组织组成。根据肾上腺皮质细胞形态和排列特点，其分为 3 个区带，即球状带、束状带和网状带，3 个区带之间没有截然的界线（图 10-7）。

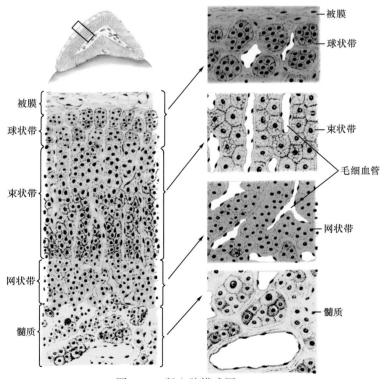

图 10-7 肾上腺模式图，×10

1. **球状带** 位于被膜下方，较薄，占肾上腺皮质总体积的15%。细胞排列呈球状团块，胞体小，矮柱状或多边形，核小，染色深，胞质弱嗜酸性，细胞团之间为窦状毛细血管和少量结缔组织。球状带细胞可分泌盐皮质激素，调节水盐代谢，维持体内电解质和体液的动态平衡。

2. **束状带** 是肾上腺皮质中最厚的部分，占肾上腺皮质总体积的78%。细胞排列成单行或双行细胞索，体积大，界线清楚，多边形，索间为窦状毛细血管和少量结缔组织。胞质内有大量脂滴，在HE切片中，因脂滴被溶解，所以染色浅呈空泡状。束状带细胞可分泌糖皮质激素，可促使蛋白质和脂肪分解并转变成糖，还有降低免疫应答及抗感染等作用。

3. **网状带** 位于肾上腺皮质的最内层，紧靠肾上腺髓质，占肾上腺皮质总体积的7%。细胞索相互吻合成网，网间为窦状毛细血管和少量结缔组织。网状带细胞较小，核也小，着色较深，胞质弱嗜酸性，胞质内有脂褐素和少量脂滴，染色较束状带深。网状带细胞主要分泌雄激素，也分泌少量雌激素和糖皮质激素。

（二）肾上腺髓质

肾上腺髓质位于肾上腺的中央，占肾上腺体积的10%～20%，主要由排列成索或团的嗜铬细胞组成，细胞团索间为窦状毛细血管和少量结缔组织（图10-7）。另外，肾上腺髓质内还有少量散在交感神经节细胞。嗜铬细胞又称髓质细胞，胞体大，呈多边形，胞质染色淡，核大而圆。用铬盐处理标本，在胞质内呈现大量的黄褐色嗜铬颗粒。

嗜铬细胞有两种，一种为肾上腺素细胞，占嗜铬细胞的80%以上，可分泌肾上腺素，肾上腺素可使心率加快，心脏和骨骼肌的血管扩张。另一种为去甲肾上腺素细胞，可分泌去甲肾上腺素，去甲肾上腺素可使血压升高，心脏、脑和骨骼肌内的血流加速。

肾上腺皮质和肾上腺髓质的血窦互相连续，肾上腺髓质汇集为中央静脉出肾上腺，因此流经肾上腺髓质的血液含有较高浓度的皮质激素。其中糖皮质激素可增强嗜铬细胞所含的N-甲基转移酶的活性，使去甲肾上腺素甲基化，成为肾上腺素，这是肾上腺髓质中肾上腺素细胞多于去甲肾上腺素细胞的原因。可见肾上腺皮质对肾上腺髓质细胞的激素生成有很大的影响。

第4节 垂 体

● **案例 10-2** --

患者，男，61岁，半年前无明显诱因出现头晕，同时发现手指、脚趾变得粗壮，无恶心、呕吐，无发冷发热，无肢体抽搐、视力障碍、性功能减退等，当时未重视。1个月前出现左眼视物模糊，症状逐渐加重。3天前在当地医院求治，头颅CT示鞍区占位。实验室检查：生长激素高。查体：一般情况较差，神清，双瞳孔等大等圆，光反射灵敏，左眼视力差，心肺腹（-），肢体肌力5级，病理征（-），手指、足趾粗大，欲进一步治疗入院。

问题：1. 该患者可能的诊断是什么？

2. 为什么会出现左眼视力差？

3. 如果切除占位，需要注意什么？为什么？

一 垂体的形态和位置

垂体位于颅底蝶骨的垂体窝内，灰红色，卵圆形，成人重约 0.5g。垂体由腺垂体和神经垂体组成，表面有结缔组织被膜。前上方是视交叉，下方是蝶窦（图 10-8）。

腺垂体能分泌多种激素如生长激素、催乳素、促甲状腺激素、促肾上腺激素、促性腺激素等，后三种激素分别促进甲状腺、肾上腺皮质和性腺的分泌活动。

神经垂体储存、释放下丘脑视上核和室旁核分泌的血管升压素（抗利尿激素）和催产素。

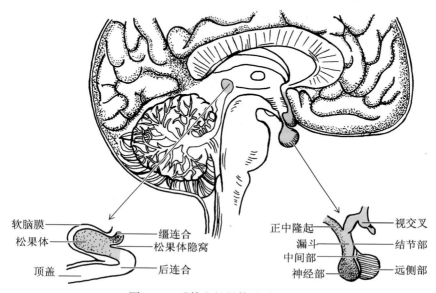

图 10-8　垂体和松果体（后面观）

二 垂体的微细结构

垂体由腺垂体和神经垂体构成，前者来自胚胎口凹上皮向上突出而形成的拉特克囊，后者来自第三脑室底壁向下突出而形成的垂体漏斗（图 10-9）。腺垂体由远侧部、中间部和结节部构成。由于腺垂体居前，也称为垂体前叶。神经垂体由神经部和漏斗两部分构成，漏斗与下丘脑相连，包括漏斗柄和正中隆起，神经垂体居后，又称为垂体后叶。垂体在神经系统和内分泌腺的相互作用中处于重要地位。

图 10-9　垂体结构模式图

（一）腺垂体

腺垂体是垂体的主要组成部分，占垂体的 75%，由以下三部分组成。

1.远侧部　腺细胞排列成团索状，少数腺细胞围成小滤泡，细胞间有丰富的窦状毛细血管和少量结缔组织。在 HE 染色切片中，依据细胞的嗜色性，可将其分为嗜色细胞和嫌色细胞

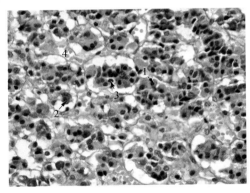

图 10-10　垂体远侧部光镜图，×40

两大类。嗜色细胞又分为嗜酸性细胞和嗜碱性细胞两种，分泌的为含氮类激素（图 10-10）。

（1）嗜酸性细胞：数量多，大约占远侧部腺细胞总数的 40%。细胞体积较大，呈圆形或卵圆形，胞质内含粗大的嗜酸性颗粒。根据细胞所分泌的激素不同，可进一步分类，分为生长激素细胞和催乳素细胞，分别分泌生长激素和催乳素。

生长激素细胞数量较多，其分泌的生长激素能促进体内多种代谢过程，尤其能刺激骺软骨生长，使骨增长。在幼年时期，生长激素分泌不足可致生长激素缺乏性侏儒症，分泌过多导致巨人症；成人分泌过多则发生肢端肥大症。

男女两性的垂体内皆有催乳素细胞，但是女性较多，在分娩前期和哺乳期该细胞功能最为活跃，分泌的催乳素能促进乳腺的发育和乳汁分泌。

（2）嗜碱性细胞：数量较嗜酸性细胞少，约占远侧部腺细胞总数的 10%。细胞呈椭圆形或多边形，大小不一，界线清楚，胞质内含有嗜碱性颗粒。嗜碱性细胞有三种，即促甲状腺激素细胞、促性腺激素细胞和促肾上腺皮质激素细胞，分别分泌促甲状腺激素、促性腺激素和促肾上腺皮质激素。

促甲状腺激素能促进甲状腺滤泡的增生和甲状腺激素的合成和释放。促性腺激素包括卵泡刺激素和黄体生成素。卵泡刺激素在女性可促进卵泡的发育，在男性则刺激生精小管支持细胞合成雄激素结合蛋白，并促进精子的发生。黄体生成素在女性促进排卵和黄体形成，在男性则刺激睾丸间质细胞分泌雄激素，故又称间质细胞刺激素。促肾上腺皮质激素可促进肾上腺皮质束状带分泌糖皮质激素。

（3）嫌色细胞：数量多，约占远侧部腺细胞总数的 50%，体积小，胞质少，着色浅，细胞界线不清楚。嫌色细胞可能是脱颗粒的嗜色细胞，或是嗜色细胞的初期阶段。目前，其确切功能尚不清楚。

2. 中间部　人垂体的中间部不发达，狭长，只占垂体的 2% 左右，由嫌色细胞和嗜碱性细胞组成。另外，还有一些大小不等的滤泡，泡腔内有胶质。鱼类和两栖类的中间部能分泌黑素细胞刺激素，可调节皮肤黑素细胞内的黑素合成。

3. 结节部　包围着漏斗柄，前面较厚，后面较薄或缺如。此处含丰富的纵行毛细血管，腺细胞排列于血管之间，细胞较小，主要是嫌色细胞，另有少数嗜酸性细胞和嗜碱性细胞。

4. 垂体门脉系统　大脑基底动脉环发出的垂体上动脉从结节部上端进入神经垂体的漏斗部，在该处形成第一级毛细血管网。该毛细血管网下行到结节部汇集形成 10 余条垂体门微静脉。这些微静脉下行进入远侧部，再度形成毛细血管网。垂体门微静脉及其两端的毛细血管网共同构成垂体门脉系统。

5. 下丘脑和腺垂体关系　下丘脑神经内分泌细胞分泌的释放激素和释放抑制激素通过垂体门脉系统进入腺垂体，以促进或抑制腺垂体中各种腺细胞的分泌活动；腺垂体分泌的各种激素又可通过反馈机制调节下丘脑中这些神经内分泌细胞的分泌活动。可见下丘脑和腺垂体之间既有结构上的密切联系（垂体门脉系统），功能上也有密切联系。

（二）神经垂体

神经垂体主要由无髓神经纤维和垂体细胞组成，并含有丰富的窦状毛细血管。下丘脑的视上核和室旁核的神经内分泌细胞发出轴突，经漏斗到达神经部，形成神经部的无髓神经纤维。神经垂体可储存、释放抗利尿激素和催产素。

视上核和室旁核的神经内分泌细胞的分泌颗粒沿细胞的轴突运输到轴突末梢。沿途集聚，在光镜下呈串珠状、大小不等的嗜酸性团块，称赫林体。分泌颗粒经轴突运输到神经部储存，然后释放到毛细血管，经血液运输到靶器官。

垂体细胞是存在于神经垂体中的一种神经胶质细胞，细胞形状和大小不一，分布在无髓神经纤维周围，并有突起附于毛细血管壁上，故认为垂体细胞具有支持和营养神经纤维的作用。

视上核和室旁核含神经内分泌细胞，该细胞除具有一般神经元的结构外，胞体内还含有许多膜被分泌颗粒，分泌颗粒沿细胞的轴突运输到神经部，轴突沿途呈串珠状膨大，膨大部分可见大量分泌颗粒聚集。能合成抗利尿激素和催产素。

神经垂体与下丘脑直接相连，下丘脑视上核和室旁核内神经内分泌细胞的轴突经漏斗直抵神经部，是神经部无髓神经纤维的来源，神经垂体所释放的各种激素实际上是在下丘脑内合成的。

链接

弥散神经内分泌系统

机体许多器官内存在大量散在的内分泌细胞，这些细胞分泌多种激素或激素样物质，在调节机体生理活动方面起很重要的作用。这些内分泌细胞都能摄取胺前体（氨基酸）、经脱羧而产生胺类物质，人们将这类细胞统称为 A.PUD. 细胞。

第 5 节 松 果 体

一　松果体的形态和位置

松果体为一灰红色的椭圆形腺体，重 120 ～ 200mg。位于上丘脑缰连合的后上方，附于第三脑室顶的后部。松果体表面是软脑膜，结缔组织伴随血管深入腺体实质内，将实质分成小叶。儿童时期，松果体发达，一般在 7 岁左右开始退化，青春期后松果体可以有钙盐沉积，出现大小不一的脑砂，随年龄增长逐渐增多，脑砂常作为影像诊断颅内占位病变的定位标志。

松果体分泌褪黑激素，可限制性激素的释放，进而抑制性腺的发育。儿童期，松果体病变造成其功能不全，可出现性早熟或第二性征的异常发育。

二　松果体的微细结构

松果体的腺实质主要由松果体细胞、神经胶质细胞和无髓神经纤维等组成。其中，无髓神经纤维可与松果体细胞形成突触。

松果体细胞约占腺实质细胞总数的 90%。胞体呈圆形或不规则形，有细小突起，核大，胞质少，弱嗜碱性，有小而圆的分泌颗粒。电镜下，松果体细胞具有含氮类激素分泌细胞的超微结构特点。松果体可分泌褪黑激素。在哺乳动物，褪黑激素可通过抑制垂体促性腺激素的分泌而抑制生殖腺发育。近年研究发现，褪黑激素的分泌不足会引起睡眠紊乱、情感障碍、肿瘤发生等。

第6节 胸 腺

胸腺的形态和位置

胸腺位于上纵隔的前部，胸骨柄的后方，上达胸廓上口，下至前纵隔。胸腺由左、右两叶组成，呈不对称的扁条状，质软，两叶之间由结缔组织相连（图10-11）。新生儿和幼儿胸腺相对大，性成熟后胸腺发育至最高峰，最后逐渐萎缩，被结缔组织代替。在小儿，胸腺可到达颈部，胸腺肿大时刻压迫头臂静脉、主动脉弓和气管，出现发绀和呼吸困难。

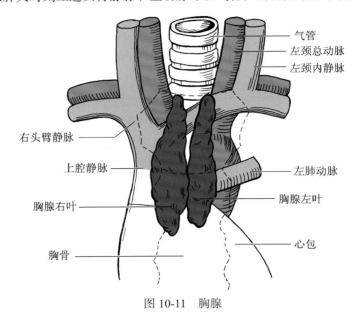

图 10-11 胸腺

胸腺属于淋巴器官，亦具有内分泌功能，可分泌胸腺素和促胸腺生成素等激素，使原淋巴细胞转化为具有免疫能力的 T 淋巴细胞，参与机体的免疫反应。

胸腺的微细结构

胸腺表面有薄层结缔组织构成的被膜，被膜的结缔组织伸入胸腺实质，形成小叶间隔，将胸腺分成许多不完整的小叶。每一小叶又可分为周边的皮质和中央的髓质。分化发育中的淋巴细胞是胸腺中的主细胞，故又称胸腺细胞。基质细胞为胸腺内淋巴祖细胞的分化发育提供了适宜的微环境，包括胸腺上皮细胞、巨噬细胞、嗜酸粒细胞、肥大细胞、成纤维细胞等。胸腺皮质淋巴细胞密集，多为分化发育中的淋巴细胞；胸腺髓质淋巴细胞较少，多为成熟的 T 淋巴细胞，且有胸腺小体（图10-12，图10-13）。胸腺是 T 细胞分化发育的场所，并能分泌胸腺素等多种细胞因子，具有重要的免疫调节功能。

（一）胸腺皮质

胸腺皮质以胸腺上皮细胞为支架，间隙内含有大量的胸腺细胞和少量的基质细胞。

1.胸腺上皮细胞 又称上皮性网状细胞，有被膜下上皮细胞和交错突细胞两种。被膜下上皮细胞是分布于被膜下及小叶间隔表面的单层扁平细胞，能分泌 β2 微球蛋白，可吸引淋巴

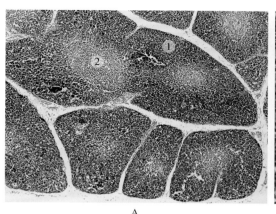 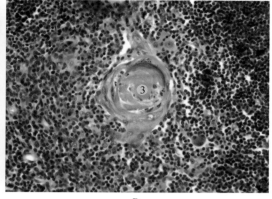

A   B

图 10-12　胸腺光镜图

A.（×5）1. 皮质；2. 髓质；B.（×40）3. 胸腺小体

干细胞进入胸腺，还能分泌胸腺素和胸腺生成素，可促进淋巴干细胞的分化发育。交错突细胞有许多分支状突起，突起之间以桥粒相互连接，形成海绵状结构，空隙间充满淋巴细胞和巨噬细胞。细胞表面具有大量的 MHC 抗原，可诱导淋巴干细胞的分化发育。

2. 胸腺细胞　指分化发育中的各期 T 细胞，密集分布于胸腺皮质内，皮质中的胸腺细胞占皮质细胞总数的近 90%。

（二）胸腺髓质

胸腺髓质内含有较多的上皮细胞、少量初始 T 细胞和巨噬细胞等。胸腺髓质上皮细胞呈多边形，胞体大，借桥粒相连，也可分泌胸腺激素，部分胸腺上皮细胞参与构成胸腺小体。髓质中的胸腺细胞较少，多为分化成熟的 T 细胞。

胸腺小体是大小不等的圆形或椭圆形

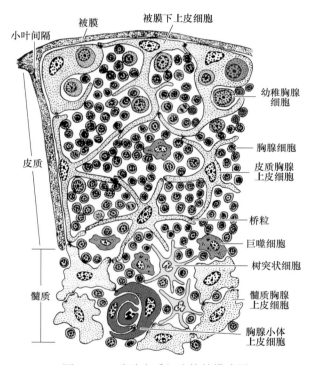

图 10-13　胸腺实质细胞构筑模式图

小体，由胸腺上皮细胞同心圆排列而成，是胸腺髓质的重要特征。其直径为 30 ～ 150 μm，散在分布于髓质内。胸腺小体外周上皮细胞幼稚，细胞核明显，接近中心的细胞核逐渐固缩，胞质中含有较多的角蛋白；胸腺小体中心的细胞已完全角质化，呈嗜酸性，有的已破碎，呈均质透明状。胸腺小体中心还可见巨噬细胞或嗜酸粒细胞。胸腺小体的功能未明，但缺乏胸腺小体的胸腺，培育不出 T 细胞。

胸腺皮质毛细血管中的血液与其周围的胸腺组织之间有一道屏障结构，称为血 - 胸腺屏障，由以下结构构成：连续性毛细血管的内皮及基底膜；血管周隙内的巨噬细胞；胸腺上皮基底膜及上皮细胞的突起。此屏障可以阻止血液内的大分子抗原物质进入胸腺，这对维持胸腺内环境的稳定、保证胸腺细胞的正常发育起着极其重要的作用。

目标检测

一、名词解释

1. 内分泌腺　　2. 内分泌组织　　3. 嗜铬细胞

4. 垂体门脉系统　5. 赫林体

二、填空题

1. 内分泌系统是由独立的_____和散在的_____构成。它们分泌的物质叫_____，通过毛细血管或淋巴管进入_____，运送至全身，影响靶器官的活动。

2. 甲状腺滤泡由_____细胞围成，滤泡腔内充满_____。

3. 甲状腺的_____细胞合成甲状腺素，_____细胞合成降钙素。

4. 肾上腺皮质由外向内分三带，_____带分泌_____，_____带分泌_____，_____带分泌_____。

5. 甲状腺分为左右两个_____和中间的_____，后者有时向上伸出一个_____，甲状腺借筋膜连于_____，故_____时可上下移动。

6. 甲状旁腺位于_____，分泌_____，功能低下时，出现_____症。

7. 垂体借_____连于_____，位于_____内。可分为_____和_____两部分。

8. 肾上腺位于_____，左侧者近似_____，右侧者呈_____形。

三、选择题

1. 对内分泌系统的叙述，错误的是（　　　）

A. 由内分泌腺和内分泌组织组成

B. 与神经系统关系密切

C. 内分泌腺细胞的分泌物首先由排泄管导入腺腔内，然后渗入血液或淋巴

D. 产生的激素经血液循环影响机体的功能

活动

E. 内分泌腺的结构和功能有显著的年龄变化

2. 关于甲状旁腺的说法，正确的是（　　　）

A. 是一对扁椭圆形小体，大小似黄豆

B. 通常有上、下 2 对，贴附在甲状腺两叶的后面

C. 均位于甲状腺两叶后面上极

D. 下一对常位于甲状腺上动脉附近

E. 功能是调节体内铁的代谢

3. 关于肾上腺，正确的是（　　　）

A. 为一对三角形腺体　B. 属腹膜内位器官

C. 分为皮质和髓质　　D. 位于肾的侧方

E. 位于肾的后方

4. 甲状腺结构的描述中，不准确的说法是（　　　）

A. 分左、右叶和中间的甲状腺峡

B. 有时有一个向上伸出的锥状叶

C. 左、右叶位于喉和气管上部的侧面

D. 甲状腺可随喉上下移动

E. 甲状腺峡多位于第 6 气管软骨环前方

5. 分泌雄激素的器官是（　　　）

A. 胸腺　　　B. 睾丸　　　　C. 垂体

D. 甲状腺　　E. 甲状旁腺

6. 影响性腺发育的腺体是（　　　）

A. 垂体　　　B. 甲状腺　　　C. 甲状旁腺

D. 肾上腺　　E. 松果体

7. 肾上腺的结构，正确的描述是（　　　）

A. 位于腹膜后方，肾的外上方

B. 肾上腺皮质在表层，分泌肾上腺素

C. 与肾共同包在肾筋膜内

D. 髓质在深层，分泌醛固酮

E. 左侧似三角形，右侧呈半月形

8. 下列哪项不属内分泌器官（　　　）

A. 垂体　　　B. 松果体　　　C. 胰岛

D. 肾上腺　　E. 甲状旁腺

9. 下列哪项叙述不正确（　　　）

A. 甲状旁腺素分泌不足易患手足搐搦症

B. 甲状腺素分泌不足易患呆小病

C. 松果体病变易患性早熟

D. 胰岛属于内分泌腺,胰岛素分泌不足易患糖尿病

E. 肾上腺素分泌不足易患侏儒症

10. 下列哪些组织不属于内分泌系统（　　　）

A. 甲状腺和甲状旁腺

B. 肾上腺髓质和胰岛

C. 唾液腺和肝

D. 松果体和黄体

E. 腺垂体和神经垂体

11. 血钙下降是由下列哪个内分泌腺分泌的激素不足而引起（　　　）

A. 甲状腺　　　　　B. 甲状旁腺

C. 垂体　　　　　　D. 肾上腺

E. 松果体

12. 有关内分泌系统叙述正确的是（　　　）

A. 仅由内分泌腺组成

B. 是独立于神经系统之外的一个调节系统

C. 其分泌物由排泄管导入血液或淋巴

D. 一种激素经血液循环可影响全身多个器官的功能活动

E. 以上都不正确

13. 有关松果体的描述哪项错误（　　　）

A. 位于背侧丘脑后上方

B. 为颜色淡红的椭圆形小体

C. 儿童期比较发达

D. 具有刺激性成熟的作用

E. 成年后可形成钙斑

14. 在儿童时期哪种内分泌腺功能低下时会导致呆小病（　　　）

A. 松果体　　　　　B. 垂体

C. 甲状腺　　　　　D. 甲状旁腺

E. 肾上腺

15. 在神经垂体内储存的激素是（　　　）

A. 促性腺激素和促甲状腺素

B. 促生长激素和促甲状腺素

C. 促性腺激素和促生长激素

D. 抗利尿激素和催产素

E. 褪黑激素

（秦　迎）

第11章 神经系统

第1节 神经系统总论

一 神经系统的作用和地位

神经系统是人体结构和功能最复杂的系统，在人体功能调节中起主导作用。一方面控制和协调着各系统器官的活动，使人体成为一个有机整体，另一方面使人体适应内、外环境的变化。人类大脑皮质是人类思维、意识活动的基础，能主观改造世界，使自然界为人类服务。

二 神经系统的组成和区分

神经系统通常分为中枢神经系统和周围神经系统两部分（图11-1）。中枢神经系统包括位于颅腔内的脑和位于椎管内的脊髓，周围神经系统包括脊神经、脑神经和内脏神经。脊神经与脊髓相连，脑神经与脑相连，内脏神经随脊神经和脑神经与脊髓、脑相连。周围神经系统依其分布位置的不同又分为躯体神经和内脏神经，前者分布于体表、骨、关节和骨骼肌，后者分布于内脏、心血管和腺体。躯体神经和内脏神经各自都含有感觉纤维和运动纤维成分，其中，将神经冲动自感受器传向中枢的称传入神经（感觉神经）；将神经冲动自中枢传向周围效应器的称传出神经（运动神经）。内脏神经的传出纤维即内脏运动神经，根据结构和功能的不同又分为交感神经和副交感神经，专门支配不受人的主观意识控制的平滑肌、心肌和腺体的运动，故又称为自主神经系统或植物神经系统。

三 神经系统的活动方式

神经系统的活动方式是反射。反射是神经系统在调节机体的生理活动中，对内、外环境变化所做出的反应。反射的活动基础是反射弧，反射弧包括感受器→传入神经→中枢→传出神经→效应器。反射弧的任一环节出现问题，反射都会减弱或者消失（图11-2）。

四 神经系统常用术语

1. 灰质和白质　在中枢神经系统中，由神经元胞体和树突聚集而成的结构，新鲜时颜色灰暗，称灰质。位于大脑和小脑表面的灰质，分别称大脑皮质和小脑皮质。在中枢神经系统中，神经纤维聚集而成的结构，新鲜时，色泽白亮，称白质。位于大脑和小脑中央的白质，分别称大脑髓质和小脑髓质。

2. 神经核和神经节　形态和功能相似的神经元胞体聚集成团块，位于中枢神经系统内称神经核，位于周围神经系统内称神经节。

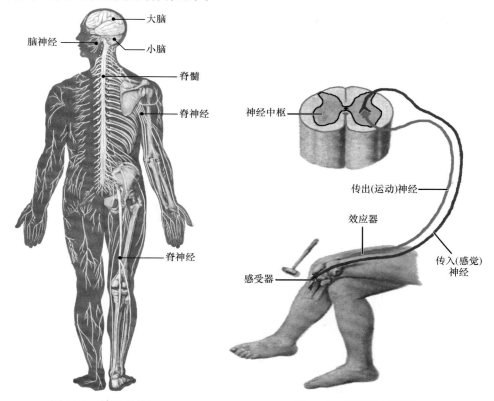

图 11-1　神经系统概观　　　　　图 11-2　反射及反射弧

3. 纤维束和神经　在中枢神经系统内，起止和功能相同的神经纤维聚集成束，称纤维束。在周围神经系统中，神经纤维聚集成的条索状结构，称神经。

4. 网状结构　在中枢神经系统内，由灰质和白质混合而成。神经纤维交织成网，灰质团块散在其中。

第 2 节　中枢神经系统

● 案例 11-1 --

患者，女，50 岁，骑电动车被汽车自后面撞伤，检查发现第 8～10 胸椎椎弓部、左侧第 10～11 肋骨骨折，左下肢深感觉障碍，右侧肚脐以下皮肤痛觉、温度觉丧失。

问题：1. 患者什么器官受损？

　　　2. 请用解剖学知识解释患者的临床表现。

一 脊髓

（一）脊髓的位置和外形

脊髓位于椎管内，上端在平枕骨大孔处与延髓相连，下端在成人平第 1 腰椎体的下缘，新生儿脊髓下端可平第 3 腰椎。故临床腰椎穿刺常在第 3、4 或第 4、5 腰椎棘突之间进行，以避免损伤脊髓。

脊髓呈前后略扁的圆柱形，全长 40～45cm。全长有两处膨大，位于上部的称颈膨大，连有分布于上肢的神经；位于下部的称腰骶膨大，连有分布于下肢的神经。人类上肢较发达，故颈膨大比腰骶膨大更显著。末端逐渐变细，称脊髓圆锥，向下续为无神经组织的终丝，止于尾骨的背面。腰、骶、尾部的脊神经前后根在椎管内下行，围绕在终丝的周围称马尾（图11-3）。

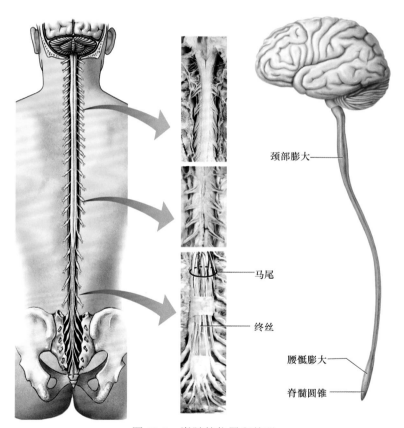

颈部膨大——

马尾——

终丝——

腰骶膨大——

脊髓圆锥——

图 11-3　脊髓的位置和外形

脊髓表面有 6 条纵形的沟：位于脊髓前面正中较深的沟称前正中裂；后面正中较浅的沟称后正中沟；两对外侧沟位于脊髓的前外侧和后外侧，分别叫前外侧沟和后外侧沟，沟内分别连有脊神经的前根和后根（图 11-4）。

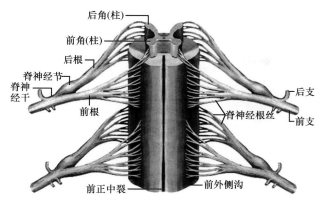

图 11-4 脊髓立体结构示意图

脊髓的两侧连有 31 对脊神经，每对脊神经所连的一段脊髓，称一个脊髓节段。脊髓可分为 31 个节段，即 8 个颈节（$C_1 \sim C_8$）、12 个胸节（$T_1 \sim T_{12}$）、5 个腰节（$L_1 \sim L_5$）、5 个骶节（$S_1 \sim S_5$）和 1 个尾节（C_0）（图 11-5）。胚胎 4 个月左右，由于脊柱生长速度较脊髓快，使脊髓短于脊柱，导致脊髓节段与椎骨的序数不完全对应，脊髓节段的位置高于相应的椎骨（表 11-1）。

表 11-1 脊髓节段与椎骨的对应关系

脊髓节段	对应椎骨	脊髓节段	对应椎骨
$C_1 \sim C_4$	同序数椎骨	$T_9 \sim T_{12}$	比同序数椎骨高 3 个椎体
$C_5 \sim T_4$	比同序数椎骨高 1 个椎体	$L_1 \sim L_5$	第 10 ~ 12 胸椎体
$T_5 \sim T_8$	比同序数椎骨高 2 个椎体	$S_1 \sim C_0$	第 1 腰椎体

（二）脊髓的内部结构

脊髓左右两侧基本对称，灰质的中央有贯穿脊髓全长的纵行小管，称中央管，中央管周围是略呈"H"的灰质，再向周围是白质（图11-6）。

1.灰质　位于脊髓中央，在脊髓横断面上，灰质围绕中央管呈蝶形或"H"形。向前突出的部分称前角（柱），主要由运动神经元构成，其轴突自前外侧沟穿出形成脊神经前根；后部狭长，称后角（柱），内含联络神经元；脊髓胸 1 到腰 3 节段的前、后角之间有侧角（柱），内含交感神经元，是交感神经的低级中枢；骶髓的第 2 ~ 4 节段，无侧角，但在相当于侧角的部位，有副交感神经元称骶副交感核，是副交感神经的低级中枢之一。

┃ 链接 ┃

脊髓灰质炎

脊髓灰质炎是指脊髓灰质炎病毒感染导致脊髓灰质前角运动神经元的病变，表现为肢体运动障碍，而感觉功能正常。因患者多见于儿童，故又称小儿麻痹症。

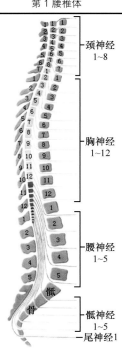

图 11-5 脊髓节段与椎骨的对应关系

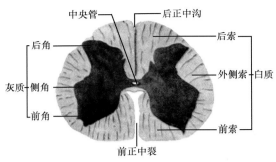

图 11-6　脊髓横切面

2. 白质　位于灰质周围，每侧白质借脊髓表面的沟裂分为前索、后索和左右外侧索。各索主要由密集的神经纤维束组成。

（1）上行（感觉）纤维束

1）薄束和楔束：位于后索，薄束位于楔束的内侧，传导同侧躯干和四肢意识性本体感觉（肌、腱、关节的位置觉、运动觉和振动觉）和精细触觉（如辨别两点间的距离和物体纹理粗细等）的冲动。其中薄束传导来自下半身的冲动，楔束传导来自上半身（头面部除外）的冲动，故楔束只见于脊髓第 4 胸节以上。

2）脊髓丘脑束：位于脊髓的外侧索前半部和前索内，传导对侧躯干、四肢的痛觉、温度觉、粗触觉和触压觉的冲动。

（2）下行（运动）纤维束

1）皮质脊髓束：包括皮质脊髓前束和皮质脊髓侧束，将大脑皮质的神经冲动传至脊髓前角运动神经元，管理躯干和四肢骨骼肌的随意运动。

2）红核脊髓束：与协调肌群间的运动有关。

（三）脊髓的功能

1. 传导功能　脊髓通过上行纤维束，把躯干、四肢的各种感觉冲动传至脑；通过下行纤维束，把脑发出的各种运动冲动由前角、侧角传给效应器。

2. 反射功能　脊髓是许多躯干、四肢反射的中枢，能完成腱反射、排便反射、排尿反射等。

 脑

脑位于颅腔内，在成人其平均重量约为 1400g。脑可分为四部分：端脑、间脑、小脑和脑干（图 11-7）。

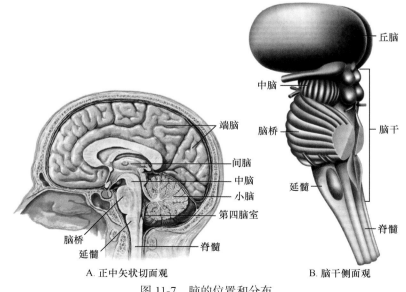

A. 正中矢状切面观　　　　B. 脑干侧面观

图 11-7　脑的位置和分布

（一）脑干

脑干是中枢神经系统中位于脊髓和间脑之间的一个较小部分，自下而上由延髓、脑桥和中脑三部分组成。延髓和脑桥前靠颅后窝的斜坡，背面与小脑相连，它们之间的室腔为第四脑室。此室向下与延髓和脊髓的中央管相续，向上连通中脑的中脑水管（图 11-7）。

1. 脑干的外形

（1）腹侧面：延髓腹侧面有与脊髓相同的前正中裂，裂的上部两侧有一对纵行隆起，称为锥体，内有皮质脊髓束通过。其下部形成锥体交叉。在延髓的腹侧面有舌下神经、舌咽神经、迷走神经和副神经的根附着。

脑桥下缘借延髓脑桥沟与延髓分界。沟中有 3 对脑神经根，由内侧向外侧依次是展神经、面神经和前庭蜗神经。脑桥上缘与中脑的大脑脚相接。脑桥腹侧面宽阔膨隆称脑桥基底部，正中的纵行浅沟称基底沟，有基底动脉通过。基底部的外侧逐渐变窄，与背侧的小脑相连称小脑中脚，上面连有三叉神经根。

中脑腹侧面有两个粗大的柱状结构称大脑脚，大脑脚之间的凹陷称脚间窝，动眼神经根由此出脑（图 11-8）。

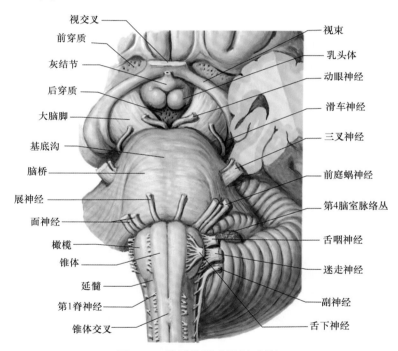

图 11-8　脑干外形（腹侧面观）

（2）背侧面：延髓下部后正中沟两侧由内向外有两个纵行隆起，即薄束结节和楔束结节，两者的深面分别有薄束核和楔束核，接受薄束和楔束传来的感觉冲动。延髓背面上部与脑桥共同形成一菱形凹陷，称菱形窝，构成第四脑室底。

中脑的背面有上、下两对隆起，上方的一对称上丘，是视觉反射中枢；下方的一对称下丘，是听觉反射中枢。下丘的下方连有滑车神经根（图 11-9）。中脑内的中央管称中脑水管。

2. 脑干的内部结构　脑干由灰质、白质和网状结构构成。

（1）灰质：脑干的灰质配布和脊髓不同，它不形成连续的灰质柱，而是被纵横走行的纤

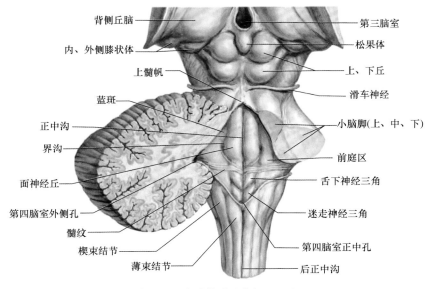

图 11-9 脑干外形（背侧面观）

维所贯穿，分散成许多团块状的神经核。神经核分为两类：一类与脑神经有关，称为脑神经核（图 11-10）。脑神经核的名称多与其相连的脑神经名称一致。另一类与脑神经无关，称非脑神经核，如延髓的薄束核、楔束核和中脑内的红核、黑质等。

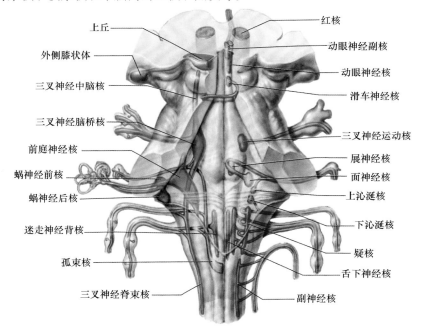

图 11-10 脑神经核在脑干的投影示意图（背面观）

（2）白质：由大量的纤维束所构成，多位于腹侧部和外侧部。

1）上行纤维束：主要有①内侧丘系，传导对侧躯干及四肢的意识性本体觉和精细触觉的冲动；②脊髓丘系，传导对侧躯干和四肢的痛觉、温度觉、触压觉的冲动；③三叉丘脑系，传导头面部的痛觉、温度觉、触压觉的冲动。

2）下行纤维束：主要有①皮质脊髓束，管理躯干及四肢骨骼肌的随意运动，起自大脑皮质，下行到脊髓；②皮质核束，管理头面部骨骼肌及咽喉肌的随意运动，起自大脑皮质，止于脑干内的脑神经躯体运动核。

（3）脑干网状结构：位于脑干中央部，与大脑、脊髓均有广泛联系。

3. 脑干的功能

（1）传导功能：大脑皮质与小脑、脊髓相互联系的上、下行纤维束必须经过脑干。

（2）反射功能：脑干内有多个反射的低级中枢，如延髓内有呼吸中枢和心血管活动中枢，两者合称"生命中枢"。另外，脑桥内有角膜反射中枢，中脑内有瞳孔对光反射中枢等。

（3）网状结构的功能：维持大脑皮质觉醒、调控睡眠、调节骨骼肌张力及内脏活动等功能。

链接

角 膜 反 射

当一侧角膜受到刺激时，引起两侧眼轮匝肌收缩而出现急速闭眼的现象称为角膜反射。由三叉神经和面神经共同完成。临床上通过检查角膜反射来了解患者的昏迷程度。若该反射不存在，说明脑桥功能已出现障碍。

（二）小脑

1. 小脑的位置和外形　小脑位于颅后窝内，在脑桥和延髓的后上方，其中间较狭窄称小脑蚓，两侧膨大称小脑半球。小脑半球下面近枕骨大孔处有一对椭圆形隆起称小脑扁桃体（图 11-11）。

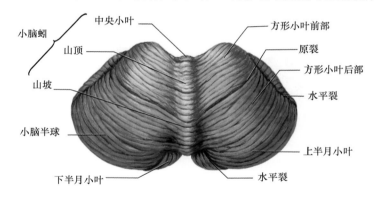

A. 上面观

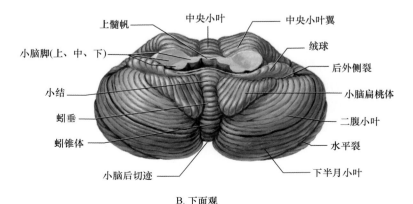

B. 下面观

图 11-11　小脑的外形

链接

枕骨大孔疝

由于颅内压增高等原因，将小脑扁桃体挤压入枕骨大孔内，即形成枕骨大孔疝或小脑扁桃体疝，因延髓"生命中枢"受压，引起呼吸节律和心血管活动障碍，可危及生命。

2. 小脑的内部结构　小脑灰质和白质的配布与脊髓不同，分布在小脑表面的灰质称小脑皮质。位于小脑深面的白质，称小脑髓质。埋藏在髓质内的灰质团块，称小脑核，最大的是齿状核（图11-12）。

3. 小脑的功能　小脑是调节躯体运动的重要中枢，其主要功能是维持躯体平衡、调节肌张力、协调骨骼肌的随意运动。

4. 第四脑室　小脑与延髓、脑桥之间的室腔称第四脑室，它的底是菱形窝，顶朝向小脑，下通脊髓中央管，上借中脑水管通第三脑室，经一个正中孔和两个外侧孔与蛛网膜下隙相通（图11-13）。

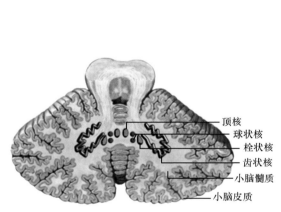

图 11-12　小脑的内部结构

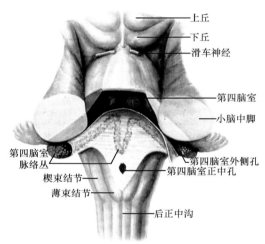

图 11-13　第四脑室

（三）间脑

间脑位于中脑和端脑之间（图11-7）。除腹侧面的一部分露于表面以外，其他部分都被大脑半球所掩盖。间脑主要由背侧丘脑、后丘脑和下丘脑组成，其间有一呈矢状位的狭窄腔隙称第三脑室。

1. 背侧丘脑　又称丘脑，是间脑背侧的一对卵圆形灰质团块，为间脑最大的部分。背侧丘脑被"Y"形的白质（内髓板）分成前核群、内侧核群和外侧核群三部分。外侧核群的腹侧部后份称腹后核，可分为腹后内侧核和腹后外侧核，是全身深、浅感觉的重要中继核。背侧丘脑后端外下方有一对隆起，内侧的称内侧膝状体，与听觉冲动传导有关；外侧的称外侧膝状体，与视觉冲动传导有关。在人类，丘脑为皮质下感觉中枢，能感受到粗糙的感觉和愉快不愉快的情绪（图11-14）。

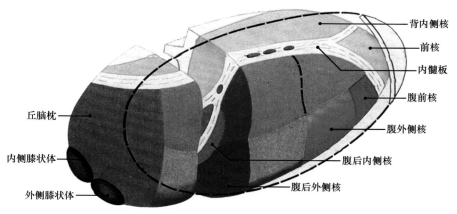

图 11-14 背侧丘脑示意图

2. 后丘脑 位于背侧丘脑后下方,包括内侧膝状体和外侧膝状体。内侧膝状体与听觉传导有关,外侧膝状体与视觉传导有关。

3. 下丘脑 位于丘脑的前下方。下丘脑底面由前向后可见视交叉、灰结节和乳头体。灰结节向下移行为漏斗,其末端连有垂体。下丘脑内的主要核团有视上核和室旁核,两者都具有内分泌功能。下丘脑既是皮质下调节内脏活动的高级中枢,又是神经内分泌的调控中心。对机体体温、摄食、生殖、水盐平衡和内分泌活动等进行广泛调节(图 11-15)。

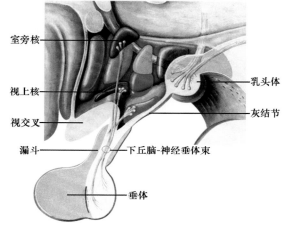

图 11-15 下丘脑的结构

链接

垂体肿瘤

垂体是脑组织中肿瘤的易发部位,垂体肿瘤不但引起周围组织的压迫症状,还可引起内分泌活动异常。

4. 第三脑室 为间脑的内腔,是位于两侧丘脑和下丘脑之间的矢状面狭窄腔隙(图 11-9)。向前上方借室间孔与端脑内的左、右侧脑室相连,向后下方借中脑水管与第四脑室相通。

● 案例 11-2

患者,女,60岁,有高血压病史12年,因早起排便后突发晕厥而急诊入院。CT检查显示右侧大脑区域有出血病灶,患者意识模糊,左侧肢体有感觉障碍和运动障碍。

问题:1. 患者什么部位受损?

2. 病变损伤了什么部位?典型表现是什么?

(四)端脑

端脑是脑的高级部分,被大脑纵裂分为左、右大脑半球,纵裂的底部有连接左、右两侧大脑半球的横行纤维束称胼胝体。大脑半球和小脑之间为大脑横裂。

1. 大脑半球的外形和分叶　大脑半球表面有许多深浅不同的大脑沟，沟与沟之间的隆起称大脑回。每侧大脑半球有三个面，即内侧面、上外侧面和下面，并借3条叶间沟分为5个叶。

（1）大脑半球的叶间沟和分叶

1）3条深而恒定的叶间沟：①外侧沟，在大脑半球的上外侧面，自下斜行向后上方；②中央沟，起于大脑半球上缘中点的稍后方，沿上外侧面斜向前下方；③顶枕沟，位于大脑半球内侧面后部，并转至上外侧面。

2）大脑半球的5个叶：①额叶，为外侧沟之上，中央沟之前的部分；②顶叶，为中央沟以后，顶枕沟以前的部分；③颞叶，为外侧沟以下的部分；④枕叶，位于顶枕沟后方；⑤岛叶，位于外侧沟的深部（图11-16）。

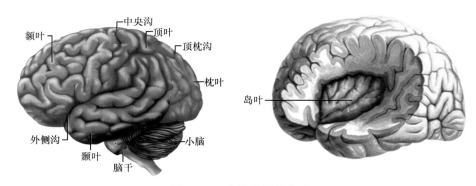

图 11-16　大脑半球的分叶

（2）大脑半球重要的沟、回

1）上外侧面：①额叶：中央沟前方有与之平行的中央前沟，两沟之间的大脑回称中央前回。自中央前沟的中部向前发出上、下两条沟，分别称为额上沟和额下沟。额上、下沟将额叶中央前回以前的部分，分为额上回、额中回、额下回。②顶叶：在中央沟后方，也有一条与其平行的中央后沟，两沟之间的大脑回称中央后回。中央后沟以后，有与半球上缘平行的顶内沟，将顶叶的其余部分分为顶上小叶和顶下小叶。顶下小叶包绕外侧沟后端的大脑回称缘上回，围绕颞上沟末端的大脑回称角回。③颞叶：在外侧沟的下方，有一条大致与其平行的颞上沟和颞下沟。外侧沟与颞上沟之间为颞上回。颞上回后部的脑回伸入到外侧沟内称颞横回。颞上沟与颞下沟之间为颞中回，颞下沟下方为颞下回（图11-17）。

2）内侧面：在间脑上方有联络左右大脑半球的弓形胼胝体。位于胼胝体前端和上方的大脑回称扣带回。扣带回中部的上方，由中央前、后回延伸至大脑半球内侧面的部分称中央旁小叶。在胼胝体后下方呈弓形的沟称距状沟（图11-18）。

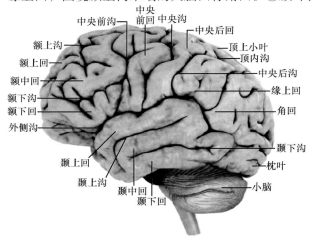

图 11-17　大脑半球的上外侧面（左侧）

3）下面：额叶下面有纵行的嗅束，其前端膨大称嗅球。嗅球和嗅束参与嗅觉冲动的传导。距状沟的前下方，自枕叶向前伸向颞叶的沟，称侧副沟。侧副沟前部上方的大脑回称海马旁回，其前端向后弯曲的部分称为钩（图 11-18，图 11-19）。

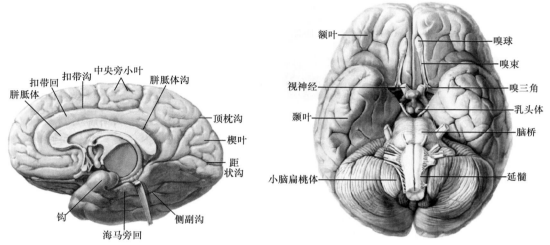

图 11-18　大脑半球的内侧面（右侧）

图 11-19　端脑下面

海马旁回、钩和扣带回等脑回，因位置在大脑半球和间脑交界处的边缘，故合称边缘叶。边缘叶与有关皮质和皮质下结构（下丘脑、杏仁体等），在结构和功能上密切联系，共同组成边缘系统，司内脏调节、学习、记忆、情绪反映和性活动等。

2. 端脑的内部结构　大脑半球表层的灰质称大脑皮质，其深部的白质称髓质。髓质中包埋的灰质团块，称基底核。半球内的室腔称侧脑室（图 11-20）。

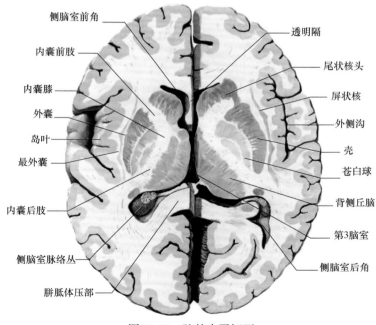

图 11-20　脑的水平切面

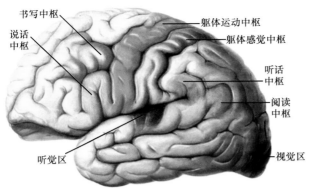

图 11-21　大脑皮质的功能定位（上外侧面）

（1）大脑皮质的功能定位：大脑皮质是人体活动的最高中枢，由大量神经元、神经胶质细胞组成。在长期的劳动过程中，其不同部位，逐渐形成能够完成某些反射活动的相对集中区，称大脑皮质的功能定位。

1）躯体运动区：位于中央前回和中央旁小叶的前部，管理对侧半身的骨骼肌运动。身体各部在此区内的投影如一个倒置的人形（头面部不倒置）。运动区某一局部损伤，会引起对侧半身相应部位的骨骼肌运动障碍（图 11-21，图 11-22）。

2）躯体感觉区：位于中央后回和中央旁小叶后部，接受对侧半身传入的感觉纤维。身体各部在此区的投影如一个倒置的人形（头面部不倒置）。感觉区某一部位受损，会引起对侧半身相应部位的感觉障碍（图 11-21，图 11-22）。

3）视觉区：位于枕叶内侧面距状沟两侧的皮质（图 11-22）。

4）听觉区：位于颞横回。每侧听觉区接受双侧听觉冲动的传入（图 11-21）。

5）语言中枢：语言区是人类所特有的皮质区，偏于左半球，其功能是理解他人的语言、文字，并能用口语和文字来表达自己的思维活动。这是人类与动物的本质区别所在。

运动性语言中枢（说话中枢）位于额下回后部，能把字、词组成有意义的句子以表达自己的思维活动，此区损伤，称为运动性失语症；书写中枢在额中回后部，紧靠手的运动区，能完成写字、绘图等精细动作，此区损伤，称为失写症；听觉性语言中枢在颞上回后部，能调整自己的语言和听取、理解别人的语言，此区损伤，称为感觉性失语症；视觉性语言中枢（阅读中枢）位于角回，能看到并理解文字符号的意义，此区损伤，称为失读症（图 11-21）。

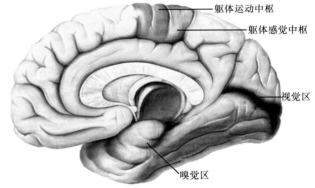

图 11-22　大脑皮质的功能定位（内侧面）

──┤ 链接 ├──

大脑半球的不对称性

人类左、右大脑半球功能基本相同。但由于长期的进化，导致了功能的不对称性。左侧大脑半球与语言、意识、数学分析等密切相关，因此左侧大脑半球是语言的"优势半球"，临床观察，90%以上的失语症都是左侧大脑半球受损的结果。右侧大脑半球主要感知非语言信息、音乐、图形和时空的概念。

（2）基底核：位置靠近脑底，是包埋于大脑半球髓质内灰质团块的总称，包括豆状核、尾状核、杏仁体等（图 11-20）。

1）尾状核：弯曲如弓，分头、体、尾三部，末端与杏仁体相连。

2）豆状核：被两个白质板分为 3 部，外侧部最大称壳，其他两部称苍白球。豆状核和尾状核合称纹状体，尾状核和壳合称新纹状体，苍白球称旧纹状体。纹状体的主要功能是调节肌紧张和协调肌群的活动。近年研究发现豆状核还参与学习和记忆活动（图 11-20，图 11-23）。

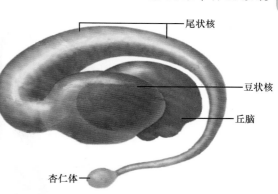

图 11-23　大脑基底核模式图（左侧）

（3）大脑髓质：位于皮质的深面，由大量的神经纤维组成。其中最重要的是：

1）内囊：位于背侧丘脑、尾状核与豆状核之间的白质纤维板称内囊。大部分投射纤维经过此处。在大脑水平切面上，内囊呈向外开放的"＞＜"形，可分为三部：通常把豆状核与尾状核头部之间的部分称内囊前肢；豆状核与背侧丘脑之间的部分称内囊后肢，内有皮质脊髓束、丘脑皮质束和视辐射等通过；前、后肢的结合部称内囊膝，有皮质核束通过。因此，内囊是大脑皮质和皮质下各中枢联系的"交通要道"（图 11-20，图 11-24）。

2）胼胝体：属连合纤维，位于大脑纵裂底部，连接两侧大脑半球。

链接

内囊损伤

常见的内囊损伤是出血，典型表现是"三偏"，即对侧半身浅、深感觉障碍、对侧半身痉挛性瘫痪和双眼对侧视野同向性偏盲。

（4）侧脑室：位于大脑半球内，左、右各一，由位于顶叶内的中央部、伸入额叶的前角、伸入枕叶的后角和伸入颞叶的下角构成，借室间孔与第三脑室相交通（图 11-25，图 11-26）。

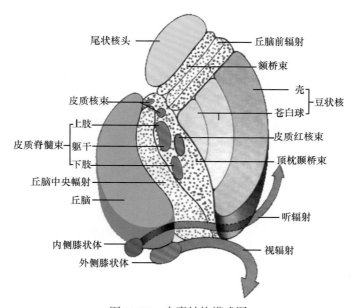

图 11-24　内囊结构模式图

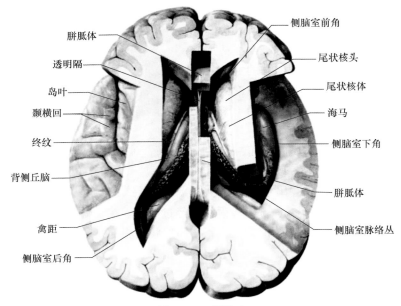

胼胝体
透明隔
岛叶
颞横回
终纹
背侧丘脑
禽距
侧脑室后角

侧脑室前角
尾状核头
尾状核体
海马
侧脑室下角
胼胝体
侧脑室脉络丛

图 11-25　侧脑室

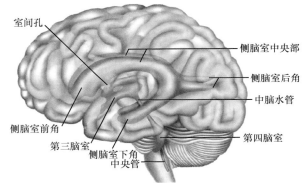

室间孔
侧脑室中央部
侧脑室后角
中脑水管
侧脑室前角
第三脑室
侧脑室下角
中央管
第四脑室

图 11-26　脑室投影图

平逐渐变细，包裹马尾，末端附于尾骨。硬脊膜与椎管内骨膜之间的狭窄腔隙称硬膜外隙。

隙内除有脊神经根通过外，还有疏松结缔组织、脂肪、静脉丛等，隙内略呈负压，且不与颅内相通。硬膜外麻醉就是将麻醉药物注入硬膜外隙，阻滞脊神经的传导（图 11-27）。

2. 硬脑膜　坚韧而有光泽，由内、外两层构成，外层为衬于颅骨内面的骨膜，内层由硬脊膜延续而来。内、外两层在特定的部位分离，形成颅内特殊的静脉，称硬脑膜窦。内层还折叠深入到脑各部之间，形成板状结构，起固定和承托作用（图 11-28）。

三　脑和脊髓的被膜

脑和脊髓的表面包有三层被膜，由外向内依次为硬膜、蛛网膜、软膜，具有支持、保护脑和脊髓的作用。

（一）硬膜

硬膜厚而坚韧，由致密结缔组织构成。

1. 硬脊膜　为厚而坚韧的管状膜，包裹脊髓，上端附着于枕骨大孔边缘，并与硬脑膜相延续；下端于第 2 骶椎水

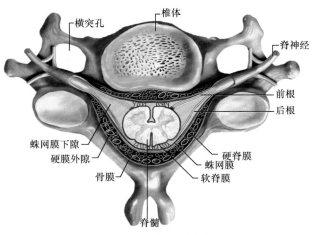

横突孔
椎体
脊神经
前根
后根
蛛网膜下隙
硬脊膜
硬膜外隙
蛛网膜
骨膜
软脊膜
脊髓

图 11-27　脊髓的被膜

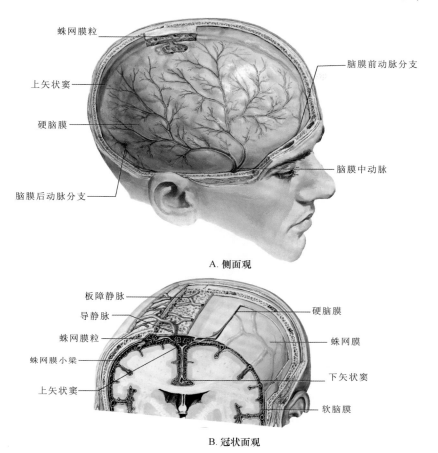

蛛网膜粒

脑膜前动脉分支

上矢状窦

硬脑膜

脑膜中动脉

脑膜后动脉分支

A. 侧面观

板障静脉

硬脑膜

导静脉

蛛网膜粒

蛛网膜

蛛网膜小梁

下矢状窦

上矢状窦

软脑膜

B. 冠状面观

图 11-28　脑的被膜

　　硬脑膜与颅盖骨连接疏松，易于分离，颅顶骨折时常因硬膜血管损伤而在硬脑膜和颅骨之间形成硬膜外血肿。硬脑膜与颅底骨结合紧密，故颅底骨折可撕裂硬脑膜和蛛网膜，使脑脊液外漏至鼻腔或外耳道等处。硬脑膜形成的结构主要有以下几种。

　　（1）大脑镰：形如镰刀，呈矢状位伸入大脑纵裂内。

　　（2）小脑幕：呈半月形伸入大脑和小脑之间，前缘游离称小脑幕切迹，其前方有中脑通过（图 11-29）。

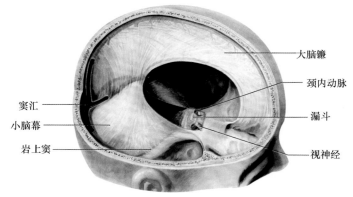

大脑镰

颈内动脉

窦汇

漏斗

小脑幕

岩上窦

视神经

图 11-29　大脑镰与小脑幕

（3）硬脑膜窦：硬脑膜在某些部位两层分开，形成含静脉血的腔隙，称硬脑膜窦。主要有上矢状窦、下矢状窦、直窦、窦汇、横窦、乙状窦和海绵窦等。海绵窦位于蝶骨体的两侧，动眼神经、滑车神经、眼神经和上颌神经紧贴窦的外侧壁通过，窦内有颈内动脉和展神经穿过（图11-30）。

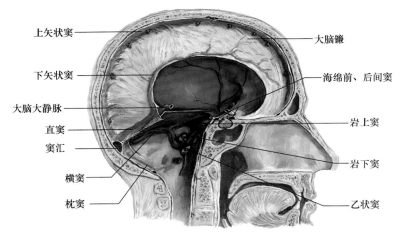

上矢状窦　　　　　　　　　大脑镰
下矢状窦　　　　　　　　　海绵前、后间窦
大脑大静脉　　　　　　　　岩上窦
直窦
窦汇　　　　　　　　　　　岩下窦
横窦
枕窦　　　　　　　　　　　乙状窦

图11-30　硬脑膜与硬脑膜窦

（二）蛛网膜

蛛网膜薄而透明，无血管和神经。蛛网膜与软膜之间有蛛网膜下隙，隙内充满脑脊液。蛛网膜下隙在某些部位扩大，称蛛网膜下池，如小脑延髓池和终池。终池内有马尾而无脊髓，临床上常在此处穿刺抽取脑脊液。蛛网膜在上矢状窦的两侧形成许多绒毛状突起，突入窦内，称蛛网膜粒（图11-28）。脑脊液通过蛛网膜粒渗入上矢状窦内，回流入静脉。

> **链接**
>
> **硬外麻与腰麻**
>
> 　　将麻醉药物注入硬膜外隙以阻断脊神经传导的麻醉，称硬膜外麻醉，简称硬外麻；将麻醉药物注入蛛网膜下隙以麻醉相应脊髓节段的麻醉，称蛛网膜下隙麻醉，简称腰麻。由于硬膜外隙不与颅内相通，故硬外麻比腰麻相比用药量大，并且可以连续给药，用于时间较长的手术。腰麻若用药量大，药物可随脑脊液波及整个脊髓和延髓生命中枢，致呼吸和心跳停止。

（三）软膜

软膜薄而透明，富含血管的结缔组织膜，紧贴脑和脊髓表面并深入其沟、裂中，按位置分别称为软脊膜和软脑膜。在脑室的一定部位，软脑膜、毛细血管和室管膜上皮共同突入脑室内构成脉络丛，是产生脑脊液的主要结构。

四　脑和脊髓的血管

（一）脑的血管

脑是体内对氧气极其敏感的器官，任何原因导致的脑血流量减少或中断，均可导致脑神经细胞缺氧损伤，造成严重的神经精神障碍。

1. 脑的动脉　主要来自颈内动脉和椎动脉（图 11-31）。前者供应大脑半球的前 2/3 和部分间脑，后者供应脑干、小脑、间脑后部和大脑半球的后 1/3。脑的动脉的分支有两类：①皮质支，分布于大脑皮质和髓质浅层；②中央支，供应髓质的深部、基底核、内囊和间脑等（图 11-32）。

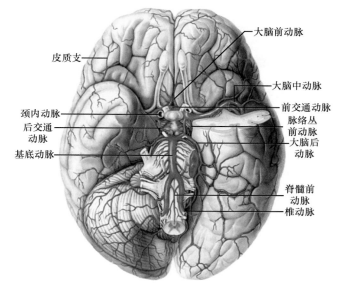

图 11-31　脑底的动脉

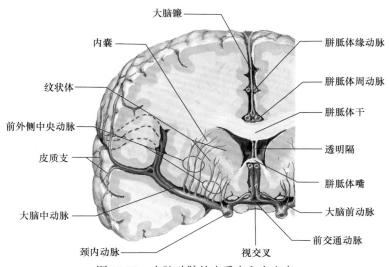

图 11-32　大脑动脉的皮质支和中央支

（1）颈内动脉：起自颈总动脉，经颈动脉管入颅，向前穿海绵窦至视交叉外侧，分出大脑前动脉、大脑中动脉和眼动脉。

1）大脑前动脉：在视神经上方向前内行，进入大脑纵裂，与对侧的同名动脉借前交通动脉相连，然后沿胼胝体沟向后行。皮质支分布于顶枕沟以前的半球内侧面、上外侧面的上部；中央支经前穿质入脑实质，供应尾状核、豆状核前部和内囊前肢（图 11-33）。

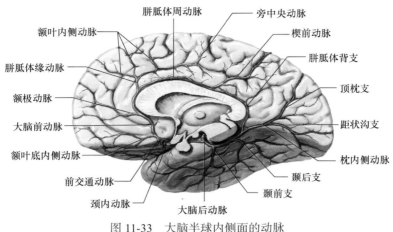

图 11-33　大脑半球内侧面的动脉

2）大脑中动脉：为颈内动脉的直接延续，向外行进入外侧沟内，皮质支营养大脑半球上外侧面的大部分和岛叶（图 11-34）。大脑中动脉起始处发出垂直向上的中央支，称豆纹动脉，进入脑实质，营养尾状核、豆状核、内囊。豆纹动脉行程呈"S"形弯曲，因血流动力学关系，在高血压动脉硬化时容易破裂（故又名出血动脉）而导致脑出血，出现严重的功能障碍（图 11-32）。

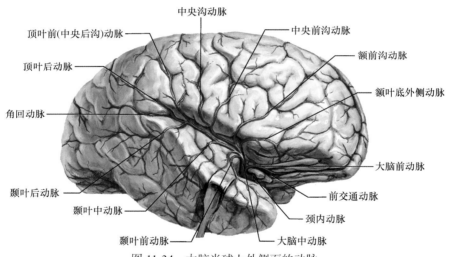

图 11-34　大脑半球上外侧面的动脉

（2）椎动脉：起自锁骨下动脉经枕骨大孔入颅后，在脑桥延髓交界左、右椎动脉合并成一条基底动脉。后者沿脑桥基底沟上行，至脑桥上缘分为左、右大脑后动脉，借后交通动脉与颈内动脉吻合（图 11-31）。

（3）大脑动脉环（Willis 环）：由前交通动脉、两侧大脑前动脉、颈内动脉、后交通动脉和大脑后动脉吻合而成，围绕在视交叉、灰结节和乳头体周围，是一种代偿的潜在装置（图 11-31）。当此环的某一处发育不良或阻断时，可在一定程度上通过大脑动脉环使血液重新分配和代偿，以维持脑的血液供应。前交通动脉与大脑前动脉的连接处是动脉瘤的好发部位。

2. 脑的静脉　脑的静脉壁薄无瓣膜，不与动脉伴行，可分浅、深两组，两组互相吻合，最后均通过硬脑膜窦注入颈内静脉。

（二）脊髓的血管

1. 动脉　有两个来源，即椎动脉和节段性动脉。椎动脉发出的脊髓前、后动脉，沿脊髓的前、后表面下降，与来自肋间后动脉和腰动脉等节段性动脉的分支相连，并在脊髓表面吻合成网，由血管网发出分支营养脊髓（图 11-35）。

2. 静脉　与动脉伴行，大多数静脉注入硬膜外隙的椎静脉丛。

五　脑脊液及其循环

1. 脑脊液　主要由脑室脉络丛产生，无色透明，充满于脑室、脊髓中央管和蛛网膜下隙，成人总量约 150ml。它处于不断产生、循环和回流的平衡状态。脑脊液对脑和脊髓具有营养、缓冲震动、调节颅内压和保护等作用（图 11-36）。

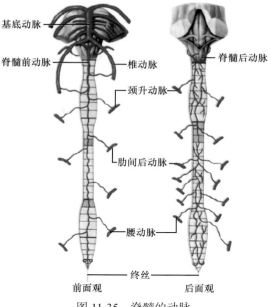

图 11-35　脊髓的动脉

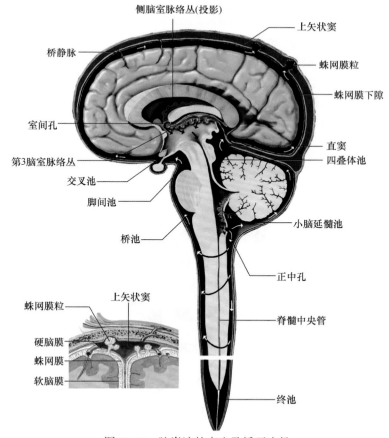

图 11-36　脑脊液的产生及循环途径

2.脑脊液循环途径　可简示如下：

左、右侧脑室→室间孔→第三脑室→中脑水管→第四脑室→正中孔和左、右外侧孔→蛛网膜下隙→蛛网膜粒→上矢状窦。

脑脊液循环途径中若发生阻塞（如中脑水管阻塞），可导致脑积水和颅内压升高，进而形成脑疝而危及生命。

第3节　周围神经系统

● 案例 11-3

患者，男，30 岁，从事建筑工作时不小心从高处坠落，右上肢受伤而急诊入院。经查，右臂中下部压痛、肿胀、畸形；右"虎口区"皮肤感觉丧失，抬前臂时呈"垂腕"状态。X 线片显示：右臂肱骨中、下 1/3 交界处骨折。

问题：1. 该患者会损伤什么神经？

2. 若该神经对接错误会引起什么感觉异常？

一　脊神经

（一）脊神经的构成和分布

脊神经共 31 对，借前根和后根与脊髓相连。前根属运动性，后根属感觉性，二者在椎间孔处汇合成脊神经。脊神经后根在椎间孔附近有一椭圆形膨大，称脊神经节。31 对脊神经分颈神经 8 对（$C_1 \sim C_8$）、胸神经 12 对（$T_1 \sim T_{12}$）、腰神经 5 对（$L_1 \sim L_5$）、骶神经 5 对（$S_1 \sim S_5$）、尾神经 1 对（C_0）（图 11-37）。

脊神经属混合性神经，含 4 种纤维成分：躯体感觉纤维、躯体运动纤维、内脏感觉纤维和内脏运动纤维。脊神经从椎间孔穿出后，立即分为前、后两支。后支细小，主要分布于躯干背侧的深层肌和皮肤（图 11-37）。

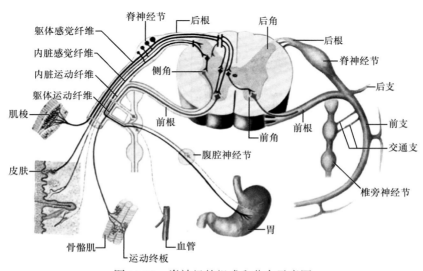

图 11-37　脊神经的组成和分布示意图

脊神经的前支粗大，除第 2～11 胸神经的前支外，其余脊神经的前支分别交织成神经丛，包括颈丛、臂丛、腰丛和骶丛，分布于头颈、躯干前外侧、上肢和下肢。

（二）颈丛

1. 组成和位置　颈丛由第 1～4 颈神经的前支构成，位于胸锁乳突肌上部的深面（图11-38）。

2. 颈丛的主要分支与分布

（1）皮支：由胸锁乳突肌后缘中点附近穿出至浅筋膜，呈放射状分布于颈前外侧部、肩部、头后外侧及耳郭等处的皮肤，如颈横神经、锁骨上神经、耳大神经、枕小神经等。颈丛的皮支在胸锁乳突肌后缘中点处集中浅出达皮下，故临床做颈部表浅手术时，常在此做阻滞麻醉（图 11-38）。

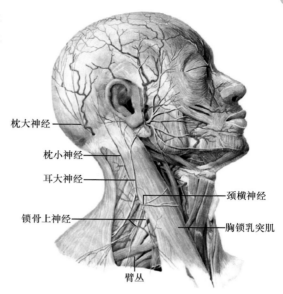

图 11-38　颈丛的皮支

（2）肌支：主要是膈神经，属混合性神经，发出后穿锁骨下动、静脉间下行经胸廓上口入胸腔，越过肺根的前方，沿心包外侧面下行达膈。其运动纤维支配膈肌，感觉纤维分布于心包、纵隔胸膜、膈胸膜及膈下中央部腹膜；右膈神经感觉支还分布于肝和胆囊（图 11-39）。膈神经受刺激时可产生呃逆，损伤时出现同侧的半膈肌瘫痪，腹式呼吸减弱或者消失，严重者可有窒息感。

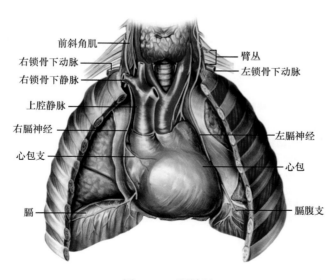

图 11-39　膈神经

（三）臂丛

1. 组成和位置　臂丛由第 5～8 颈神经前支和第 1 胸神经前支的大部分纤维组成，经锁骨下动脉和锁骨的后方进入腋窝，围绕腋动脉发出 5 个分支（图 11-40）。在锁骨中点上方，臂丛位置较浅，分支较集中，此处为臂丛进行阻滞麻醉的常用部位。

2.分支与分布

（1）肌皮神经：沿肱二头肌下行，肌支支配喙肱肌、肱二头肌、肱肌等，皮支分布于前臂外侧皮肤（图11-41）。

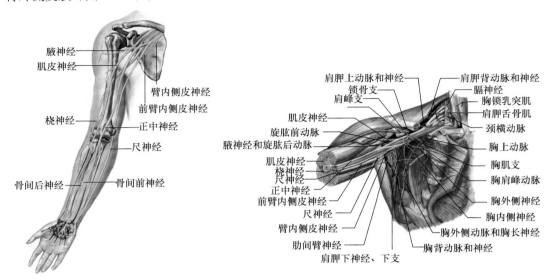

图11-40 臂丛及其分支

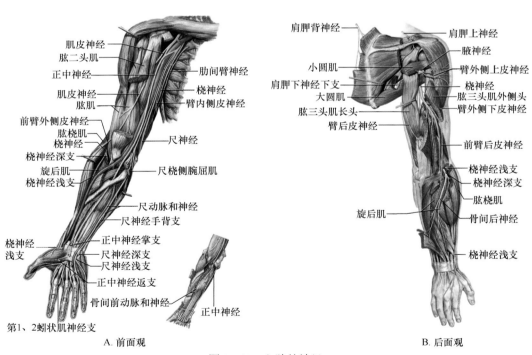

A. 前面观   B. 后面观

图11-41 上肢的神经

（2）正中神经：沿肱二头肌内侧下降至肘窝，经前臂肌之间下行，经腕入手掌。正中神经肌支支配前臂桡侧大部分前群肌、手鱼际肌等；皮支分布于掌心、鱼际、桡侧三个半指的掌面及其中节和远节指骨背面的皮肤（图 11-41，图 11-42）。正中神经损伤后，鱼际肌萎缩，手掌平坦，称"猿手"（图 11-42）。

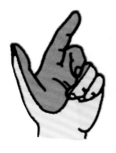
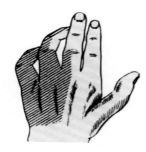
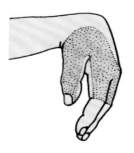

A.正中神经损伤　　　　　　B.尺神经损伤　　　　　　C.桡神经损伤

图 11-42　正中、尺、桡神经损伤后的手形及皮肤感觉丧失区

（3）尺神经：在肱二头肌内侧随肱动脉下行，在臂中部转向后下，经肱骨内上髁后方的尺神经沟进入前臂，沿尺动脉的内侧下降达腕部。肌支支配前臂尺侧小部分前群肌和手小鱼际等；皮支分布于手掌尺侧一个半指及相应手掌皮肤，在手背分布于尺侧两个半指及相应的手背皮肤（图 11-41）。尺神经损伤后，小鱼际肌萎缩，掌指关节过伸，第 4、5 指间关节屈曲，出现"爪形手"（图 11-42）。

（4）桡神经：沿桡神经沟绕桡骨中段背侧旋向外下，经前臂背侧深、浅肌群之间下行。肌支支配臂、前臂的伸肌和肱桡肌；皮支分布于臂和前臂背面、手背桡侧两个半指及其相应的手背皮肤（图 11-41）。桡神经损伤后，前臂伸肌瘫痪，出现"垂腕征"（图 11-42），感觉障碍以"虎口区"最为明显。

（5）腋神经：绕肱骨外科颈的后方至三角肌深面。肌支支配三角肌（图 11-41）。腋神经损伤后，三角肌瘫痪，出现"方形肩"。

> **链接**
>
> ### 桡神经损伤
>
> 　　桡神经经三角肌中、下 1/3 部的深面由内上向下外走行，此处肌层较薄，在此区做肌内注射或注射疫苗过深，均可造成桡神经损伤。肱骨中段或中、下 1/3 交界处骨折时，极易合并桡神经损伤。

（四）胸神经前支

胸神经前支共 12 对，除第 1 对的大部分参加臂丛，第 12 对的少部分参加腰丛外，其余不形成神经丛。第 1～11 对胸神经前支位于各自相应的肋间隙称为肋间神经，第 12 对胸神经前支位于第 12 肋下方，故名肋下神经。肋间神经伴随肋间后血管，在肋间内、外肌之间，沿肋沟行走。肌支分布于肋间肌和腹前外侧肌群，皮支分布于胸、腹壁皮肤及相应的壁胸膜和壁腹膜（图 11-43）。

胸神经前支在胸、腹壁皮肤的分布呈明显的节段性。第 2 胸神经前支分布于胸骨角平面，第 4、6、8、10 对胸神经前支，分别分布于乳头、剑突、肋弓和脐平面，第 12 胸神经前支分布于耻骨联合上缘与脐连线中点平面（图 11-43）。临床上常依此检查感觉障碍的平面来判断脊髓损伤的节段。

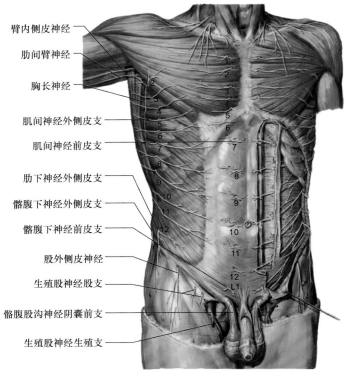

图 11-43　胸神经前支

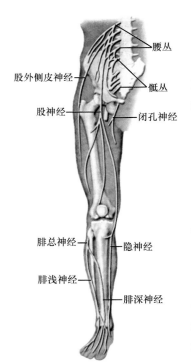

图 11-44　下肢前面的神经

（五）腰丛

1. 组成和位置　腰丛位于腰大肌深面，由第 12 胸神经前支的一部分及第 1～3 腰神经前支和第 4 腰神经前支的一部分组成（图 11-44）。

2. 分支与分布

（1）髂腹下神经和髂腹股沟神经：主要分布于腹股沟区的肌和皮肤，髂腹股沟神经还分布于男性阴囊（或女性大阴唇）的皮肤。

上述两条神经沿途分布于腹壁诸肌和腹股沟区的皮肤，在腹股沟疝手术中应注意保护此两条神经。

（2）闭孔神经：穿闭孔出盆腔，分布于股内侧肌群、股内侧面皮肤及髋关节。

（3）股神经：是腰丛最大的分支，经腹股沟韧带深面，于股动脉外侧进入股三角。肌支支配大腿肌前群，皮支除分布于股前部皮肤外有一长支称隐神经，向下与大隐静脉伴行至足的内侧缘，分布于小腿内侧面及足前内侧缘的皮肤（图 11-44）。在大隐静脉处做静脉注射，如药物外漏可刺激隐神经。

（六）骶丛

1. 组成和位置　由第 4 腰神经前支的一部分和第 5 腰神经前支合成的腰骶干及全部骶神经和尾神经的前支组成。骶丛位于盆腔内、骶骨和梨状肌的前面（图 11-44）。

2. 分支与分布

（1）臀上神经：经梨状肌上孔向后出骨盆，支配臀中肌、臀小肌（图 11-45）。

（2）臀下神经：经梨状肌下孔向后出骨盆，支配臀大肌和髋关节（图 11-45）。

（3）阴部神经：经梨状肌下孔出骨盆，绕坐骨棘经坐骨小孔入坐骨肛门窝，分布于会阴部、外生殖器及肛门的肌肉和皮肤（图 11-45）。

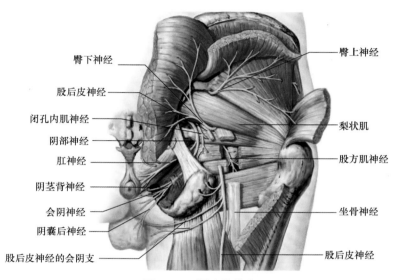

图 11-45　骶丛的分支

（4）坐骨神经：为全身最粗大、最长的神经，经梨状肌下孔出骨盆，在臀大肌深面下行，经坐骨结节与股骨大转子之间下行至大腿后面，在股二头肌深面下降至腘窝上方分为胫神经和腓总神经。坐骨神经本干分布于髋关节和股后群肌（图 11-46）。

1）胫神经：为坐骨神经本干的直接延续，在小腿比目鱼肌深面伴胫后动脉下降，经内踝后方入足底，分为足底内侧神经和足底外侧神经。胫神经肌支支配小腿肌后群及足底肌，皮支分布于小腿后面和足底皮肤（图 11-46）。胫神经损伤，小腿后群肌无力，因小腿前、外侧肌群的牵拉，足呈背屈外翻状态，呈"钩状足"畸形（图 11-47）。

2）腓总神经：沿腘窝外侧缘下降，绕腓骨颈外侧向前下，分为腓浅神经和腓深神经。腓浅神经在腓骨长、短肌之间下行，分支支配小腿外侧肌群。皮支分布于小腿外侧、足背及第 2～5 趾背的皮肤。腓深神经穿经小腿肌前群至足背，分支布于小腿肌前群、足背肌、小腿前面及第 1、2 趾相对缘的皮肤（图 11-44）。当腓骨头骨折时很可能损伤腓总神经，造成所支配的肌瘫痪而出现"马蹄内翻足"（图 11-47）。

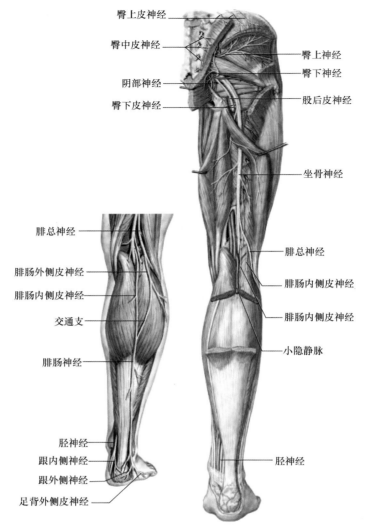

臀上皮神经

臀中皮神经

阴部神经

臀下皮神经

臀上神经

臀下神经

股后皮神经

坐骨神经

腓总神经

腓肠外侧皮神经

腓肠内侧皮神经

交通支

腓肠神经

胫神经

跟内侧神经

跟外侧神经

足背外侧皮神经

腓总神经

腓肠内侧皮神经

腓肠内侧皮神经

小隐静脉

胫神经

图 11-46　坐骨神经及分支

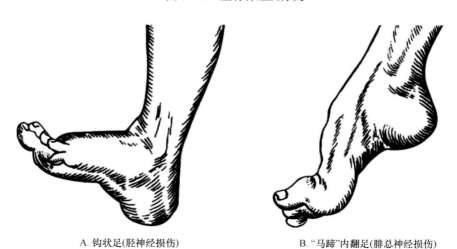

A. 钩状足(胫神经损伤)　　　　　　　　　B. "马蹄"内翻足(腓总神经损伤)

图 11-47　胫神经与腓总神经损伤后足的畸形

脑神经

脑神经与脑相连，共 12 对，常用罗马数字表示其序号：Ⅰ嗅神经，Ⅱ视神经，Ⅲ动眼神经，Ⅳ滑车神经，Ⅴ三叉神经，Ⅵ展神经，Ⅶ面神经，Ⅷ前庭蜗神经，Ⅸ舌咽神经，Ⅹ迷走神经，Ⅺ副神经，Ⅻ舌下神经（图 11-48）。按其所含纤维的成分，可分为感觉性神经（Ⅰ、Ⅱ、Ⅷ 3 对）、运动性神经（Ⅲ、Ⅳ、Ⅵ、Ⅺ、Ⅻ 5 对）和混合性神经（Ⅴ、Ⅶ、Ⅸ、Ⅹ 4 对）3 类。此外，在第Ⅲ、Ⅶ、Ⅸ、Ⅹ对脑神经中含有副交感纤维。

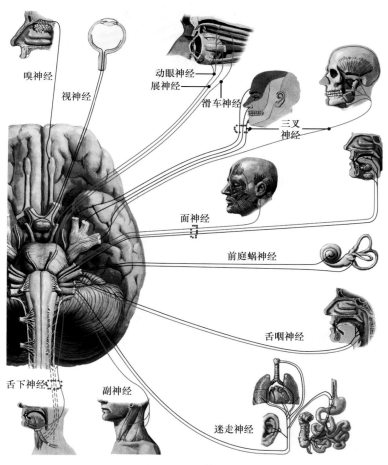

图 11-48　脑神经概观

1. 嗅神经　为感觉性神经，由上鼻甲以上和鼻中隔上部黏膜内的嗅细胞中枢突聚集成 20 多条嗅丝，穿筛孔入颅前窝，进入嗅球传导嗅觉（图 11-48）。颅前窝骨折累及筛板时，可撕脱嗅丝和脑膜，造成嗅觉障碍，同时脑脊液也可流入鼻腔。鼻炎时，炎症延至鼻上部黏膜，也可造成一时性嗅觉迟钝。

2. 视神经　为感觉性神经，传导视觉冲动。由视网膜节细胞的轴突，在视神经盘处聚集后穿过巩膜筛板而构成视神经。穿经视神经管入颅中窝，向后内走行于垂体前方连于视交叉，再经视束连于间脑（图 11-49）。

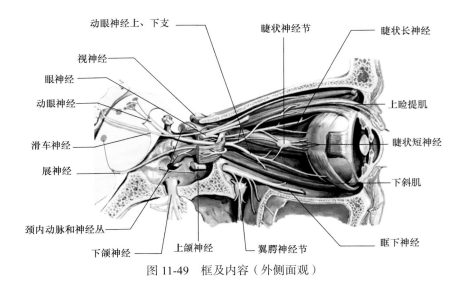

图 11-49 框及内容（外侧面观）

3. 动眼神经 为运动性神经，含有躯体运动和内脏运动两种纤维。自中脑腹侧脚间窝出脑，穿行于海绵窦外侧壁上部继续前行，经眶上裂入眶（图 11-49）。躯体运动纤维分布于除上斜肌和外直肌以外的眼外肌；内脏运动纤维在睫状神经节换神经元后，节后纤维进入眼球，分布于睫状肌和瞳孔括约肌，参与调节反射和瞳孔对光反射。动眼神经损伤后，可致提上睑肌、上直肌、内直肌、下直肌、下斜肌瘫痪；出现上睑下垂、瞳孔斜向外下方及瞳孔扩大，对光反射消失等症状。

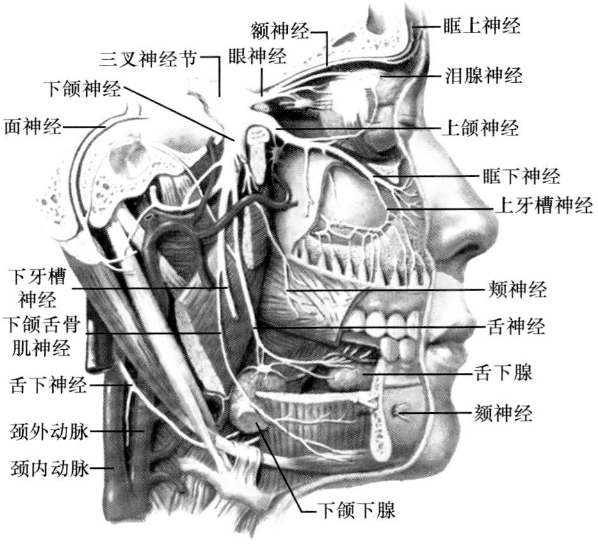

图 11-50 三叉神经的分支

4. 滑车神经 为运动性脑神经，自中脑背侧下丘下方出脑，是脑神经中最细者。自脑发出后，也穿经海绵窦外侧壁向前，经眶上裂入眶，支配上斜肌（图 11-49）。

5. 三叉神经 属混合性神经，含躯体感觉和躯体运动两种纤维。三叉神经可分为眼神经、上颌神经和下颌神经三大分支（图 11-50，图 11-51）。

（1）眼神经：为感觉性神经，向前沿海绵窦外侧壁，经眶上裂入眶，分支分布于泪腺、结膜、鼻黏膜及鼻背的皮肤。其中一支经眶上孔（切迹）出眶，分布于额部的皮肤，称眶上神经。"压眶反射"即压迫此神经。

（2）上颌神经：为感觉性神经，经圆孔出颅。上颌神经主要分布于硬脑膜、上颌窦、眼裂与口裂之间的皮肤、上颌牙、牙龈及鼻腔和口腔顶的黏膜。

（3）下颌神经：为混合性神经，经卵圆孔出颅腔后分为数支。其运动纤维支配咀嚼肌；感觉纤维分布于下颌牙及牙龈，舌前 2/3 及口腔底的黏膜，耳颞区和口裂以下的皮肤。

链接

三叉神经痛

三叉神经分支众多，走行复杂，行径中毗邻结构的病变都可压迫到神经，无论是主干还是分支的疼痛，都称为三叉神经痛。

6. 展神经　属躯体运动神经，自脑桥延髓沟中线两侧出脑，前行穿经海绵窦，经眶上裂入眶，分布于外直肌（图 11-49）。展神经损伤可引起外直肌瘫痪，产生内斜视。

7. 面神经　属混合性神经，与脑桥相连。经内耳门入颞骨内的面神经管，从茎乳孔出颅，穿过腮腺到达面部（图 11-50，图 11-52）。面神经含三种纤维成分：内脏运动纤维支配泪腺、下颌下腺和舌下腺等腺体的分泌活动；内脏感觉纤维，分布于舌前 2/3 的味蕾，传导味觉冲动。躯体运动纤维于腮腺实质交织成丛，由丛发出 5 个分支，即颞支、颧支、颊支、下颌缘支和颈支，支配面部表情肌和颈阔肌。

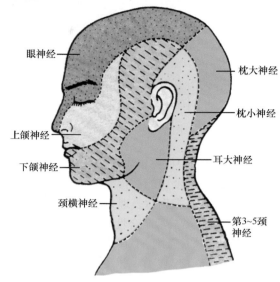

图 11-51　三叉神经皮支分布区

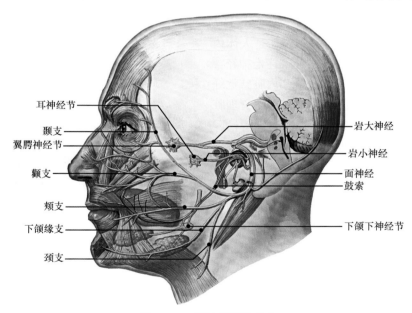

图 11-52　面神经颅外分支

链接

面神经损伤

面神经损伤是常见病，面神经管外损伤的主要表现是患侧表情肌瘫痪，表现为额纹消失，不能闭眼，角膜反射消失，鼻唇沟变浅，口角歪向健侧，不能鼓腮。面神经管内损伤，除上述表现外，还伴有患侧舌前 2/3 味觉障碍，泪腺、舌下腺和下颌下腺分泌障碍等。

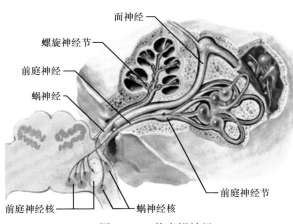

图 11-53 前庭蜗神经

8. 前庭蜗神经（位听神经） 是感觉性脑神经，含有传导平衡觉和传导听觉的躯体感觉纤维，包括前庭神经和蜗神经两部分（图 11-53）。

（1）前庭神经：传导平衡觉。其感觉神经元胞体在内耳道底聚集成前庭神经节，周围突穿内耳道底分布于内耳球囊斑、椭圆囊斑和壶腹嵴中，中枢突组成前庭神经，经内耳门入颅，经脑桥延髓沟外侧部入脑干。

（2）蜗神经：传导听觉。其感觉神经元胞体在蜗神经节，其周围突分布于内耳螺旋器，中枢突集成蜗神经，经内耳门入颅，于脑桥小脑角处，经脑桥延髓沟外侧部入脑，终于附近的蜗神经腹侧、背侧核。

前庭蜗神经损伤后表现为伤侧耳聋和平衡功能障碍；同时伴有眩晕和呕吐等症状。

9. 舌咽神经 为混合性神经。内脏运动纤维支配腮腺的分泌；内脏感觉纤维分布于舌后 1/3 的黏膜和味蕾及咽、中耳等处的黏膜，此外，内脏感觉纤维还形成 1～2 条颈动脉窦支，分布于颈动脉窦和颈动脉小球；躯体运动纤维，支配咽部肌；躯体感觉纤维，分布于耳后皮肤（图 11-54）。

10. 迷走神经 属混合性神经，是人体内行程最长分布范围最广的脑神经。迷走神经含有 4 种纤维成分：内脏运动纤维和内脏感觉纤维，主要分布到颈、胸和腹部的脏器，管理脏器的运动和感觉；躯体感觉纤维，分布于耳郭、外耳道的皮肤和硬脑膜；躯体运动纤维，支配软腭和咽喉肌。

迷走神经连于延髓，自颈静脉孔出颅腔至颈部，伴颈部大血管下行达颈根部，由此向下达食管周围，左、右迷走神经的分支分别形成食管前、后丛，向下分别形成迷走神经前、后干。

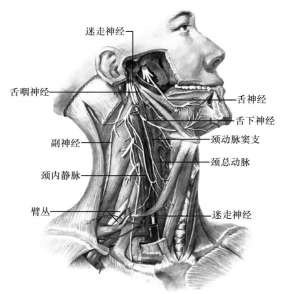

图 11-54 舌咽神经、迷走神经、副神经和舌下神经

前、后干穿膈的食管裂孔入腹腔，分支分布于肝、脾、胰、肾和胃，以及结肠左曲以前的肠管（图 11-55）。

迷走神经在颈、胸部的主要分支有以下两种。

（1）喉上神经：沿颈内动脉内侧下行，在舌骨平面分为内、外支。内支分布于声门裂以上的喉黏膜及会厌、舌根等，外支支配环甲肌。甲状腺手术中若损伤该神经，可致喉黏膜感觉丧失，出现呛咳。

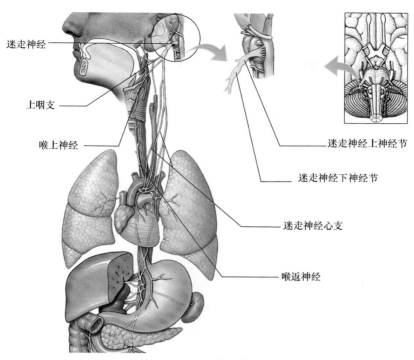

图 11-55　迷走神经模式图

（2）喉返神经：右喉返神经绕右锁骨下动脉、左喉返神经绕主动脉弓，返回至颈部。在颈部，两侧的喉返神经均上行于气管与食管之间的沟内，分数支分布于除环甲肌以外所有的喉肌及声门裂以下黏膜。损伤喉返神经可致声带麻痹，出现声音嘶哑或者失声（图 11-56）。

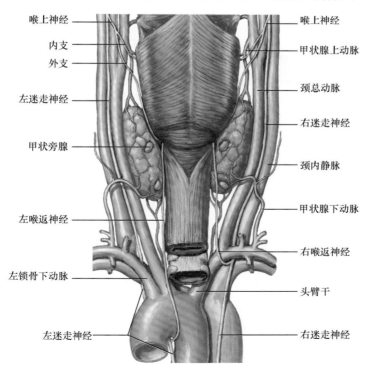

图 11-56　喉的神经（后面观）

11. 副神经　属运动性脑神经，自迷走神经下方出脑，经颈静脉孔出颅，行向后下方支配胸锁乳突肌和斜方肌（图 11-57）。

副神经损伤时，由于胸锁乳突肌瘫痪使头不能向患侧侧屈，也不能使面部转向对侧。由于斜方肌瘫痪，患侧肩胛骨下垂。

因为舌咽神经、迷走神经、副神经同时经颈静脉孔出颅，所以颈静脉孔处的病变（多为肿瘤）常累及上述 3 对脑神经，出现"颈静脉孔综合征"。

12. 舌下神经　属运动神经，自延髓的前外侧沟出脑，经舌下神经管出颅腔，支配舌肌（图 11-57）。

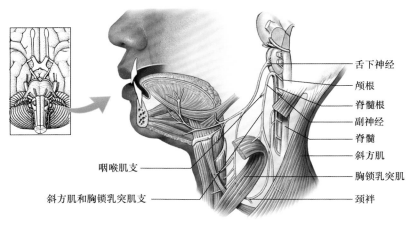

图 11-57　副神经与舌下神经

一侧舌下神经完全损伤时，患侧半舌肌瘫痪，伸舌时，由于患侧半颏舌肌瘫痪不能伸舌，而健侧半颏舌肌收缩使健侧半舌强力伸出，致使舌尖偏向患侧；若舌肌瘫痪时间过长，可造成舌肌萎缩。

内脏神经

内脏神经主要分布于内脏、心血管和腺体，分为内脏运动神经和内脏感觉神经。内脏运动神经又包括了交感神经和副交感神经 2 种，管理心肌、平滑肌和腺体的活动，多数器官同时接受交感神经和副交感神经 2 种成分的共同支配（图 11-58）。与躯体运动神经不同的是，内脏运动神经不直接受意志控制，因此又称自主神经或植物神经。

（一）内脏运动神经

内脏运动神经自低级中枢发出后，必须在内脏运动神经节内交换神经元。低级中枢的神经元称节前神经元，其纤维称节前纤维；内脏运动神经节的神经元称节后神经元，其纤维称节后纤维。内脏运动神经的节后纤维通常先在效应器周围形成神经丛，后由神经丛分到器官。

1. 交感神经　交感神经的低级中枢位于脊髓 $T_1 \sim L_3$ 节段的侧角，由此发出节前纤维；交感神经的周围部由交感干、交感神经节及其发出的节后纤维、交感神经丛组成（图 11-58）。

（1）交感神经节：分椎旁节和椎前节两大类。椎旁节位于脊柱两旁，有 21 ～ 26 对，同侧椎旁节借节间支相连成串珠状的结构叫交感干。椎前节位于椎体前方的动脉根部，包括成对的腹腔神经节、主动脉肾神经节及单个的肠系膜上神经节、肠系膜下神经节等。椎旁节与

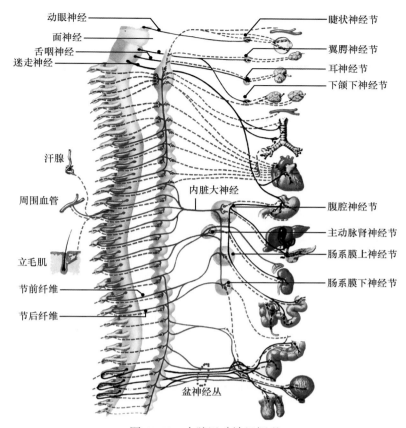

图 11-58　内脏运动神经概观

相应的脊神经之间借交通支相连，其中白交通支是脊髓侧角发出的具有髓鞘的节前纤维，经脊神经前根、脊神经进入交感干神经节；灰交通支是由椎旁节发出的无髓鞘的节后纤维返至脊神经（图 11-59）。

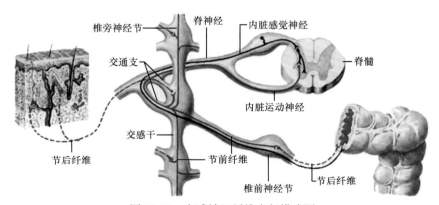

图 11-59　交感神经纤维走行模式图

（2）交感神经的分布概况：交感神经的节后纤维在人体的分布，按颈、胸、腰和盆部概述如下。

1）颈部交感神经节：发出的节后纤维经灰交通支返回颈神经，分布至头颈、上肢的血管、汗腺和立毛肌等；附于邻近的动脉形成丛；发出咽支进入咽壁，还发出心上、中、下神经进入胸腔，加入心丛。

2）胸部交感神经节：发出的节后纤维经灰交通支返回胸神经，分布于胸腹壁的血管、汗腺和立毛肌；上5对胸交感干神经节发出许多分支分布于食管、肺及心等；第6～12胸交感干神经节发出许多分支分布至肝、脾、肾等实质性器官和结肠左曲以上的消化管。

3）腰部交感神经节：发出的节后纤维经灰交通支返回腰神经，节后纤维分布至结肠左曲以下的消化管及盆腔脏器和下肢。

4）盆部交感神经节：发出的节后纤维经灰交通支返回骶、尾神经，分布于下肢及会阴部的血管、汗腺和立毛肌；一些小支加入盆丛，分布于盆腔器官。

2. 副交感神经　副交感神经的低级中枢包括脑干的副交感神经核和脊髓的骶副交感核，由此发出的节前纤维到周围的副交感神经节更换神经元，后发出节后纤维到达所支配器官。副交感神经节多位于脏器附近或脏器壁内，称器官旁节或壁内节。由脑干副交感神经核发出的副交感神经纤维随第Ⅲ、Ⅶ、Ⅸ、Ⅹ对脑神经分布；由脊髓的骶副交感核发出的节前纤维随骶神经走行，组成盆内脏神经加入盆丛，分布到盆腔脏器附近或壁内的副交感神经节，节后纤维支配结肠左曲以下的消化管及盆腔脏器。

3. 交感神经与副交感神经的主要区别　交感神经和副交感神经同属内脏运动神经，且常对同一器官进行双重神经支配，但两者在来源、形态结构、分布范围和功能等方面又各有其特点（表11-2）。

表11-2　交感神经与副交感神经的主要区别

名称	低级中枢	周围神经节	节前、后纤维	分布范围
交感神经	脊髓灰质 T_1 至 L_3 节段侧角	椎旁节、椎前节	节前纤维短、节后纤维长	分布范围广，全身血管及内脏平滑肌、心肌、腺体、立毛肌和瞳孔开大肌等
副交感神经	脑干内的副交感神经核和脊髓 S_2～S_4 节段的骶副交感核	器官旁节、器官内节	节前纤维长、节后纤维短	仅分布于内脏的平滑肌、心肌、腺体、瞳孔括约肌和睫状肌等

（二）内脏感觉神经

内脏感觉神经分布于内脏及心血管，通过分布于内脏和心血管壁等处的内感受器接受来自内脏的各种刺激，并将内脏感觉冲动传至中枢。内脏神经传入的感觉冲动部分参与完成内脏反射，如排尿、排便反射等，另一部分经脑干传至大脑皮质，产生内脏感觉。

内脏感觉不同于躯体感觉，其特点：①内脏器官一般性活动不引起感觉，只有强烈活动时才能引起感觉（如内脏平滑肌强烈收缩可引起疼痛，胃的收缩可引起饥饿感），也就是痛阈较高。②对冷热、膨胀和牵拉刺激敏感，对切割刺激则不敏感；③内脏感觉冲动的传入途径比较分散，因此定位模糊，难以精确定位。掌握内脏感觉的特点，对观察病情变化有意义。

（三）牵涉性痛

当某些内脏器官发生病变时，在身体体表的一定部位也出现痛觉或感觉过敏，这种现象称为牵涉性痛。例如，心绞痛时常在胸前区及左臂内侧感到疼痛；胆囊炎症时，右肩部疼痛；阑尾炎的患者，最初常感到上腹部或脐周疼痛等。牵涉痛产生的机制目前尚不清楚，可能与中枢神经系统对内脏疼痛的定位能力较低有关。临床根据牵涉痛可观察病情，协助诊断疾病（图11-60）。

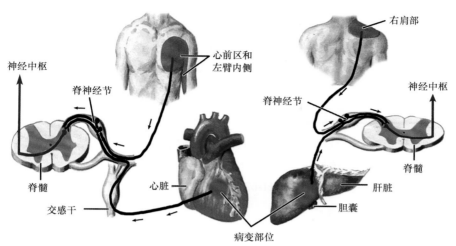

图 11-60　心和肝胆疾病的牵涉性痛

（黄银宝）

第 4 节　神经传导通路

神经系统传导通路是指大脑皮质与感受器、效应器之间神经冲动的传导通路，包括感觉（上行）传导通路和运动（下行）传导通路。感觉传导通路是指感受器经周围神经将内、外环境的各种刺激所产生的神经冲动，传至大脑皮质的神经通路。运动传导通路是指从大脑皮质至躯体运动效应器（骨骼肌）之间的神经通路。

一　感觉传导通路

（一）躯干、四肢的本体感觉和精细触觉传导通路

躯干、四肢的本体感觉又称深感觉，其传导通路还传导皮肤的精细触觉，此通路由 3 级神经元组成（图 11-61）。

第 1 级神经元的胞体位于脊神经节内，其周围突经脊神经分布于躯干、四肢的肌、肌腱、关节等处的本体感觉感受器和皮肤的精细触觉感受器，中枢突经脊神经后根进入脊髓后索，其中来自第 5 胸节以下的纤维形成薄束，来自第 4 胸节以上的纤维形成楔束。两束上行至延髓分别终止于薄束核和楔束核。

第 2 级神经元的胞体位于薄束核和楔束核内。此两核发出的纤维向前绕过中央管的腹侧左右交叉，形成内侧丘系交叉，交叉后的纤维在延髓中线两侧上行，形成内侧丘系，向上终止于丘脑的腹后外侧核。

第 3 级神经元的胞体位于丘脑的腹后外侧核内，其发出的纤维组成丘脑中央辐射，经内囊后肢投射至大脑皮质中央后回的中、上部和中央旁小叶后部。

此通路若在脊髓受损，患者闭眼时，不能确定同侧各关节的位置和运动方向（身体易倾倒）及皮肤的两点距离等；若在内侧丘系交叉以上部位受损，则出现对侧半身的深感觉障碍。

（二）躯干、四肢的痛觉、温度觉和粗触觉传导通路

　　痛觉、温度觉和粗触觉传导通路又称浅感觉传导通路，传导皮肤、黏膜的痛觉、温度觉和粗触觉冲动，由3级神经元组成（图11-62）。

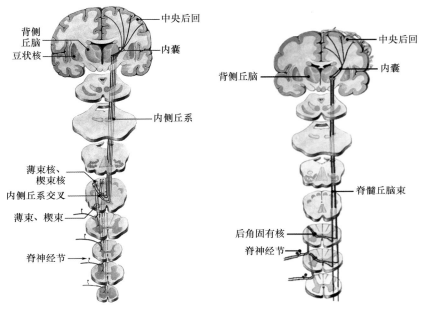

图 11-61　躯干、四肢本体感觉和精　　　图 11-62　躯干、四肢的浅感觉传导通路
　　　　　细触觉传导通路

　　第1级神经元的胞体位于脊神经节内，其周围突经脊神经分布于躯干、四肢皮肤内的浅感受器。中枢突经脊神经后根进入脊髓，终止于脊髓灰质后角。

　　第2级神经元的胞体位于脊髓灰质后角内，发出的纤维上升1～2个脊髓节段后交叉至对侧，形成脊髓丘脑束，向上终止于丘脑的腹后外侧核。

　　第3级神经元的胞体位于丘脑的腹后外侧核内，其发出的纤维组成丘脑中央辐射，经内囊后肢投射至大脑皮质中央后回的中、上部和中央旁小叶后部。

　　若在脊髓损伤脊髓丘脑束，则出现对侧损伤平面1～2个脊髓节段以下痛觉、温度觉丧失；若在脊髓以上损伤此通路，浅感觉障碍涉及整个对侧躯干和上、下肢。

（三）头面部痛觉、温度觉和触觉传导通路

　　头面部痛觉、温度觉和触觉传导通路由3级神经元组成（图11-63）。

　　第1级神经元的胞体位于三叉神经节内，其周围突经三叉神经分布于头面部皮肤、口腔

和鼻腔黏膜的有关感受器。中枢突经三叉神经根进入脑桥，其中传导痛觉、温度觉的纤维下降形成三叉神经脊束，终止于三叉神经脊束核；传导粗触觉的纤维主要终止于三叉神经脑桥核。

第 2 级神经元的胞体位于三叉神经脊束核和脑桥核内。它们发出的纤维交叉至对侧形成三叉丘脑系，向上终止于丘脑的腹后内侧核。

第 3 级神经元的胞体位于丘脑的腹后内侧核内，其发出的纤维组成丘脑中央辐射，经内囊后肢投射至大脑皮质中央后回的下部。

在此通路中，若三叉丘系以上损伤，则导致对侧头面部痛觉、温度觉和触觉障碍；若三叉丘脑系以下（三叉神经脊束）损伤，则同侧头面部痛、温度觉和触觉发生障碍。

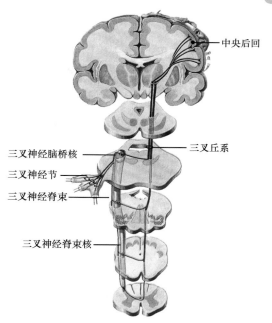

图 11-63　头面部的浅感觉传导通路

链接

感觉传导通路的特点

感觉传导通路均由 3 级神经元组成，第 1 级神经元的胞体一般位于神经节内，第 2 级神经元的胞体多数位于脊髓或脑干内，第 3 级神经元的胞体均位于间脑内。第 2 级神经元发出的纤维多数交叉到对侧。熟悉交叉的位置，根据临床的体征，可以推断病变的部位。第 3 级神经元发出的纤维均经内囊后肢投射至大脑皮质的感觉中枢。

（四）视觉传导通路和瞳孔对光反射通路

1. 视觉传导通路　由 3 级神经元组成（图 11-64）。第 1 级神经元为视网膜内的双极细胞，

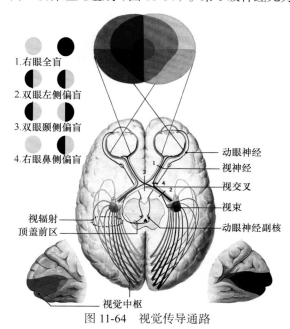

图 11-64　视觉传导通路

其周围突与视锥细胞和视杆细胞形成突触，中枢突与节细胞形成突触。第2级神经元为视网膜内的节细胞，其轴突在视神经盘处聚集成视神经，经视神经管入颅，形成视交叉后，延为左、右视束，绕过大脑脚主要终止于外侧膝状体。在视交叉中，来自两眼视网膜鼻侧半的纤维交叉，进入对侧视束中；颞侧半的纤维不交叉，进入同侧视束中。因此，左侧视束含有来自两侧视网膜左侧半的纤维，右侧视束含有来自两侧视网膜右侧半的纤维。第3级神经元的胞体位于外侧膝状体内，其发出的纤维组成视辐射，经内囊后肢的后部投射至大脑枕叶距状沟两侧的视觉中枢。

> **┃ 链接 ┃**
>
> ### 视 野 缺 损
>
> 　　眼球向前平视所能看到的空间范围称为视野。视网膜鼻侧半接受颞侧视野投射来的光线，视网膜颞侧半则接受鼻侧视野投射来的光线。当视觉传导通路在不同部位损伤时，可引起不同的视野缺损（图11-64）。①一侧视神经损伤，可引起患侧视野全盲；②视交叉中央部（交叉纤维）损伤（如垂体肿瘤压迫），可引起双眼视野颞侧偏盲；③一侧视交叉外侧部的未交叉纤维损伤，可出现患侧视野鼻侧偏盲；④一侧视束、视辐射或视觉中枢损伤，可引起双眼视野对侧同向性偏盲（即患侧视野鼻侧偏盲和健侧视野颞侧偏盲）。

　　2. 瞳孔对光反射通路　　当强光照射一侧瞳孔，引起双眼瞳孔缩小的反射，称为瞳孔对光反射。光照一侧的瞳孔缩小称为直接对光反射，未照一侧的瞳孔缩小称为间接对光反射。瞳孔对光反射通路的路径如下：光刺激→视网膜→视神经→视交叉→两侧视束→上丘臂→中脑顶盖前区（瞳孔对光反射中枢）→两侧动眼神经副核→动眼神经（节前纤维）→睫状神经节→节后纤维→瞳孔括约肌收缩→两侧瞳孔缩小。

　　了解瞳孔对光反射的通路就很容易解释神经损伤时的表现，反射消失，可能预示着病危。但视神经或动眼神经受损，也能引起瞳孔对光反射的变化。

> **┃ 链接 ┃**
>
> ### 瞳孔对光反射的临床意义
>
> 　　瞳孔对光反射在临床上有重要意义，反射消失，可能预示病危。但视神经或动眼神经受损，也能引起瞳孔对光反射的变化。例如，一侧视神经受损时，信息传入中断，光照患侧瞳孔，两侧瞳孔均不反应；但光照健侧瞳孔，则两眼对光反射均存在（此即患侧直接对光反射消失，间接对光反射存在）。又例如，一侧动眼神经受损时，由于信息传出中断，无论光照哪一侧瞳孔，患侧对光反射都消失（患侧直接及间接对光反射消失），但健侧直接和间接对光反射存在。

　　（五）听觉传导通路

　　听觉传导通路的第1级神经元为蜗神经内的双极细胞，其周围突分布于内耳的螺旋器，中枢突组成蜗神经入脑，止于蜗神经核。第2级神经元胞体在蜗神经核，发出纤维大部分在脑桥内形成斜方体并交叉至对侧折向上，称外侧丘系。第3级神经元胞体在下丘，其纤维经下丘臂止于内侧膝状体。第4级神经元胞体在内侧膝状体，发出纤维组成听辐射，经内囊后肢，止于大脑皮质颞横回（图11-65）。

　　由于外侧丘系传递两耳来的听觉信号，因此听觉冲动是双侧传导的。若一侧通路在外侧丘系以上受损，不会产生明显症状。但若损伤了蜗神经、内耳或中耳，则将导致听觉障碍。

患者，男，68 岁，有高血压病史 10 余年。因情绪激动突然出现剧烈头痛伴左侧肢体运动障碍而入院。体格检查：左侧肢体瘫痪、鼻唇沟变浅，伸舌偏向左侧，左侧偏身感觉减退。CT 检查示：右侧内囊出血。

问题：1. 考虑该患者为何种疾病？理由是什么？
　　　2. 采取什么治疗方法最佳？

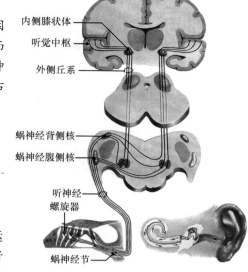

内侧膝状体
听觉中枢
外侧丘系
蜗神经背侧核
蜗神经腹侧核
听神经
螺旋器
蜗神经节

图 11-65　听觉传导通路

二　运动传导通路

大脑皮质是躯体运动的最高级中枢，对躯体运动的调节是通过锥体系和锥体外系来实现的，两者在功能上相互协调、密切配合，共同完成各项复杂而精巧的随意运动。

（一）锥体系

锥体系为大脑皮质通过锥体束和脊髓、脑干内的运动神经元支配骨骼肌随意运动的系统，由上、下两级运动神经元组成。上运动神经元胞体位于大脑皮质躯体运动中枢，其轴突组成下行的锥体束（包括皮质脊髓束和皮质核束），支配下运动神经元；下运动神经元为脑干内脑神经躯体运动核和脊髓前角运动神经元，它们的轴突分别随脑神经或脊神经支配相应的骨骼肌。

1. 皮质脊髓束（图 11-66）　主要由中央前回中、上部和中央旁小叶前部等处皮质锥体细胞的轴突聚集而成，经内囊后肢、大脑脚和脑桥基底部下行至延髓，形成延髓的锥体。在锥体下端，75% ～ 90% 的纤维经锥体交叉到对侧脊髓外侧索中下行，称为皮质脊髓侧束，该束下行沿途发出侧支，逐节终止于同侧的脊髓前角运动神经元，支配四肢肌。在延髓内没有交叉的小部分纤维，则在脊髓同侧前索中下行，称为皮质脊髓前束，该束仅达胸节。一部分纤维逐节交叉到对侧，终止于脊髓前角运动神经元，支配躯干肌和四肢肌；一部分纤维始终不交叉，终止于同侧脊髓前角运动神经元，支配躯干肌。由上可知，支配四肢肌的前角运动神经元，受对侧大脑皮质控制；支配躯干肌的前角运动神经元，则接受双侧大脑皮质的控制。故一侧皮质脊髓束在锥体交叉前受伤，主要引起对侧肢体的瘫痪，而对躯干肌的运动没有明显的影响。

2. 皮质核束（图 11-67）　主要由中央前回下部皮质锥体细胞的轴突聚集而成，经内囊膝下行至脑干后，大部分纤维终止于双侧脑神经躯体运动核，包括动眼神经核、滑车神经核、三叉神经运动核、展神经核、面神经核上半部、疑核和副神经脊髓核，再由上述脑神经核发出的躯体运动纤维，随相应的脑神经支配眼球外肌、睑裂以上的面肌、咀嚼肌、咽喉肌、胸锁乳突肌和斜方肌。小部分纤维完全交叉至对侧，终止于面神经核下半部和舌下神经脊髓核，支配对侧睑裂以下的面肌和舌肌。即面神经核的下半部和舌下神经核只接受对侧皮质核束的支配，而其他脑神经躯体运动核均接受双侧皮质核束的支配。故当一侧皮质核束受损时（核上瘫），只会出现对侧睑裂以下面肌和对侧舌肌的瘫痪，表现为病灶对侧鼻唇沟变浅或消失，口角下垂，伸舌时舌尖偏向病灶对侧。而当一侧面神经（包括面神经核）受损时（核下瘫），会出现同侧面肌全部瘫痪，表现为额纹消失，不能闭眼，口角下垂，鼻唇沟消失等。一侧舌下神经（包括舌下神经核）受损时（核下瘫），会出现同侧舌肌瘫痪，表现为伸舌时舌尖偏向瘫灶侧（图 11-68）。

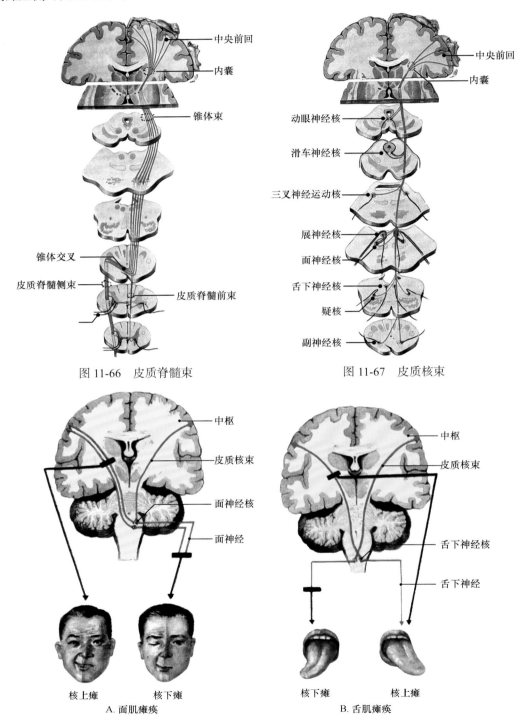

图 11-66　皮质脊髓束

图 11-67　皮质核束

A. 面肌瘫痪

B. 舌肌瘫痪

图 11-68　核上瘫与核下瘫

（二）锥体外系

锥体外系是指锥体系以外的影响和控制骨骼肌运动的下行传导通路。在种系发生上较为古老，结构远较锥体系复杂，包括大脑皮质、纹状体、丘脑、底丘脑、中脑顶盖、红核、黑质、脑桥核、前庭神经核、小脑和脑干网状结构及其相关的纤维束等。锥体外系的主要功能是调节肌张力、协调各肌群运动、维持姿势平衡和产生一些习惯性动作等（图 11-69）。

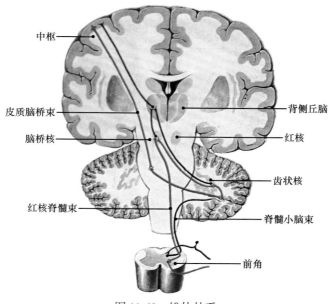

图 11-69　锥体外系

（胡　哲）

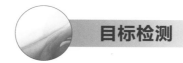

目标检测

一、名词解释

1.灰质　2.神经核　3.内囊　4.硬膜外隙
5.蛛网膜下隙　6.大脑动脉环

二、填空题

1. 神经系统分为_____和_____两部分。
2. 脊髓位于_____内，上端在枕骨大孔处与_____相连，下端在成人平对_____，新生儿平对_____。
3. 脑干自上而下分为_____、_____和_____，生命中枢是_____。

4. 端脑可分为 5 叶，即_____、_____、_____、_____和_____。
5. 躯体运动中枢位于_____，视觉中枢位于_____，听话中枢位于_____。
6. 脑和脊髓的被膜由外向内分为三层，即_____、_____和_____。
7. 脑的血液供应来自_____和_____。
8. 临床上所见的"猿手"是损伤了_____，"垂腕征"是损伤了_____，"马蹄内翻足"是损伤了_____。
9. 三叉神经的三大分支是_____、_____和_____。

10. 通过眶上裂的神经有_____、_____、_____和_____，通过卵圆孔的神经是_____。

11. 锥体束包括_____和_____，前者经内囊_____下行，联系的下运动神经元是_____；后者经内囊_____下行，联系的下运动神经元是_____。

12. 只接受对侧皮质核束纤维的是_____和_____核。

三、选择题

1. 脊髓灰质前角的神经元是（　　　）
   A. 中间神经元　　　B. 交感神经元
   C. 运动神经元　　　D. 感觉神经元
   E. 眼球和眼球壁

2. 关于脊髓节段的描述，错误的是（　　　）
   A. 共有31个节段　　B. 7个颈节
   C. 5个腰节　　　　D. 1个尾节
   E. 5个骶节

3. 唯一自脑干背面出脑的脑神经是（　　　）
   A. 动眼神经　　　　B. 滑车神经
   C. 三叉神经　　　　D. 舌下神经
   E. 展神经

4. 形成枕骨大孔疝的结构是（　　　）
   A. 小脑半球　　　　B. 海马旁回
   C. 延髓　　　　　　D. 小脑扁桃体
   E. 脑桥

5. 属于间脑的结构的是（　　　）
   A. 第三脑室　　　　B. 第四脑室
   C. 上丘　　　　　　D. 下丘
   E. 基底沟

6. 腋神经支配（　　　）
   A. 肱二头肌　　　　B. 肱三头肌
   C. 三角肌　　　　　D. 肱桡肌
   E. 肱肌

7. 下列属于语言中枢的是（　　　）
   A. 中央前回　　　　B. 中央后回
   C. 颞横回　　　　　D. 角回
   E. 海马旁回

8. 内囊出血的特征性临床表现是（　　　）
   A. 同侧偏瘫　　　　B. 对侧偏瘫
   C. 三偏征　　　　　D. 交叉性偏瘫
   E. 双眼同侧视野偏盲

9. 不含内脏运动纤维的神经是（　　　）
   A. 动眼神经　　　　B. 三叉神经
   C. 面神经　　　　　D. 迷走神经
   E. 舌咽神经

10. 急性胆囊炎患者出现右肩部疼痛，这种疼痛属于（　　　）
   A. 胆绞痛　　　　　B. 皮肤通
   C. 牵涉性痛　　　　D. 内脏痛
   E. 心绞痛

11. 躯干、四肢本体感觉传导通路第2级神经元的胞体位于（　　　）
   A. 脊神经节　　　　B. 三叉神经脊束核
   C. 薄束核和楔束核　D. 脊髓灰质后角
   E. 丘脑腹后外侧核

12. 头面部痛觉、温度觉传导通路第1级神经元的胞体位于（　　　）
   A. 三叉神经脊束核　B. 三叉神经中脑核
   C. 三叉神经脑桥核　D. 薄束核和楔束核
   E. 三叉神经节

四、简答题

1. 试述脑脊液的产生和循环途径。

2. 运动眼球的神经有哪些？

3. 简述内囊的位置、分部、通过的纤维和损伤后出现的症状。

4. 躯干、四肢的精细触觉传导通路如何？

（黄银宝　胡　哲）

第 12 章　人体胚胎发育总论

人体是自然界中进化程度最高、结构和功能最复杂的有机体。有趣的是，这样一个复杂的人体竟然起源于一个小小的细胞——受精卵。那么，受精卵是怎样一步一步地演变成一个小生命而降临到人世间的呢？让我们带着这些神奇而有趣的问题一起来探究人体胚胎发生的奥秘。

人体胚胎学是研究人体的发生、生长发育及其机制的科学。人体的发生是从受精卵开始的，经历 38 周（约 266 天），在母体子宫内逐渐发育成一个成熟的胎儿。通常把胚胎发育分为两个时期：从受精卵形成到第 8 周末为胚期，至胚期末已发育为各器官、系统与外形都初具雏形的胎儿，此时长约 3cm；从第 9 周至出生为胎期，此期内的胎儿逐渐长大，各器官、系统陆续发育成形，部分器官出现了一定的功能活动。胚期质变剧烈，胎期量变显著。

人体胚胎发生总论，又称人体早期发生，是指从受精卵形成至第 8 周末的发育时期，即胚期。此时期的胚胎发育变化甚大，并易受内、外环境因素的影响。其内容包括生殖细胞的成熟和受精，卵裂与胚泡的形成、植入，三胚层的形成与分化，胚体形成胎膜和胎盘。

第 1 节　人体胚胎早期发育

● 案例 12-1

患者，女，26 岁，已婚。怀孕 9 周，突发右下腹部疼痛，面色苍白。妇科检查：子宫略大，右侧附件区压痛明显，拒按。经阴道后穹隆穿刺有鲜血，初步诊断为异位妊娠。

问题：1. 何谓异位妊娠？多见于何处？

2. 受精和植入的正常部位通常在何处？

一　生殖细胞

精子和卵子均为单倍体细胞，即仅有 23 条染色体，其中一条是性染色体。

1. 精子的成熟与获能　精子由睾丸的生精小管产生，一个初级精母细胞经过两次减数分裂和复杂的形态结构变化，可形成 4 个精子。其中，2 个精子的染色体核型是"23，X"，另外 2 个精子的染色体核型是"23，Y"。精子在附睾内储存并继续发育，逐渐获得运动能力。

射出的精子虽有运动能力，但尚无受精能力。这是由于精子头的外表有一层能阻止顶体酶释放的糖蛋白。精子在通过子宫和输卵管时，该糖蛋白被女性生殖管道分泌物中的酶降解，从而获得受精能力，此现象称为精子获能，由美籍华人科学家张民觉和奥地利学者 Austin（1951年）首先发现。精子在女性生殖管道内的受精能力一般可维持 24 小时。

2. 卵子的成熟　从卵巢排出的卵子是处于第二次减数分裂中期的次级卵母细胞，被输卵管伞"拾取"并运送至输卵管壶腹部。当精子进入卵子后，才完成第二次减数分裂，形成一个成熟的卵子（染色体核型为 23，X）和一个二极体。若未受精，次级卵母细胞则在排卵后24 小时内退化。

> **链接**
>
> ### "试管婴儿之父"——张民觉
>
> 张民觉院士（1908—1991 年）系山西省岚县人，1933 年毕业于清华大学后留校任教，1945 年定居美国，从事哺乳类动物体外受精的研究。1951 年他在世界上首次提出了精子获能是受精的先决条件，同年，奥地利学者 Austin 也发现了获能现象。"精子获能"后来被国际生理学界命名为"张－奥斯汀原理"。1959 年，他用体外获能的兔精子进行体外受精，获得了世界上首例"试管动物"——兔，为日后试管婴儿的研究奠定了坚实的基础。1978 年 7 月 25 日，世界上第一例"试管婴儿"路易斯·布朗在英国诞生。鉴于张民觉对世界生殖生理学的杰出贡献，他被誉为"试管婴儿之父"，并于 1990 年当选为美国科学院院士，曾数度被提名为诺贝尔奖候选人。

二　受精

受精是指精子进入卵子形成受精卵的过程。一般发生在排卵后的 12 小时之内，受精的部位通常在输卵管壶腹部。

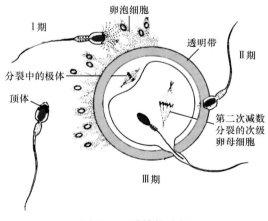

图 12-1　受精的过程

1. 受精的过程　正常成年男性一次射出的 3 亿～5 亿个精子，途经漫长的女性生殖管道，能够到达输卵管壶腹部的只有 300～500 个优势精子，而最终只有一个精子能与卵子结合形成受精卵。其受精过程如下所述（图 12-1）：获能后的精子接触到卵子周围的放射冠时，即开始释放顶体酶，先解离放射冠的卵泡细胞，继而分解透明带，形成一个精子穿过的通道，精子则与卵子直接接触，精子头侧的细胞膜与卵子细胞膜融合，随即精子完全进入卵子内。然后，透明带结构随即发生变化，从而阻止了其他精子穿越透明带，保证了人类正常的单卵受精。同时，卵子由于受到精子的激发，迅速完成第二次减数分裂，形成一个成熟的卵子和一个二极体。此时精子和卵子的细胞核分别称为雄原核和雌原核。两个原核逐渐在细胞中部靠拢，核膜随即消失，染色体混合形成二倍体的受精卵即合子，受精过程到此完成。

2. 受精的意义　受精标志着新生命的开始，是人体发育的第一步。受精的意义在于：①受精刺激受精卵进行快速的细胞分裂，启动了胚胎发育的进程；②遗传与变异的统一，受精卵的染色体数目恢复成 23 对，遗传物质的重新组合，使新个体既维持了双亲的遗传特点，又具有与亲代不完全相同的性状；③受精决定性别，带有 Y 染色体的精子与卵子结合发育为男性，带有 X 染色体的精子与卵子结合则发育为女性。

3. 受精发生的条件 男、女生殖管道畅通；有足够正常数量的精子，每毫升精液内精子数不能低于 500 万个，畸形精子的数量不能超过 40%；精子必须获能，有活跃运动能力；次级卵母细胞在排卵前处于第二次减数分裂中期；精子和卵子适时相遇：精子进入女性生殖管道后，需在 20 小时内与卵子结合，卵子一般在排卵后 12 小时内有受精能力，若错过此期，即使两者相遇也不能结合；雌激素、孕激素水平正常。

> **链接**
>
> ### 人工授精
>
> 用人工方法取出精子和卵子，在人为条件下使其在体外结合为受精卵并开始发育，然后再将其移植到母体子宫内继续发育直至诞生。这种形式的体外胚胎发生称为体外受精—胚胎移植。由于体外受精和早期卵裂是在试管中进行的，故人们又把由此产生的婴儿称为"试管婴儿"。

三 卵裂和胚泡形成

1. 卵裂 受精卵早期进行的细胞分裂，称为卵裂。卵裂产生的细胞称为卵裂球。卵裂是在透明带内进行的，随着卵裂球数目的增加，卵裂球的体积逐渐变小，受精后的第 3 天，卵裂球数目达到 12～16 个，因形似桑葚而称桑葚胚，并逐渐向子宫腔方向移动（图 12-2）。

2. 胚泡的形成 桑葚胚细胞继续分裂，当卵裂球数目达到 100 个左右时，细胞间出现若干小的腔隙，并逐渐汇合形成一个大腔，胚呈囊泡状，故称为胚泡。胚泡外表的单层扁平细胞与吸收营养有关，故称为滋养层；胚泡中心的腔称为胚泡腔；位于胚泡腔内一侧的一群细胞称为内细胞群（图 12-3）。内细胞群的细胞就是胚胎干细胞。胚泡逐渐长大，透明带变薄而消失。胚泡于受精后的第 4 天形成并进入子宫腔，与子宫内膜接触，开始植入。

1. 雌原核与雄原核形成

2. 雌原核与雄原核靠近

3. 二核融合并开始卵裂

4. 2 细胞期

5. 4 细胞期

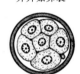
6. 8 细胞期

7. 桑葚胚

8. 早期胚泡

9. 胚泡

图 12-2 卵裂和胚泡形成

四 植入与蜕膜

（一）植入

胚泡逐渐埋入子宫内膜的过程，称为植入或着床。胚泡通过植入获得进一步发育的适宜环境和充足的营养供应。植入于受精后第 5～6 天开始，于第 11～12 天完成。

1. 植入的过程 植入时，内细胞群侧的滋养层先黏附在子宫内膜上，并分泌蛋白酶消化

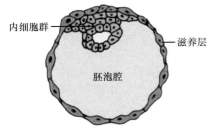

图 12-3　胚泡的结构

与其接触的子宫内膜，胚泡则沿着被消化组织的缺口逐渐被埋入子宫内膜的功能层。当胚泡全部埋入子宫内膜后，内膜表面缺口修复，植入完成（图 12-4）。在植入过程中，与内膜接触的滋养层细胞迅速增殖，分化为外层的合体滋养层和内层的细胞滋养层。

2. 植入的部位　通常在子宫体和子宫底部，最多见于子宫体后壁。若植入位于近子宫颈处，在此形成的胎盘称为前置胎盘，分娩时胎盘可堵塞产道，导致胎儿娩出困难（图 12-5）。

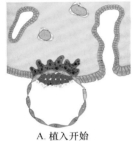 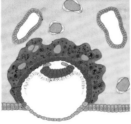 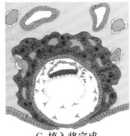 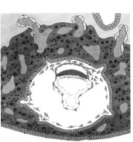

A. 植入开始　　　　B. 进入子宫内膜　　　　C. 植入将完成　　　　D. 植入完成

图 12-4　植入过程

链接

异位妊娠

妊娠是胚胎在母体子宫内发育成长的过程，是非常复杂、变化极为协调的生理过程。胚泡在子宫体腔以外部位着床称为异位妊娠，习称宫外孕。异位妊娠依胚泡在子宫体腔外种植部位不同而分为输卵管妊娠、卵巢妊娠、腹腔妊娠、子宫阔韧带妊娠、子宫颈妊娠。异位妊娠是妇产科常见的急腹症，以输卵管妊娠最为常见，占 95% 左右，其中输卵管壶腹部妊娠最为多见。

3. 植入的条件　胚泡植入是以母体雌激素和孕激素的正常分泌使子宫内膜保持在分泌期为基础，透明带消失、胚泡正常发育并适时进入子宫腔以及正常的子宫内环境等都是植入的必要条件。如果母体内分泌失调，胚泡不能适时到达子宫腔，或子宫腔内有异物干扰（如节育环）时，都会影响植入的完成。

（二）蜕膜

植入时的子宫内膜正处于分泌期，植入后的子宫内膜改称为蜕膜。根据蜕膜与胚的位置关系，将其分为 3 部分（图 12-6）：①基蜕膜，是位居胚深部的蜕膜；

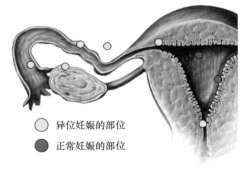

○ 异位妊娠的部位
● 正常妊娠的部位

图 12-5　胚泡植入的部位

②包蜕膜，是覆盖在胚子宫腔侧的蜕膜；③壁蜕膜，是子宫其余部分的蜕膜。包蜕膜与壁蜕膜之间的腔隙为子宫腔。第 3 个月后，包蜕膜与壁蜕膜融合，子宫腔消失。

五 三胚层形成与分化

（一）三胚层的形成

人体的各种组织和器官都是由内、中、外 3 个胚层演化而来的，故三胚层的形成是胚胎发育的关键一步。

1. 上胚层和下胚层的形成 受精后的第 2 周初，内细胞群靠近胚泡腔一侧的细胞分化形成一层立方形细胞，称为下胚层。下胚层背侧由内细胞群细胞分化而成的一层柱状细胞，称为上胚层。上胚层与下胚层紧密相贴形成的椭圆形盘状结构，即是二胚层胚盘（图 12-7），它是人体发生的原基。随后，在上胚层邻近滋养层的一侧出现一个腔，称为羊膜腔，充满羊水。下胚层的周缘细胞向胚泡腔面延伸形成卵黄囊。

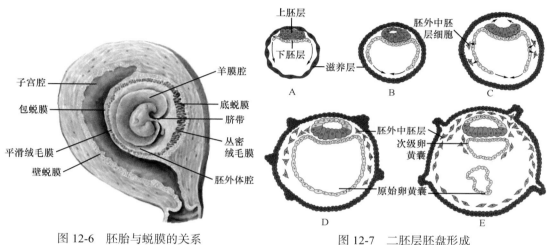

图 12-6　胚胎与蜕膜的关系

图 12-7　二胚层胚盘形成

2. 中胚层的形成 至第 3 周初，二胚层胚盘正中线的上胚层细胞迅速增生，在上胚层正中线的一侧形成一条细胞索，称为原条。原条的细胞继续向深部迁移，在上、下胚层之间向周边扩展形成一层新的细胞，即中胚层（图 12-8）。一部分中胚层细胞进入下胚层，并逐渐将下胚层的细胞全部置换，形成一层新的细胞，称为内胚层。在内胚层和中胚层出现之后，原上胚层改称为外胚层。至第 3 周末，内、中、外 3 个胚层形成三胚层胚盘，3 个胚层均起源于上胚层。

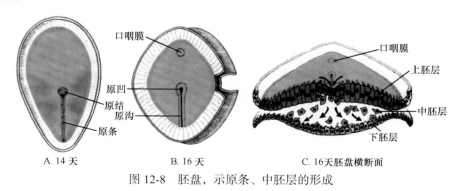

A. 14 天　　　　B. 16 天　　　　C. 16天胚盘横断面

图 12-8　胚盘，示原条、中胚层的形成

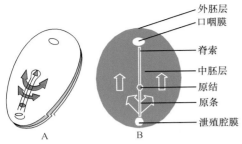

图 12-9 原条细胞扩展方向示意图

原条的出现确定了胚盘的头尾方向，原条所在的一端为胚盘的尾端，相对的一端为胚盘的头端。原条的头端略膨大，称为原结。原结中央的浅凹称为原凹。从原凹向头端增生迁移的细胞，在内、外胚层之间形成一条单独的细胞索，称为脊索。

原条和脊索构成了胚盘的中轴，对早期胚胎起一定的支架作用。以后脊索的大部分将逐渐退化消失，仅在脊柱的椎间盘内残留为髓核。

在脊索的头侧和原条的尾侧，各有一个无中胚层的小区，此处的内、外胚层直接相贴，呈薄膜状，分别称口咽膜和泄殖腔膜（图 12-9）。口咽膜前端的中胚层为生心区，是心发生的原基。随着胚体发育，脊索向胚盘头端增长迅速，原条生长缓慢，相对缩短，最终消失。若原条细胞残留，胎儿出生后于骶尾部形成源于 3 个胚层组织的肿瘤，称畸胎瘤。

（二）三胚层的分化

在胚胎发育过程中，结构和功能相同的细胞，分裂增殖，形成结构和功能不同的细胞，称为分化。在第 4～8 周，3 个胚层的细胞逐渐分化形成各器官的原基，从而奠定了人体各器官、系统发生的基础。

1. 外胚层的分化 脊索形成后，诱导其背侧中线的外胚层增厚形成神经板。神经板的中轴部分凹陷形成神经沟，沟两侧边缘隆起为神经褶，两侧的神经褶在神经沟中段逐渐靠拢愈合形成神经管。神经管是中枢神经系统的原基，其头端膨大发育成脑，尾侧细长将演变成脊髓。外胚层的其余部分，将分化为周围神经系统、皮肤的表皮及其附属器等（图 12-10～图 12-12）。

2. 中胚层的分化 脊索两旁的中胚层细胞从内侧向外侧依次分化为轴旁中胚层、间介中胚层和侧中胚层（图 12-13），散在分布的中胚层细胞称为间充质。

（1）轴旁中胚层：紧邻神经管两侧的中胚层细胞迅速增殖，形成一对纵行的细胞索，即轴旁中胚层。它随即断为块状细胞团，称为体节。体节将分化为皮肤的真皮、脊柱和肋骨及骨骼肌。

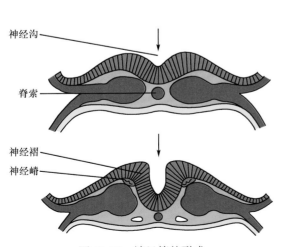

图 12-10 神经管的形成

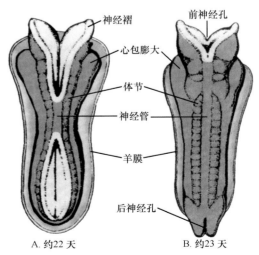

图 12-11 神经管及体节的形成

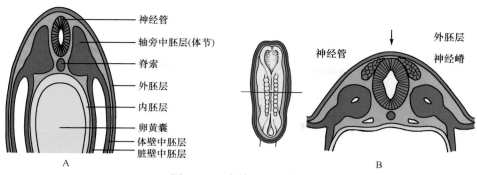

图 12-12　中外胚层的分化

（2）间介中胚层：位于轴旁中胚层与侧中胚层之间，将分化为泌尿生殖系统的主要器官。

（3）侧中胚层：是中胚层最外侧的部分，在侧中胚层内形成的腔隙称为胚内体腔。胚内体腔从头端至尾端将分化为心包腔、胸膜腔和腹膜腔。

（4）间充质：将分化成各种结缔组织、肌组织和血管等。

3. 内胚层的分化　随着圆柱形胚体的形成，内胚层卷折到胚体内部，形成头尾方向的原始消化管，它将分化为消化管、消化腺、呼吸道和肺的上皮组织，以及中耳、甲状腺、甲状旁腺、胸腺、膀胱和阴道等的上皮组织（图 12-14）。

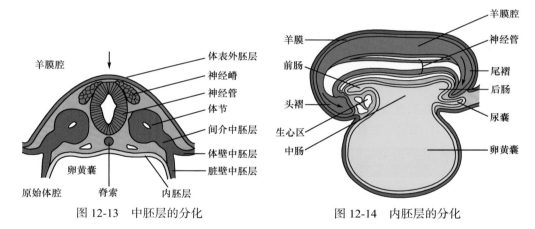

图 12-13　中胚层的分化　　　　　　　图 12-14　内胚层的分化

4. 胚体形成　早期胚盘为扁平的盘状结构。第 4 周初，由于体节及神经管生长迅速，胚盘中央部的生长速度远较胚盘边缘快，致使扁平的胚盘向羊膜腔内隆起。在胚盘的周缘出现了明显的卷折，头、尾端的卷折，分别称头褶和尾褶，两侧缘的卷折，称侧褶。随着胚的生长，头、尾褶及侧褶逐渐加深，随之，胚盘由圆盘状变为圆柱状的胚体。第 4 周末胚体（从头至尾）呈 "C" 字形（图 12-15）。

> **链接**
>
> 胚胎龄的推算通常有两种方式：①月经龄，从孕妇末次月经的第 1 天算起至胎儿娩出为止，共约 40 周（280 天）。以 28 天为一个妊娠月，则为 10 个月，妇产科常用此方法。人们经常讲的"十月怀胎，一朝分娩"由此而来。②受精龄，因为受精一般发生在月经周期的第 14 天左右，故实际胚胎龄应从受精之日算起，即受精龄应为 280 天－14 天＝266 天，即 266 天（38 周），胚胎学者则常用此方法。
>
> 预产期推算：从末次月经第 1 天算起，减去 3 个月或加 9 个月，天加 7 即是。

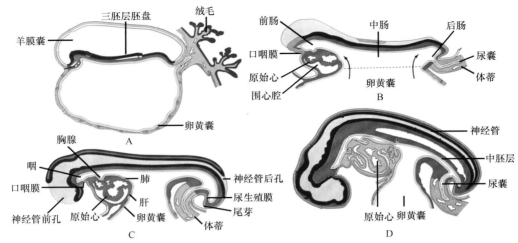

图 12-15 胚体的形成

第 2 节　胎膜和胎盘

● 案例 12-2 --

　　患者，女，因腹痛，阴道流血，排出葡萄状水疱样物半小时入院。检体：子宫质软，孕 15 周大小（实际孕 12 周）。B 超示子宫增大，无妊娠囊，宫腔内充满大小不等的回声区。实验室检测 HCG 示：1102kU/L。临床诊断：葡萄胎。

　　问题：1. 诊断依据是什么？

　　　　　2. 分析形成的原因是什么？

　　胎膜和胎盘是胚胎在发育过程中形成的对胚胎起保护、营养、呼吸和排泄等作用的附属结构。胎儿娩出后，胎膜、胎盘与子宫蜕膜一并排出体外，总称衣胞。

一　胎膜

　　胎膜包括绒毛膜、羊膜、卵黄囊、尿囊和脐带（图 12-16）。

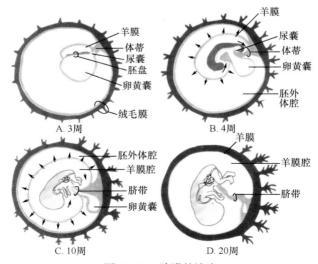

图 12-16 胎膜的演变

1. 绒毛膜　由早期胚的滋养层和胚外中胚层发育而成，因为在相当长的一段时期内，其表面充满绒毛状的突起而得名（图 12-17，图 12-18）。

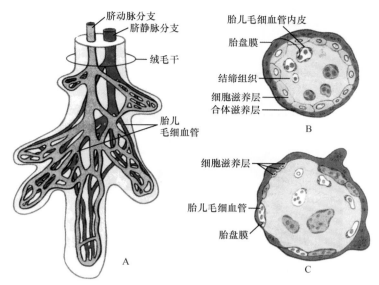

图 12-17　绒毛结构模式图

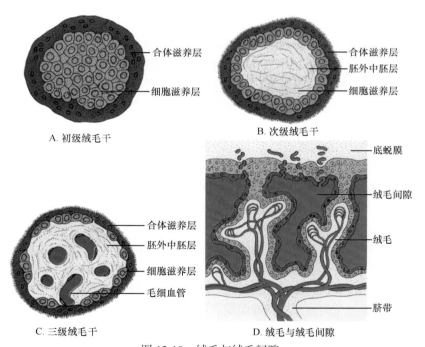

A. 初级绒毛干　　　　　　　　B. 次级绒毛干

C. 三级绒毛干　　　　　　　　D. 绒毛与绒毛间隙

图 12-18　绒毛与绒毛间隙

胚胎早期，整个绒毛膜表面的绒毛均匀分布。以后由于包蜕膜侧的血液供应不足，绒毛逐渐退化、消失，形成表面无绒毛的平滑绒毛膜。基蜕膜侧的血液供应充足，绒毛生长茂密，形成丛密绒毛膜，它将与基蜕膜一起构成胎盘（图 12-19）。

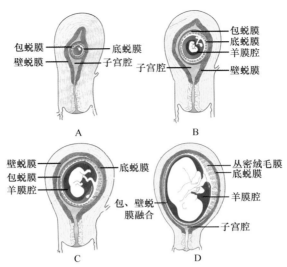

图 12-19　胎膜、蜕膜及胎盘的形成与变化图

绒毛膜的主要功能是为早期胚胎发育提供营养和 O_2，并参与胎盘的构成。

2. 羊膜　为半透明的薄膜，羊膜腔内充满羊水，胚胎浸泡在羊水中生长发育（图 12-14，图 12-16）。羊水主要由羊膜不断分泌产生，又不断地被羊膜吸收和胎儿吞饮，故羊水是不断更新的。羊水犹如一层安全的缓冲垫，可以使胚胎免受外力的压迫与震荡，对胚胎具有重要的保护作用；羊水恰似一汪清澈的湖水，胚胎可以在其中自由地活动，有利于骨骼和肌肉的正常发育，并防止胚胎局部粘连；羊水是"冲锋在先的战斗员"，临产时，可扩张子宫颈、冲洗润滑产道，为胎儿娩出扫除障碍；羊水是可靠的"资料员"，通过 B 超检查，可以发现羊水量的改变；穿刺抽取羊水，进行脱落细胞的染色体检查或测定羊水中某些物质的含量，可以早期诊断某些先天性异常。

随着胚胎的长大，羊水也逐渐增多，足月分娩时的羊水量有 1000 ～ 1500ml。妊娠晚期羊水量少于 300ml 者称为羊水过少，常因胎儿无肾或尿道闭锁所致，易发生羊膜与胎儿粘连。羊水量超过 2000ml 者称为羊水过多，常见于胎儿消化道闭锁或无脑畸形。

3. 卵黄囊　位于原始消化管的腹侧，当卵黄囊被包入脐带后，与原始消化管相连的部分逐渐变细，称为卵黄蒂，并于第 6 周闭锁，卵黄囊也逐渐退化（图 12-15，图 12-16）。

4. 尿囊　是从卵黄囊尾侧向体蒂内伸出的一个盲管，随着胚体的形成而开口于原始消化管的尾段腹侧，即与后来的膀胱通连。

5. 脐带　是连于胚胎脐部与胎盘之间的一条圆索状结构（图 12-16，图 12-19）。脐带外被覆羊膜，内含体蒂分化的黏液性结缔组织、卵黄蒂、尿囊及 2 条脐动脉和 1 条脐静脉。脐带是胎盘与胚胎之间的血管通道，为胚胎的"生命线"。脐动脉将胚胎血液运送至胎盘绒毛内，脐静脉则将胎盘绒毛汇集的血液送回胚胎。胎儿出生时，脐带长 40 ～ 60cm，平均长度为 55cm。脐带短于 30cm 者称为脐带过短，胎儿娩出时易引起胎盘早剥而造成出血过多；脐带长度超过 80cm 者称为脐带过长，易造成绕颈、绕体、打结、脱垂或脐带受压。

胎盘

患者，女，28 岁，阴道出血 1 小时。查体：子宫质软，无压痛，孕 29 周大小。B 超显示胎体位置高于胎盘，胎盘完全覆盖宫颈内口。临床诊断：前置胎盘。

问题：1. 诊断依据是什么？

2. 分析形成的原因是什么？

1. 胎盘的形态结构　胎盘是由胎儿的丛密绒毛膜与母体的基蜕膜共同构成的圆盘形结构。足月胎儿的胎盘重 450 ~ 650g，直径为 16 ~ 20cm，中央厚，周边薄。胎盘的胎儿面光滑，表面覆有羊膜，其中央与脐带相连。胎盘的母体面粗糙，为剥离后的基蜕膜，可见 15 ~ 30 个由浅沟分隔的胎盘小叶（图 12-20）。胎盘小叶之间有由基蜕膜形成的胎盘隔。胎盘隔之间的腔隙称为绒毛间隙，其内充满母体血，绒毛浸在母体血中，便于物质交换（图 12-21）。

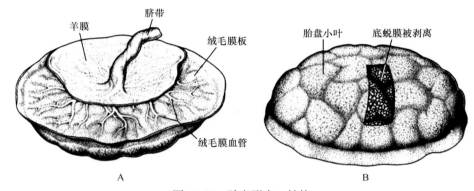

图 12-20　胎盘形态、结构

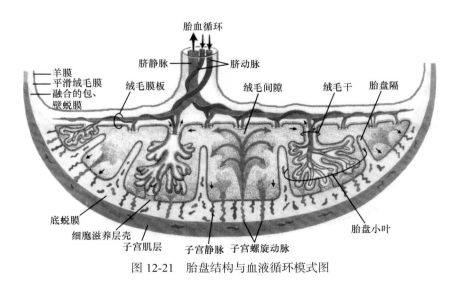

图 12-21　胎盘结构与血液循环模式图

2. 胎盘的血液循环　胎盘内有母体和胎儿两套血液循环系统，母体和胎儿的血液在各自

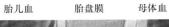

胎儿血　　胎盘膜　　母体血

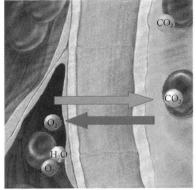

图 12-22　胎盘屏障模式图

封闭的管道内循环，互不相混，但可进行物质交换。母体血从子宫的螺旋动脉流入绒毛间隙，与绒毛毛细血管内的胎儿血进行物质交换后，经子宫静脉流回母体。胎儿的静脉血经脐动脉及其分支流入绒毛内的毛细血管，与绒毛间隙内的母体血进行物质交换后成为动脉血，经脐静脉回流到胎儿体内（图 12-21）。

3. 胎盘膜　胎儿血与母体血在胎盘内进行物质交换所通过的结构，称为胎盘膜或胎盘屏障。早期胎盘膜由合体滋养层、细胞滋养层和基底膜、绒毛内结缔组织、毛细血管基底膜和内皮组成。发育后期，胎盘膜变薄，更有利于母体血与胎儿血之间的物质交换（图 12-22）。

4. 胎盘的功能

（1）物质交换：是胎盘的主要功能，胎儿通过胎盘从母体血中获得营养物质和 O_2，排出代谢产物和 CO_2。因此胎盘具有相当于出生后小肠、肺和肾的功能。

（2）防御屏障功能：胎盘膜虽能阻止母体血中某些有害物质进入胎儿血中，对胎儿具有屏障保护作用，但胎盘膜的作用极其有限。由于某些药物、病毒和激素可以通过胎盘膜进入胎儿体内，影响胎儿发育，故孕妇应预防感冒，用药要慎重。

（3）内分泌功能：胎盘的合体滋养层能分泌多种激素，对妊娠起重要作用。主要的激素：①人绒毛膜促性腺激素（HCG），HCG 在妊娠后第 2 周开始分泌并出现于母体血中，第 8 周达高峰，以后逐渐下降。临床上通过检测母体血或尿的 HCG 可诊断是否怀孕。②人胎盘催乳素，既能促使母体乳腺生长发育，又可促进胎儿的生长发育。③孕激素和雌激素，于妊娠后第 4 个月开始分泌，以后逐渐增多，孕妇的黄体退化后，胎盘的这两种激素起着继续维持妊娠的作用。

第 3 节　双胎、多胎和联胎

 双胎

双胎又称孪生，其发生率约占新生儿的 1%，双胎分为以下两种。

1. 双卵双胎　一次排出两个卵子分别受精后发育为两个胚胎，约占双胎的 70%。他（她）们有各自的胎膜与胎盘，性别相同或不同，相貌和生理特征的差异如同一般的兄弟姐妹，仅是同龄而已。

2. 单卵双胎　由一个受精卵发育为两个胚胎，约占双胎的 30%。他（她）们的遗传基因完全一样，故两者性别一致，相貌和生理特征也极相似。形成单卵孪生的原因（图 12-23）：①一个胚泡内出现两个内细胞群，各自发育为一个胚胎；②胚盘上出现两个原条与脊索，诱导形成两个神经管，发育为两个胚胎；③卵裂球分离为两团，它们各自发育为一个完整的胚胎。

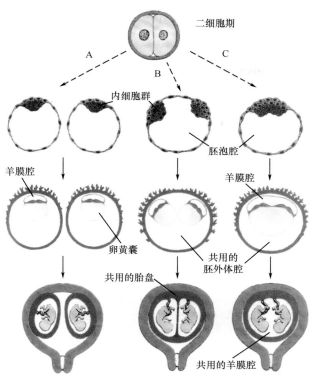

图 12-23 单卵双胎形成示意图

二 多胎

一次娩出两个以上新生儿为多胎。多胎的原因可以是单卵性、多卵性或混合性，常为混合性多胎。

三 联胎

联胎指两个未完全分离的单卵孪生。当一个胚盘上出现两个原条并分别发育为两个胚胎时，若两原条靠得较近，胚体形成时发生局部连接，则导致联体双胎。常见的联体双胎有头联体双胎、胸腹联体双胎、臀联体双胎等。若联体双胎中明显一大一小，则小的称为寄生胎或胎中胎。

第 4 节　先天性畸形

先天畸形是由于胚胎发育紊乱所致的形态结构异常，出生时即已存在，是出生缺陷的一种。凡是能干扰胚胎正常发育过程、诱发胎儿出现畸形的因素，均称为致畸因素。

一 先天性畸形的发生原因

先天畸形的发生原因有遗传因素、环境因素和两者的相互作用。Wilson（1972）综合分析了 5 次国际出生缺陷讨论会的资料，发现遗传因素引起的出生缺陷占 25%，环境因素占 10%，遗传因素与环境因素相互作用和原因不明者占 65%。能引起先天畸形的环境因素统称为致畸因子，主要有生物的、物理的、化学的、药物及其他致畸因子。影响胚胎发育的环境因素有 3 个方面，即母体周围的外环境、母体的内环境和胚体周围的微环境。

二　致畸敏感期

　　不同发育阶段的胚胎对致畸因子作用的敏感程度不同。受致畸因子作用后，最容易发生畸形的发育时期称为致畸敏感期。受精后 2 周内的胚早期，虽易受致畸因子影响，但很少发生畸形，因为严重受损的胚胎均死亡而流产。胚期第 3～8 周，胚体内细胞增殖分化活跃，胚体形态发生复杂变化，最易受致畸因子的干扰而发生器官形态结构畸形，是最易发生畸形的致畸敏感期。由于胚胎各器官的分化发生时间不同，其致畸敏感期也不同（图 12-24）。在这一时期的孕期保健最为重要。在胎期，胎儿受致畸因子作用后也会发生畸形，但多属组织结构和功能缺陷，一般不会出现器官形态畸形。

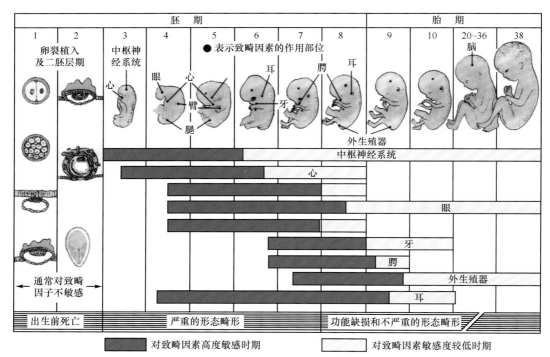

图 12-24　人体主要器官的致畸敏感期

三　先天畸形的分类

　　先天畸形通常分为以下几种类型。
　　1. 整胎发育畸形　多由严重遗传缺陷引起，大都在胚胎早期死亡或流产。
　　2. 胚胎局部发育畸形　由胚胎局部发育紊乱引起，畸形多在两个器官以上，如并肢畸形等。
　　3. 器官局部畸形　某一器官不发生或发育不全所致，如双侧或单侧肺发育不全，室间隔缺损等。
　　4. 组织分化不良性畸形　出生时不易发现如骨发育不全、巨结肠等。
　　5. 发育过度畸形　某器官或器官的一部分增生过度所致，如多指（趾）畸形等。
　　6. 吸收不全性畸形　胚胎发育过程中，有些结构全部或部分被吸收，如果吸收不全则出现畸形，如不通肛、蹼指（趾）等。

7. 超数和异位发生性畸形 因器官原基超数发生或发生于异常部位而引起，如多乳腺、异位乳腺、双肾盂、双输尿管等。

8. 发育滞留性畸形 器官发育中途停止，器官呈中间状态，如双角子宫、隐睾等。

9. 寄生畸形 即寄生胎，单卵孪生的两个胎儿发育速度相差甚大，致使小者附属于大者的某一部位。

目标检测

一、名词解释

1. 受精 2. 卵裂 3. 植入 4. 胎盘 5. 胎盘膜

二、填空题

1. 受精发生于排卵后_____小时之内，受精的部位通常在_____。

2. 受精后第_____天开始植入，第_____天植入完成。

3. 根据蜕膜与胚的位置关系，将蜕膜分为_____、_____和_____3 部分，其中_____参与胎盘的构成。

4. 胚泡植入的部位通常在_____和_____部。

5. 胚泡由_____、_____和_____3 部分构成。

6. 三胚层是指_____、_____和_____。

7. 胎膜包括_____、_____、_____和_____。

8. 单卵孪生的两个胎儿，_____相同，_____相似。

9. 致畸敏感期是指受精后的第_____周。

三、选择题

1. 人胚初具雏形的时间是（　　）
   A. 第 4 周　　　　　B. 第 8 周
   C. 第 12 周　　　　 D. 第 16 周
   E. 第 20 周

2. 受精一般发生在（　　）
   A. 输卵管峡　　　　B. 输卵管壶腹
   C. 输卵管子宫部　　D. 输卵管漏斗
   E. 子宫

3. 性别决定于（　　）
   A. 精子的减数分裂状况
   B. 卵子的减数分裂状况
   C. 受精时卵子的核型
   D. 受精时精子的核型
   E. 胚胎早期发育中的激素作用

4. 受精后第 4 天形成（　　）
   A. 桑葚胚　　　B. 胚泡　　　　　C. 上胚层
   D. 下胚层　　　E. 体蒂

5. 植入部位通常在（　　）
   A. 输卵管壶腹　　　　B. 子宫颈
   C. 子宫的体部和底部　D. 腹腔
   E. 卵巢

6. 原条出现在（　　）
   A. 下胚层　　　　　B. 上胚层
   C. 胚外中胚层　　　D. 胚内中胚层
   E. 外胚层

7. 中胚层来自（　　）
   A. 上胚层　　　　　B. 下胚层
   C. 胚外中胚层　　　D. 体蒂
   E. 滋养层

8. 诱导神经板形成的是（　　）
   A. 原条　　　B. 体节　　　　C. 原凹
   D. 原结　　　E. 脊索

9. 表皮及其附属结构来源于（　　）
   A. 上胚层　　　B. 下胚层　　　C. 内胚层
   D. 中胚层　　　E. 外胚层

10. 周围神经系统的原基为（　　）
    A. 神经管　　B. 神经褶　　　C. 神经板
    D. 神经嵴　　E. 神经沟

11. 形成胚内体腔的是（　　）
    A. 体节　　　　　　B. 内胚
    C. 间介中胚层　　　D. 侧中胚层
    E. 轴旁中胚层

12. 足月胎儿的羊水量为（　　）
    A. 500 ～ 1000ml　　B. 1000 ～ 1500ml

C. 1000 ～ 2000ml　　D. 1500 ～ 2000ml

E. 2000 ～ 2500ml

13. 造血干细胞来自（　　　）

A. 轴旁中胚层

B. 间介中胚层

C. 侧中胚层

D. 羊膜囊壁外的胚外中胚层

E. 卵黄囊壁外的胚外中胚层

14. 胎儿娩出后剪断脐带，从脐带流出的血液是（　　　）

A. 胎儿血液　　　　B. 母体血液

C. 胎儿血液和母体血液

D. 胎儿血浆和母体血液

E. 以上都不对

15. 作为早孕的检测指标，可检测孕妇尿中的（　　　）

A. 人胎盘催乳素　　B. 促生长激素

C. 人胎盘雌激素　　D. 人胎盘孕激素

E. 人绒毛膜促性腺激素

四、简答题

1. 简述受精的条件和意义。

2. 简述植入的条件及避孕措施。

3. 简述胎盘的结构与功能。

4. 简述胎盘的血液循环。

（胡　哲）

参 考 文 献

柏树令 . 2016. 系统解剖学 . 第 8 版 . 北京：人民卫生出版社

曹庆景，刘伏祥 . 2016. 人体解剖学与组织胚胎学 . 北京：人民卫生出版社

陈地龙，胡小和 . 2016. 人体解剖学与组织胚胎学 . 北京：人民卫生出版社

董博，付世杰，魏宏志 . 2016. 解剖组胚学（上册）. 第 4 版 . 北京：科学出版社

范光忠，赵永 . 2013. 人体解剖学与组织胚胎学 . 西安：第四军医大学出版社

傅文学，桂勤，胡小和 . 2013. 人体解剖学与组织胚胎学 . 北京：科学出版社

傅玉峰，余寅 . 2015. 人体解剖学与组织胚胎学 . 北京：科学出版社

盖一峰，高晓勤 . 2016. 人体解剖学 . 第 3 版 . 北京：人民卫生出版社

高秀来 . 2009. 人体解剖学 . 北京：北京大学出版社

高英茂，李和 . 2010. 组织学胚胎学 . 北京：人民卫生出版社

高英茂 . 2016. 组织学与胚胎学彩色图谱和纲要 . 北京：科学出版社

郭光文，于序 . 2014. 人体解剖图谱 . 第 3 版 . 北京：人民卫生出版社

刘东方，黄嫦斌 . 2017. 解剖学基础 . 北京：科学出版社

刘宽浩，罗金忠 . 2015. 外科护理学 . 武汉：华中科技大学出版社

刘啟蒙，徐静 . 2016. 人体解剖与组织胚胎学 . 北京：人民卫生出版社

刘荣志 . 2011. 组织学与胚胎学 . 第 3 版 . 西安：第四军医大学出版社

罗建文，谭毅，史铀 . 2014. 人体解剖学与组织胚胎学 . 北京：科学出版社

米健 . 2016. 正常人体结构 . 北京：人民卫生出版社

齐亚灵，赵文杰 . 2017. 组织学与胚胎学 . 北京：科学出版社

孙俊，薛黔 . 2014. 系统解剖学 . 北京：科学出版社

万爱军，李友贵 . 2015. 人体解剖学与组织胚胎学 . 镇江：江苏大学出版社

王晓东，陈永珍，徐邦生 . 2013. 组织学与胚胎学 . 北京：科学出版社

王晓冬，陈永珍，徐邦生 . 2013. 组织学与胚胎学 . 第 2 版 . 北京：科学出版社

王之一，高云兰 . 2015. 解剖学基础 . 第 2 版 . 北京：科学出版社

吴钟琪 . 2005. 医学临床"三基"训练医师分册 . 第 3 版 . 长沙：湖南科学技术出版社

严振国 . 2013. 正常人体解剖学 . 北京：中国中医药出版社

于晓谟，刘桂萍 . 2012. 解剖学与组织胚胎学 . 郑州：河南科学技术出版社

张立平，曹庆景 . 2012. 解剖组胚学（上册）. 第 3 版 . 北京：科学出版社

曾明辉，李艳萍 . 2016. 人体解剖学与组织胚胎学 . 第 2 版 . 北京：科学出版社

赵凤臣 . 2012. 人体结构与功能 . 第 2 版 . 上海：同济大学出版社

朱晓红，胡捍卫 . 2015. 护理应用解剖学 . 合肥：安徽大学出版社

祝继明，伍赶球 . 2011. 医用组织学与胚胎学 . 北京：北京大学医学出版社

邹锦慧，刘树元 . 2009. 人体解剖学 . 第 3 版 . 北京：科学出版社

邹仲之，李继承 . 2012. 组织学与胚胎学 . 第 7 版 . 北京：人民卫生出版社

邹仲之，李继承 . 2013. 组织学与胚胎学 . 北京：人民卫生出版社

《人体形态与结构》教学基本要求

（96 课时）

 课程性质和课程任务

  人体形态与结构是由人体解剖学、组织学和胚胎学合并而成的一门新的组合课程，是研究正常人体形态结构、发生发展规律及其与功能关系的科学，属生物科学中形态学的范畴。人体形态与结构是一门重要的医学基础课程，学习该课程的目的在于理解和掌握正常人体各器官的形态结构、位置毗邻和生长发育规律，为后续基础医学课程学习和临床医学课程学习奠定基础。只有在掌握人体正常形态结构的基础上，才能准确理解人体的生理和病理发展过程，区别生理与病理状态，科学判断人体的正常与异常，从而对疾病进行正确的诊断和防治。

 课程教学目标

（一）职业素养目标

1. 通过了解人体系统结构与生理功能的关系，培养辩证唯物主义世界观。

2. 通过对人体形态结构、发生发展规律及其与功能关系的认识，树立热爱生命、敬畏生命和实事求是的科学态度。

3. 具有勤学善思的学习习惯、细心严谨的工作作风、较强的适应能力。

4. 具有健康的心理和认真负责的职业态度，能予服务对象以人文关怀。

5. 具有良好的职业道德、人际沟通能力和团队精神。

6. 树立终身学习理念，在学习和实践中不断地思考问题、研究问题和解决问题。

（二）专业知识和技能

1. 掌握人体主要器官的形态结构、位置及功能。

2. 理解正常人体的组织结构。

3. 了解人体胚胎发育概况。

4. 通过实验教学，培养学生独立观察、仔细分辨的能力和操作动手能力。

5. 培养学生利用所学人体形态与结构基本知识解释日常生活和临床问题的能力。

6. 通过案例讨论，培养学生分析问题和解决问题的能力。

三 教学内容和要求

教学内容	教学要求			教学活动参考	教学内容	教学要求			教学活动参考
	了解	熟悉	掌握			了解	熟悉	掌握	
绪论				理论讲授 多媒体演示 实物演示 活体观察	3. 骨骼肌		√		标本、模型演示 标本、模型观察 挂图观察 实物演示 活体观察
（一）人体形态与结构的定义及其在医学中的地位		√			（二）躯干骨及其连结				
					1. 躯干骨			√	
（二）学习人体形态与结构的基本观点和方法	√				2. 躯干骨的连结		√		
（三）人体的分部和系统划分	√				（三）颅骨及其连结				
					1. 颅骨		√		
（四）人体形态与结构的基本用语			√		2. 颅骨的连结		√		
（五）组织学常用技术和方法			√		（四）四肢骨及其连结				
					1. 上肢骨及其连结			√	
一、基本组织				理论讲授 多媒体演示 显微镜观察 案例分析讨论 播放视频 模型观察 挂图观察	2. 下肢骨及其连结			√	
（一）上皮组织					（五）躯干肌				
1. 被覆上皮			√		1. 背肌		√		
2. 腺上皮和腺	√				2. 胸肌		√		
3. 上皮组织的特殊结构		√			3. 膈			√	
（二）结缔组织					4. 腹肌		√		
1. 固有结缔组织			√		（六）头颈肌				
2. 软骨组织与软骨		√			1. 头肌	√			
3. 骨组织与骨		√			2. 颈肌	√			
4. 血液			√		（七）四肢肌				
（三）肌组织					1. 上肢肌		√		
1. 骨骼肌			√		2. 下肢肌		√		
2. 心肌			√		三、消化系统				理论讲授 多媒体演示
3. 平滑肌		√			（一）概述				
（四）神经组织					1. 消化系统的组成	√			
1. 神经元			√		2. 消化管壁的一般结构		√		理论讲授 多媒体演示 显微镜观察 案例分析讨论 播放视频 标本、模型演示 标本、模型观察 挂图观察 实物演示
2. 神经胶质		√			3. 胸部标志线和腹部分区		√		
二、运动系统				理论讲授 多媒体演示 案例分析讨论 播放视频	（二）消化管				
（一）概述					1. 口腔		√		
1. 骨			√		2. 咽		√		
2. 骨连结		√			3. 食管			√	
					4. 胃			√	

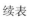

教学内容	了解	熟悉	掌握	教学活动参考	教学内容	了解	熟悉	掌握	教学活动参考
5. 小肠			✓		2. 膀胱的位置和毗邻		✓		
6. 大肠			✓		3. 膀胱壁的结构		✓		
（三）消化腺					（四）尿道		✓		
1. 肝			✓		六、生殖系统				理论讲授
2. 胰		✓			（一）男性生殖系统				多媒体演示
四、呼吸系统				理论讲授	1. 男性内生殖器		✓		显微镜观察
（一）呼吸道				多媒体演示	2. 男性外生殖器	✓			案例分析讨论
1. 鼻		✓		显微镜观察	3. 男性尿道			✓	播放视频
2. 喉		✓		案例分析讨论	（二）女性生殖系统				标本、模型演示
3. 气管及主支气管			✓	播放视频	1. 女性内生殖器			✓	标本、模型观察
（二）肺				标本、模型演示	2. 女性外生殖器	✓			挂图观察
1. 肺的位置和形态			✓	标本、模型观察	3. 乳房		✓		
2. 肺内支气管和支气管肺段	✓			挂图观察	4. 会阴	✓			
3. 肺的微细结构		✓		实物演示	七、腹膜				理论讲授
（三）胸膜				活体观察	（一）腹膜与腹膜腔		✓		多媒体演示
1. 胸膜与胸膜腔的概念			✓		（二）腹膜与脏器的关系		✓		播放视频
2. 胸膜分部及胸膜隐窝		✓			（三）腹膜形成的结构	✓			标本、模型演示
3. 胸膜与肺的体表投影		✓			八、脉管系统				理论讲授
（四）纵隔		✓			（一）心血管系统				多媒体演示
五、泌尿系统				理论讲授	1. 概述			✓	显微镜观察
（一）肾				多媒体演示	2. 心			✓	案例分析讨论
1. 肾的形态和位置			✓	显微镜观察	3. 动脉		✓		播放视频
2. 肾的被膜		✓		案例分析讨论	4. 静脉		✓		标本、模型演示
3. 肾的构造	✓			播放视频	（二）淋巴系统				标本、模型观察
4. 肾的微细结构			✓	标本、模型演示	1. 淋巴管道		✓		挂图观察
5. 肾的血液循环	✓			标本、模型观察	2. 淋巴器官		✓		实物演示
（二）输尿管				挂图观察	九、感觉器官				活体观察
1. 输尿管的分部		✓			（一）视器				理论讲授
2. 输尿管的狭窄			✓		1. 眼球		✓		多媒体演示
3. 输尿管的微细结构	✓				2. 眼副器	✓			显微镜观察
（三）膀胱					3. 眼的血管	✓			案例分析讨论
1. 膀胱的形态		✓			（二）前庭蜗器				播放视频
					1. 外耳	✓			标本、模型演示
									标本、模型观察
									挂图观察
									实物演示
									活体观察

教学内容	教学要求			教学活动参考	教学内容	教学要求			教学活动参考
	了解	熟悉	掌握			了解	熟悉	掌握	
2. 中耳		√			（二）中枢神经系统				理论讲授
3. 内耳		√			1. 脊髓		√		多媒体演示
（三）皮肤					2. 脑		√		案例分析讨论
1. 表皮		√			3. 脑和脊髓的被膜		√		播放视频
2. 真皮			√		4. 脑和脊髓的血管		√		标本、模型演示
3. 皮肤的附属器	√				5. 脑脊液及其循环			√	标本、模型观察
十、内分泌系统				理论讲授	（三）周围神经系统			√	挂图观察
（一）甲状腺				多媒体演示	1. 脊神经		√		实物演示
1. 甲状腺的形态和位置	√			显微镜观察	2. 脑神经		√		活体观察
2. 甲状腺的微细结构		√		案例分析讨论	3. 内脏神经	√			
（二）甲状旁腺				播放视频	（四）神经传导通路				
1. 甲状旁腺的形态和位置	√			标本、模型演示	1. 感觉传导通路		√		
2. 甲状旁腺的微细结构	√			标本、模型观察	2. 运动传导通路		√		
（三）肾上腺				挂图观察	十二、人体胚胎发育总论				理论讲授
1. 肾上腺的形态和位置	√			活体观察	（一）人体胚胎早期发育				多媒体演示
2. 肾上腺的微细结构		√			1. 生殖细胞		√		案例分析讨论
（四）垂体					2. 受精			√	播放视频
1. 垂体的形态和位置	√				3. 卵裂和胚泡形成		√		标本、模型演示
2. 垂体的微细结构		√			4. 植入与蜕膜			√	标本、模型观察
（五）松果体					5. 三胚层形成与分化	√			挂图观察
1. 松果体的形态和位置	√				（二）胎膜和胎盘				
2. 松果体的微细结构	√				1. 胎膜		√		
（六）胸腺					2. 胎盘		√		
1. 胸腺的形态和位置	√				（三）双胎、多胎和联胎				
2. 胸腺的微细结构	√				1. 双胎	√			
十一、神经系统				理论讲授	2. 多胎	√			
（一）神经系统总论				多媒体演示	3. 联胎	√			
1. 神经系统的作用和地位	√			播放视频	（四）先天性畸形				
2. 神经系统的组成和区分		√			1. 先天性畸形的发生原因		√		理论讲授
3. 神经系统的活动方式		√			2. 致畸敏感期		√		多媒体演示
4. 神经系统常用术语			√		3. 先天性畸形的分类	√			案例分析讨论

四 教学大纲说明

（一）适用对象与参考学时

本教学大纲可供护理、助产等专业使用，总学时为 96 学时，其中理论教学 50 学时，实践教学 46 学时。

（二）教学要求

1. 本课程对理论教学部分有了解、熟悉、掌握三个层次。了解是指能够简单理解、记忆所学知识。熟悉是指能够解释、领会概念的基本含义并会应用所学技能。掌握是指对本课程中的基本理论、基本知识和基本技能具有深刻的认识，并能灵活地应用所学知识分析，解释生活现象和解决临床问题。

2. 本课程突出体现以培养能力为核心的教学理念，在实践技能方面分为熟练掌握和学会两个层次。熟练掌握是指能够独立娴熟地进行正确的实践技能操作。学会是指能够在教师指导下进行实践技能操作。

（三）教学建议

1. 在教学过程中要积极采用现代化教学手段，加强直观教学，充分发挥教师的主导作用和学生的主体作用。注重理论联系实际，充分利用数字资源和实验实训室开展"理实一体化"教学，并组织学生开展必要的临床案例分析讨论，加深对课程内容的理解和掌握，以培养学生分析问题和解决问题的能力。

2. 实践教学要充分利用教学资源，案例分析讨论等教学形式，充分调动学生学习的积极性和主观能动性，强化学生的动手能力和专业实践技能操作。

3. 教学评价应通过日常考勤、课堂提问、作业布置、单元目标测试、案例分析讨论、实践考核和期末考试等多种形式，对学生进行学习态度、学习能力、实践能力和应用新知识能力的综合考核，以期达到教学目标提出的各项任务。

4. 学时分配建议

学时分配建议（96 学时）

教学内容	学时数		
	理论	实践	小计
绪论	2	0	2
第 1 章　基本组织	6	6	12
第 2 章　运动系统	2	12	14
第 3 章　消化系统	6	4	10
第 4 章　呼吸系统	3	2	5
第 5 章　泌尿系统	2	2	4
第 6 章　生殖系统	4	2	6
第 7 章　腹膜	1	0	1
第 8 章　脉管系统	8	6	14
第 9 章　感觉器官	0	4	4
第 10 章　内分泌系统	2	2	4
第 11 章　神经系统	11	6	17
第 12 章　人体胚胎发育总论	3	0	3
合计	50	46	96

目标检测选择题参考答案

绪论
1.B 2.E 3.D 4.E 5.B 6.D

第 1 章
1.D 2.C 3.D 4.A 5.D 6.C 7.D 8.B 9.E 10.B 11.C 12.B 13.D 14.B 15.B 16.D 17.C
18.A 19.B 20.A 21.B 22.D 23.A 24.C 25.B 26.B 27.A 28.D 29.C 30.B 31.A 32.D
33.C 34.A 35.A 36.A 37.D 38.A 39.C 40.A 41.D 42.D

第 2 章
1.D 2.C 3.B 4.B 5.A 6.B 7.C 8.A 9.A 10.E 11.A 12.B 13.B 14.D 15.B 16.B 17.B
18.C 19.E 20.C 21.B 22.A 23.C 24.D 25.C 26.A 27.B 28.B 29.A 30.A 31.E 32.A
33.B

第 3 章
1.B 2.D 3.E 4.A 5.A 6.C 7.B 8.C 9.E 10.A 11.C 12.B 13.A 14.E 15.A 16.C 17.A
18.D 19.C 20.D 21.D 22.A 23.B 24.C

第 4 章
1.A 2.A 3.D 4.A 5.D 6.C 7.B 8.D 9.D 10.D 11.B 12.C 13.B 14.D 15.A

第 5 章
1.E 2.C 3.A 4.B 5.B 6.D 7.E 8.B

第 6 章
1.C 2.D 3.E 4.A 5.B 6.C 7.D 8.E 9.A 10.B 11.C 12.D 13.E

第 7 章
1.B 2.B 3.D

第 8 章
1.B 2.C 3.A 4.D 5.B 6.D 7.A 8.C 9.A 10.B 11.A 12.B 13.B 14.D 15.B 16.D 17.B
18.C 19.C 20.D

第 9 章
1.A 2.A 3.C 4.B 5.D 6.C 7.A 8.C 9.D 10.C 11.E

第 10 章
1.C 2.B 3.C 4.E 5.B 6.E 7.C 8.C 9.E 10.C 11.B 12.D 13.D 14.C 15.D

第 11 章
1.C 2.B 3.B 4.D 5.A 6.C 7.D 8.C 9.B 10.C 11.C 12.E

第 12 章
1.B 2.B 3.D 4.B 5.C 6.B 7.A 8.E 9.E 10.D 11.D 12.B 13.E 14.A 15.E